IMMEDIATE IMPLANT PLACEMENT
CLINICAL EVIDENCE AND INNOVATION

即刻种植——循证与创新

Ⓠ QUINTESSENCE PUBLISHING

Berlin | Chicago | Tokyo
Barcelona | London | Milan | Mexico City | Paris | Prague | Seoul | Warsaw
Beijing | Istanbul | Sao Paulo | Zagreb

IMMEDIATE IMPLANT PLACEMENT

即刻种植——循证与创新

CLINICAL EVIDENCE AND INNOVATION

主　编　史俊宇　赖红昌

副主编　黄建生　晏　奇

北方联合出版传媒（集团）股份有限公司

辽宁科学技术出版社

沈　阳

图文编辑

杨 帆 刘 娜 张 浩 刘玉卿 肖 艳 刘 菲 康 鹤 王静雅 纪凤薇 杨 洋

图书在版编目（CIP）数据

即刻种植：循证与创新 / 史俊宇，赖红昌主编. —沈阳：辽宁科学技术出版社，2023.7

ISBN 978-7-5591-3001-3

Ⅰ.①即… Ⅱ.①史… ②赖… Ⅲ.①种植牙—口腔外科学 Ⅳ.①R782.12

中国国家版本馆CIP数据核字（2023）第094784号

出版发行：辽宁科学技术出版社
　　　　　（地址：沈阳市和平区十一纬路25号 邮编：110003）
印 刷 者：凸版艺彩（东莞）印刷有限公司
经 销 者：各地新华书店
幅面尺寸：210mm×285mm
印　　张：20
插　　页：4
字　　数：400千字
出版时间：2023年7月第1版
印刷时间：2023年7月第1次印刷
策划编辑：陈　刚
责任编辑：殷　欣　苏　阳　金　烁　杨晓宇　张丹婷
封面设计：周　洁
版式设计：周　洁
责任校对：张　晨

书　　号：ISBN 978-7-5591-3001-3
定　　价：798.00元

投稿热线：024-23280336
邮购热线：024-23280336
E-mail:cyclonechen@126.com
http://www.lnkj.com.cn

PREFACE
前　言

　　口腔种植是一门充满生命力的学科，不断推出的新材料和新技术给临床医生提供了更多的治疗选择，同时也对循证医学指导下的临床决策提出了更高的要求。

　　即刻种植技术于1976年由德国Tübingen大学的Schulte和Heimke首次提出，经历了快速发展—挫折低谷—弃旧迎新等多个阶段，最终成为种植治疗的常用选项之一。可以说，即刻种植近50年的发展史很好地反映了临床创新对一项技术发展的影响。然而，所有的临床创新必须通过循证医学的验证才能真正让医生和患者受益。

　　在本书中我们不仅系统梳理了即刻种植相关的生物学原理和关键科学证据，也介绍了循证医学指导下的临床创新，相信能给希望在临床上开展即刻种植的医生一些启发。

　　为进一步提高本书质量，在此诚恳地希望各位读者和专家提出宝贵意见。

史俊宇　赖红昌

EDITOR-IN-CHIEF
主编简介

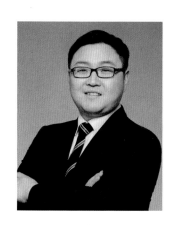

史俊宇

博士，副研究员，硕士生导师，师从赖红昌教授。现就职于上海交通大学医学院附属第九人民医院口腔种植科。现任全国卫生产业企业管理协会数字化口腔产业分会学术秘书，国际骨再生协会中国区（NOG）执行委员，国际口腔重建科学委员会（FOR）中国区委员。上海市曙光学者，上海市青年科技启明星。

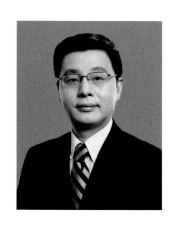

赖红昌

口腔医学博士，教授，博士生导师。现任上海交通大学医学院附属第九人民医院口腔种植科主任，中华口腔医学会口腔种植专业委员会主任委员，中国医师协会种植工作委员会副主任委员。担任国际种植领域顶尖杂志《International Journal of Implantology》副主编，《Clinical Implant Dentistry and Related Research》副主编，《Clinical Oral Implants Research》编委和中文版主编。

EDITORS
编者名单

| 主　编 | 史俊宇 | 上海交通大学医学院附属第九人民医院口腔种植科 |
| | 赖红昌 | 上海交通大学医学院附属第九人民医院口腔种植科 |

| 副主编 | 黄建生 | 莲之花口腔 |
| | 晏　奇 | 武汉大学口腔医院口腔种植科 |

参　编	刘蓓蕾	上海交通大学医学院附属第九人民医院口腔种植科
	刘　敏	上海交通大学医学院附属第九人民医院口腔种植科
	张羿婕	上海交通大学医学院附属第九人民医院口腔种植科
	伍昕宇	上海交通大学医学院附属第九人民医院口腔种植科
	陈　钢	友睦口腔
	李　军	莲之花口腔
	张　鑫	苏州口腔医院
	孙佰军	哈尔滨雨萍口腔
	顾迎新	上海交通大学医学院附属第九人民医院口腔种植科
	莫嘉骥	上海交通大学医学院附属第九人民医院口腔种植科
	乔士冲	上海交通大学医学院附属第九人民医院口腔种植科
	黄卓砾	上海交通大学医学院附属第九人民医院口腔种植科
	张楚南	上海交通大学医学院附属第九人民医院口腔种植科
	钱姝娇	上海交通大学医学院附属第九人民医院口腔种植科
	朱　钰	上海交通大学医学院附属第九人民医院口腔种植科
	张晓梦	上海交通大学医学院附属第九人民医院口腔种植科
	李　元	上海交通大学医学院附属第九人民医院口腔种植科
	顾　问	上海交通大学医学院附属第九人民医院口腔种植科

CONTENTS
目　录

1

→

CHAPTER

第 1 章

里程碑
和关键证据

MILESTONES
AND KEY
EVIDENCES

自从牙种植技术诞生以来，临床医生对更快速、更高效的种植方案的追求从未停止，而即刻种植由于其独特的优势备受临床医生和患者的青睐，在近50年的发展历史中，即刻种植技术经过不断地进步和改良，逐渐形成了现代的即刻种植理念。而随着生物材料和外科技术的不断发展，即刻种植的适应证仍在不断拓展中。本章将介绍即刻种植发展历史上里程碑的事件和关键的临床证据，帮助读者理解即刻种植的演变史。

第1节 即刻种植的萌芽阶段 （1976—1990年）

一、即刻种植概念的提出

即刻种植（immediate implant placement）概念于1976年由德国Tübingen大学的Schulte和Heimke首次提出，指的是在拔牙后的新鲜牙槽窝内同期植入种植体的手术。Schulte团队采用的是由Al_2O_3制成的锥形阶梯状的Tübingen根形种植体。该种植体在之后的市场推广中采用Frialit-1这一商品名。不同于同时期的其他螺纹柱形种植体（Brånemark种植体以及ITI种植体等）所强调的在拔牙后6~12个月才能行种植体植入，Tübingen种植体在设计之初，其适应证便包含了拔牙后新鲜牙槽窝中的种植体植入。Tübingen种植体相较于其他柱形种植体有着明显具有更大的种植体锥度，在当时被认为能更好地贴合拔牙后牙槽窝的形态，有利于即刻种植的实施。

Tübingen即刻种植技术的提出在德国学

术界引发了激烈的争论，但其争论焦点主要集中于种植体材料的选择应是氧化铝还是钛这一问题。人们在之后的临床实践中发现，Al_2O_3作为种植体材料，其缺点之一就是对外力冲击的抵抗较差，容易发生种植体折断等并发症。后续的动物实验和临床试验均显示，Tübingen种植体失败率较高，因而逐渐退出了历史舞台。另外，Schulte团队的Tübingen即刻种植病例报告均发表于德文期刊，且当时的学术交流并不像如今这样便捷，因此在德国以外的世界范围内，即刻种植概念也并未引起人们足够的关注。

二、早期动物实验

在即刻种植概念提出后的20世纪70年代末至80年代初，由于当时有关种植体的材料和形态，学术界尚未达成一致意见，因此在这一阶段，出现了一批采用不同材料种植体行即刻种植的动物实验，包括前文提及的Tübingen种植体、钴铬合金种植体、树脂牙形种植体、钛纤维种植体以及多孔钛合金种植体等，其种植体留存率为38%～86%。因上述种植体的成功率不高，故后续并未被广泛推广。直到1982年Brånemark等的"骨结合"理论获得了国际学术界的一致认可后，钛及钛合金材料才在1985年后逐渐成为了主流的种植体材料选择，即刻种植的种植体材料选择也才趋于一致。

1988年，Barzilay等首次将Brånemark种植体（该螺纹柱形钛种植体为现代许多种植体的设计原型）即刻植入猴子模型的下颌中切牙

新鲜牙槽窝内，经过6个月的愈合期后，戴入牙冠又行功能负荷6个月。在此期间，临床检查和影像学检查均未发现种植体周围炎症或种植体动度。即刻种植12个月后，Barzilay等将种植体及其周围软硬组织一同切除做组织学切片。切片显示，种植体与骨直接接触的面积达到其骨内部分的58.2%，与骨髓的接触面积达24.7%，提示该即刻植入的种植体获得了良好的骨结合。该研究是历史上第一个使用螺纹柱形钛种植体行即刻种植的动物实验，为早期的即刻种植探索提供了重要的生物学依据。

三、即刻种植技术的兴起

20世纪80年代早期，最初的即刻种植理念强调种植体直径应尽可能与拔牙窝直径一致，从而使种植体获得更大面积的骨接触，以保障种植体的初期稳定性和后续的骨结合。但由于当时的种植体多为柱形，其直径多为3.75mm或4mm，而拔牙窝形态却不规则，且后牙区拔牙窝直径明显大于可用的种植体直径，因此在绝大多数病例中，不可避免地会产生种植体表面与拔牙窝内壁间的间隙，尤其是在种植体的靠冠方部分。对该间隙该如何处理，成为阻碍即刻种植技术进一步发展的桎梏。

但随着引导组织再生技术（guided tissue regeneration，GTR）的发展，上述的即刻种植周围间隙问题得到了解决。GTR概念在1982年首次被提出后，逐步得到了牙周病学方面的临床应用，在20世纪80年代末又扩展至种植体周围骨缺损修复的应用。1989年首次报道

了GTR技术用于辅助钛种植体暴露螺纹周围骨形成的动物实验，结果显示采用屏障膜后，种植体的暴露螺纹被大量的新生骨完全覆盖。

自此，在20世纪90年代早期出现了大量有关即刻种植的临床研究及病例报道，GTR技术被大量运用到即刻种植中用于处理种植体与牙槽窝间的间隙，即使用屏障膜覆盖在骨缺损表面以及种植体顶面，伴或不伴植骨。1989年，Lazzara在学术会议上首次报道了在即刻种植同时将屏障膜覆盖于牙槽窝表面的手术方法，使用了埋入式愈合，并在6周后去除了屏障膜，在植入后6个月时装入了愈合基台。使用屏障膜的基本内在逻辑：一方面，是为了保持种植体周围的空隙，以促进血凝块的形成和稳固；另一方面，该屏障膜旨在防止生长速度更快的上皮细胞和结缔组织先行占领种植体周围间隙，以帮助间隙内的生长速度相对较慢的成骨细胞增殖，促进种植体冠方间隙内成骨。1991年，Tolman等首次发表了随访1～6年的即刻种植病例系列，共纳入了61位患者303颗种植体，其中仅有2颗种植体失败。

现代种植技术发展之初，种植体被认为应该在拔牙窝愈合6～12个月后才能植入已愈合的牙槽嵴中。而即刻种植明显缩短了种植治疗时间，减少了就诊次数，并且当时的学者认为即刻种植更易获得理想的种植体位置，并猜测即刻种植能减少拔牙窝的牙槽骨吸收。由于上述种种优势，即刻种植技术引起了人们的大量关注，逐步兴起。

第2节　即刻种植的试错阶段（1990—2003年）

20世纪90年代早期，多篇有关即刻种植的临床及动物研究发表，1997年，有关即刻种植的第一篇综述发表。随着种植各项技术的飞速发展，有关即刻种植的各项手术步骤以及临床效果引发了新一轮的讨论。

一、即刻种植中的骨增量

即刻种植中的骨增量包含两方面：一方面，指的是在种植体与牙槽窝内壁间的骨缺损区域内的骨弓轮廓内植骨；另一方面，则是指在牙槽窝骨壁本身或者即刻种植后发生的骨开窗或骨开裂处进行骨弓轮廓外植骨。20世纪90年代开始，学者们对即刻种植中骨增量技术的各方面展开了研究讨论，包括屏障膜、植骨材料等的选择。

1. 屏障膜的使用

20世纪90年代，随着即刻种植病例的累积，即刻种植的术后并发症开始引起人们的关注，其中，最常见的术后并发症即为伤口开裂和屏障膜暴露。

20世纪90年代早期，即刻种植多使用不可吸收的e-PTFE膜作为屏障膜，覆盖在即刻种植的种植体周围间隙表面或骨开窗及骨开裂处表面。1991年，Becker等开展的动物实验表明，覆盖了e-PTFE膜的即刻种植位点，其种植位点骨量较对照组显著增加，且组织学切片显示盖膜位点的成骨效果更好。然而，e-PTFE作为不可吸收膜，术后膜暴露的发生率较高。不同研究报道的即刻种植术后e-PTFE膜暴露率为4.3%～48%，尤其是在埋入式愈合的病例中。膜暴露严重影响了伤口的愈合和种植体周围缺隙处的成骨效果，严重时导致术后感染，甚至种植失败。

为了减少术后膜暴露的发生，并避免取出屏障膜的二次手术创伤，在20世纪90年代末至21世纪初，临床医生开展即刻种植时逐渐开始倾向于使用可吸收膜。使用可吸收膜的术后伤口开裂发生率与不可吸收膜相比显著降低。且研究发现，即使植骨术后仍出现了伤口开裂，胶原膜覆盖位点的成骨仍明显好于e-PTFE膜覆盖位点。

另外，也有学者选择在即刻种植时不使用屏障膜。尽管早期的少数即刻种植临床研究不使用屏障膜，在临床上也获得了较高的种植体成功率，但缺乏支持该行为的组织学证据，因此并未获得推广。直至1998年，Wilson等通过研究人体组织学切片，认为即刻种植时种植体周围缺损的宽度在1.5mm以内时，屏障膜的使用似乎是非必要的。2001年的一篇临床对照研究证实，即刻种植时小于2mm的跳跃间隙内能自发地生成新骨并与种植体产生骨结合，而不需要使用骨移植材料或屏障膜；在大于2mm的跳跃间隙或牙槽窝骨壁不完整时，则应使用屏障膜伴或不伴植骨材料的应用。屏障膜的使用可能与当时的常规术式是翻瓣下行即刻种植有关。2008年后，随着不翻瓣即刻种植技术的

发展，越来越多的临床医生选择不使用屏障膜行即刻种植，也获得了良好的临床疗效。

2. 间隙植骨

即刻种植中的间隙植骨（gap filling）指的是种植体植入后种植体表面与牙槽窝内壁间形成的骨缺损区域内的植骨。20世纪90年代后，许多不同材料被用于填充这一间隙，包括脱钙冻干骨、自体骨以及羟磷灰石骨移植材料等。通过在间隙内植入骨移植材料，能进一步稳固间隙内的成骨环境，并为上方的屏障膜提供支持。2000年后的多项研究证明，与未植骨相比，植骨有利于保存即刻种植位点的唇颊侧软硬组织。

由于自体骨移植会造成额外的手术创伤，且自体骨的吸收速率较高，多在1～3个月内吸收，无法在更长的种植体术后愈合期内维持间隙内的成骨空间稳定，因此，以脱钙小牛骨为代表的低吸收速率的异种骨，在2000年后被更多临床医生选择用作即刻种植种植体周围间隙的植骨材料。Chen等报道，间隙内植入脱钙小牛骨与未植骨相比，即刻种植位点唇侧骨壁的垂直向骨吸收无明显差异，但植入脱钙小牛骨组的唇侧水平向骨吸收则明显低于未植骨组。但当使用自体骨作为骨移植材料时，其垂直向和水平向骨吸收均与不植骨组间无显著差异。

3. 种植体直径及植入位置

20世纪90年代至21世纪初，临床医生普

遍认为即刻种植应使用颈部直径与牙槽窝直径尽可能匹配的种植体，且种植体的颊舌向位置应该位于拔牙窝中央，从而使种植体与周围骨壁获得更好的接触，避免种植体周围骨缺失。1992年，有学者甚至尝试定制了与牙槽窝外形完全相同的种植体用于即刻种植，以完全避免种植体周围间隙的出现。

然而，束状骨吸收的理论证实上述即刻种植理念反而会导致更多的种植体唇侧骨吸收。2006年，Araújo等开展的动物实验对上述观念的修正有着里程碑式的意义，证明了跳跃间隙的重要性。Araújo等将同样直径的种植体分别即刻植入狗的前磨牙和磨牙拔牙窝内，因磨牙的拔牙窝直径显著宽于前磨牙，因此磨牙位点在即刻种植后保留有种植体周围间隙，而前磨牙位点种植体则与拔牙窝骨壁直接接触。结果发现，前磨牙区的颊侧骨壁在愈合期内发生了骨吸收，最终导致种植体颈部暴露超过2mm；而磨牙区尽管颊侧骨壁在愈合期内仍发生了程序性的吸收，但种植体周围间隙内新形成了大量编织骨，并在之后改建成熟与种植体发生骨结合，种植体表面未发生螺纹暴露。这项动物研究结果证明了种植体与颊侧骨壁间的空隙，即"跳跃间隙"的重要性，其一方面能减少种植体对颊侧骨壁的压迫，另一方面通过跳跃间隙成骨使种植体表面获得更厚的颊侧骨壁。之后2008年，Qahash等在动物实验中总结，为维持稳定的种植体表面骨水平，种植体唇颊侧骨壁厚度需要至少2mm。因此结合上述实验依据，2014年的国际口腔种植学会（后文简称

ITI）共识提出，在即刻种植中应保留1mm以上的跳跃间隙以植入低替代率的骨移植材料，从而减少即刻种植后的水平向骨吸收。

在跳跃间隙的重要性被提出之后，使用宽径或颈部膨大的种植体填满牙槽窝的传统即刻种植理念被彻底颠覆。根据跳跃间隙理论，为了获得种植体唇颊侧的间隙，应选用小于牙槽窝直径的相对窄径的种植体。Caneva等的动物研究进一步证实了，与直径为3.3mm的柱形种植体相比，使用5mm直径的根形种植体不仅无法避免牙槽嵴吸收，反而会导致更多的牙槽骨吸收。

同样为了保持种植体唇颊侧跳跃间隙，种植体的颊舌向植入位置也在之后被认为应偏腭侧植入，从而减少唇侧骨吸收以及伴随的唇侧牙龈退缩。Evans等于2008年的综述中总结发现，即刻种植种植体平台位置偏颊时的牙龈退缩量显著高于偏腭侧时（1.8mm vs 0.6mm）。由于CBCT技术在当时尚未被成熟运用于即刻种植术后唇颊侧骨量的评估，因此测量唇颊侧骨吸收的定量实验多采用动物实验。Caneva等在之后开展的即刻种植动物实验结果同样支持将种植体偏腭侧植入颊侧牙槽嵴顶下1mm的位置，以避免或减少种植体颈部骨吸收所致螺纹暴露的风险。

从即刻种植的种植体直径和植入位置的变迁中我们可以看出，20世纪90年代直至21世纪初，即刻种植都仍处于试错阶段。

4. 即刻种植中的创口封闭

即刻种植技术兴起之初，大多数种植医生认为一期创口关闭是即刻种植获得成功的重要因素。但由于拔牙后留下的空隙，即刻种植中的一期创口关闭相对较为困难。当时临床上采用了3种不同的方法用于关闭创口，包括：①在颊侧瓣行骨膜减张切口和垂直切口使颊侧瓣的活动度提高；②颊侧转瓣，自体结缔组织移植；③自体游离龈移植。均获得了令人满意的临床效果。

但少部分使用Tübingen种植体及ITI软组织水平种植体的研究并未强调一期创口关闭，创口关闭与未关闭时的种植体留存率并无显著差异。1997年，Schwartz-Arad等首次发表了不翻瓣下使用骨水平钛种植体行即刻种植且不行一期创口关闭的病例报道。该病例系列中，未关闭的即刻种植术区创口在术后1周至术后2个月的时间内获得了完整的软组织覆盖，且无并发症的发生。此外，随着软组织替代生物材料的临床应用，即刻种植的创口关闭不再完全依赖于自体组织，这也在一定程度上加速了微创不翻瓣下即刻种植技术的发展。

5. 美学问题的出现

即刻种植技术最初的应用场景是在终末期牙列患者中进行全口种植修复，因此对种植体功能负荷的要求较高，而并不关注种植体的美学效果。直到21世纪初，随着即刻种植适应证的扩展，尤其是美学区即刻种植的应用越来越广泛，才有学者开始关注即刻种植

术后的美学效果。Kan等首次系统报道了即刻种植的术后美学效果，该随访1年的前瞻性临床试验结果显示即刻种植术后12个月时的唇侧牙龈退缩量、近中及龈乳头退缩量分别为（0.55±0.53）mm、（0.53±0.39）mm和（0.39±0.40）mm，且多数唇侧牙龈退缩发生在即刻种植修复体戴入后3个月内。许多临床医生也在实践中发现部分患者在即刻种植术后发生了牙龈退缩、种植体颈部暴露等美学并发症，但相关循证依据仍旧十分匮乏。这主要是由于缺乏公认的美学评判标准所导致的。2004年，Belser等首次发布有关口腔种植美学标准的共识后，相关研究才逐渐增多。

第3节　即刻种植的规范阶段（2004—2019年）

一、即刻种植的种植体留存率

在2003年的第三次ITI共识研讨会内容中，Chen和Hämmerle等发表了第一篇有关即刻种植的系统综述，该综述纳入了1990—2003年间随访时间超过12个月的即刻种植相关临床研究，得出结论为即刻种植的种植体留存率与植入愈合牙槽嵴中的种植体留存率相似。在Chen和Buser于2009年后续发表的系统综述中，纳入的绝大多数研究报道的即刻种植种植体留存率都超过了95%。与该结果相似，Lang团队于2012年发表的系统综述的分析结果显示，即刻种植的两年留存率为98.4%

（97.3%～99%）。因此，仅就留存率而言，即刻种植是一项结果稳定可预期的种植技术。

同时Chen和Hämmerle在第一篇系统综述中指出，学术界有关不同种植时机的名称以及定义较为混乱，易导致误解，故急需有关种植时机分类及定义的共识性意见。

二、种植时机的分类

基于上述原因，2003年第三次ITI共识研讨会确定了有关种植时机的分类定义共识，并于次年发表，该分类被广泛沿用至今，是目前最为公认的种植时机分类。根据该分类定义，种植时机被分为以下4类：

- 即刻种植（immediate）（1类）：拔牙后同期植入种植体（指拔牙当天）
- 早期种植（early）（2类）：软组织完全覆盖牙槽窝表面后（通常为拔牙后4～8周）
- 延期种植（delayed）（3类）：牙槽窝内有显著的骨填充后（通常为拔牙后12～16周）
- 标准种植（standard）（4类）：牙槽窝完全改建愈合后（通常为拔牙16周以后）

需强调的是，该分类标准是根据拔牙窝愈合过程的不同时相划分的，而非根据刻板的拔牙后时长划分，应根据个体的拔牙窝愈合状态判断其种植时机。

三、束状骨理论

随着2004年种植美学标准的共识发布，以及2005年PES美学评分的提出，Chen等于2009年发表了首篇有关即刻种植美学效果的系统综述，纳入的文献报道的即刻种植术后唇侧牙龈退缩在0.5～0.9mm（中位数0.75mm），8.7%～40.5%（平均39%）的位点发生了唇颊侧牙龈退缩。2014年，Chen等进一步发表了后续系统综述，其中前牙区即刻种植位点术后发生1mm以上唇侧牙龈退缩的概率中位数为26%。多数唇颊侧牙龈退缩发生在即刻种植修复体戴入后3个月内，而龈乳头虽在第一年内同样发生退缩，但在之后的数年内大多会发生缓慢的增长，因此对即刻种植美学效果的担忧主要集中于唇颊侧牙龈退缩。

唇颊侧牙龈退缩的原因主要是由于即刻种植后唇颊侧骨板的吸收。最初，即刻种植概念被提出时，人们推测即刻种植能减少拔牙后的牙槽骨吸收。然而，随着2005年束状骨理论的提出颠覆了这一想法。束状骨、牙骨质和牙周膜三者构成一个功能单元，牙周膜中的胶原纤维两头分别埋入牙骨质与束状骨中，拔牙后由于牙周纤维的断裂和来自牙周膜血供的破坏，导致牙槽窝内壁的束状骨不可避免地被吸收。由于颊侧骨壁的嵴顶区域基本上仅由束状骨组成，因此拔牙后的颊侧骨板垂直向骨吸收同样难以避免。后续动物实验证明，即刻种植无法避免牙槽骨本身的水平向和垂直向吸收，尤其是在颊侧骨。由于种植体周围软组织与其下方牙槽骨紧密相连，故颊侧骨板的冠方吸收会导致对应的唇颊侧牙龈边缘水平向根方移动，即牙龈退缩。在2011年左右，随着CBCT技术在种植领域的应用，首批应用了CBCT技术的研究发现，即刻种植后唇颊侧骨壁缺失的发生率为24%～57%，牙龈退缩与其下方的骨壁吸收显著相关，这些CBCT实验结果与之上述动物实验结果互为验证。

四、即刻种植的适应证

随着美学并发症频频发生，2014年举行的第五次ITI共识研讨会对即刻种植的适应证进行了严格规范。为了获得良好的美学效果，美学区即刻种植的病例选择应满足以下条件：

- 完整的牙槽窝骨壁
- 唇颊侧骨壁的厚度至少1mm
- 厚龈型的牙龈生物型
- 拔牙位点无急性感染
- 拔牙窝的根尖侧和腭侧骨能支持种植体的初期稳定性

对于即刻种植患者，术前应行CBCT检查以确认是否符合上述的牙槽骨解剖条件，并辅助种植方案的制订。共识同时强调，如想获得可预期的美学效果，在治疗中还应满足正确的种植体平台三维位置，以及在种植体平台与唇侧牙槽骨内壁间保持至少2mm间隙，并采用一些手段补偿拔牙后骨吸收，例如在该间隙内植入低替代率的骨移植物。

五、即刻种植的非适应证

由于2014年提出的即刻种植适应证极为严格，仅有少部分患者完全满足即刻种植的临床条件，这很大程度上限制了临床即刻种植的开展，使即刻种植的发展遭受了巨大的挫折。然而，众多临床医生仍然不懈地努力，尝试

应用微创不翻瓣技术、改变种植体三维位置、跳跃间隙充填、根盾技术和软组织增量技术等改善即刻种植的美学效果。在这个过程中，临床学者逐渐发现当合理运用这些临床技术时，即刻种植的"美学适应证"可以不断拓宽。2019年举行的骨再生共识研讨会（Osteology Consensus）总结了最新的临床发现，并提出了即刻种植的非适应证：

- 牙槽窝缺损超过50%
- 为获得初期稳定性无法以修复为导向植入种植体
- 为获得初期稳定性必须选择过宽直径的种植体

从2014年提出即刻种植适应证到2019年提出即刻种植非适应证，可以看到临床技术和外科理念的进步极大地拓展了即刻种植的适应证。我们可以通过软组织增量手术进行局部位点的软组织表型转换，可以通过间隙充填或骨增量技术补偿较薄甚至少量缺损的唇颊侧骨板，同时现代的即刻种植理念更强调以修复为导向的种植体三维位置以确保治疗远期的可预期性。我们将在后续的章节中详细介绍这些技术的生物学原理和手术操作细节。

第4节　即刻种植的拓展阶段（2010年至今）

10余年来，临床医生为了获得更好的临床效果以及避免美学并发症的发生，尝试运用多

种新的种植外科技术及修复技术，取得了令人满意的进展。

一、不翻瓣技术

早期的即刻种植研究多采用翻瓣下行即刻种植，但近年来，微创不翻瓣技术逐渐被广泛应用，特别是在牙槽窝完整的位点。其主要目的是尽可能减少颊侧骨板的吸收以及避免后续的牙龈退缩。天然牙的颊侧牙槽骨血供主要来源于三方面，即牙周膜、骨膜以及骨髓。即刻种植中的翻瓣操作会破坏骨膜与牙槽骨表面的附着，导致牙槽骨的血供受损并引发急性炎性反应，从而导致术中暴露的牙槽骨表面吸收。Blanco等的动物研究证明不翻瓣拔牙后的颊侧骨吸收减少；而Raes等报道的临床试验中，不翻瓣下即刻种植的牙龈退缩量也显著小于翻瓣时的牙龈退缩量。我们团队的网状Meta分析显示不翻瓣手术可以显著减少牙槽骨的水平向骨改建。除减少骨吸收外，不翻瓣技术还有着减小手术创伤及术后反应等优点。

需要注意的是，不翻瓣下即刻种植对手术医生的经验与技术要求要远高于翻瓣下手术，术者需在非直视状态下对拔牙后的牙槽窝形态及完整度进行缜密的检查，并准确把握种植体的植入位置以及方向。如在术前检查或术中发现术区有颊侧骨开裂、骨开窗以及拔牙位点有慢性感染且在非直视状态下难以彻底清创等情况下，仍推荐采取翻瓣后直视下行即刻种植。

二、IDR技术和"冰淇淋"技术

如前所述，虽然不翻瓣技术有着多项优点，但在唇颊侧骨壁缺损时不被推荐使用。为了让唇颊侧骨壁缺损时的不翻瓣下即刻种植成为可能，即刻牙槽修复（immediate dentoalveolar restoration，IDR）技术以及"冰淇淋"技术（ice cream cone technique）被提出，两者均适用于唇颊侧软组织完整而牙槽窝缺损的位点。

2013年，Da Rosa首次提出了即刻种植中的IDR技术。其基本手术步骤为：
- 在不翻瓣微创拔牙后拔牙窝颊侧骨壁缺损的情况下，即刻植入种植体，在术前或种植体植入后先行即刻修复体的制作
- 探诊检查颊侧牙槽骨的冠根向和近远中向缺损程度，确认缺损区域的解剖形态
- 取自体皮质骨松质骨复合骨片，将其修整为颊侧骨缺损的形态
- 将骨片插入种植体颊侧与软组织之间的种植体平台水平，皮质骨面与软组织面相贴合，因骨片形态与缺损形态吻合，因此在插入后应能获得稳定性并恢复牙槽窝形态，如位置不佳或稳定性不佳，则应反复调改直至插入后稳固
- 获取供区松质骨颗粒，填压于种植体颊侧与骨片间的剩余间隙中
- 戴入即刻修复体

次年，Da Rosa等发表了使用IDR技术的即刻种植病例系列报告，该研究共纳入18位患者，随访期平均达58个月，结果显示基线与随

访期内的种植修复牙冠长度相似，提示无牙龈退缩的发生。

"冰淇淋"技术由 Elian 等于 2007 年首次提出，适用于唇颊侧骨壁缺损而软组织完整的拔牙窝，行不翻瓣下位点保存治疗。该技术包含的主要手术步骤如下：

- 微创不翻瓣下拔除患牙
- 修整可吸收屏障膜为"冰淇淋"样 V 形，将其衬于拔牙窝颊侧的软硬组织内侧以覆盖颊侧硬组织缺损
- 之后在拔牙窝内植入植骨材料后，用膜的上部封闭拔牙窝并缝合固定于腭侧组织上

后续的几篇病例报道提示使用该技术行位点保存后，拔牙位点的水平向骨吸收减少。近年来，国际上有种植医生展示了将"冰淇淋"技术改良运用到拔牙窝颊侧骨壁缺损的即刻种植中的病例，但其临床效果仍需在未来接受进一步的调查研究。

三、数字化技术

即刻种植本身对于种植体的三维位置及方向的要求较高，而如需采用微创不翻瓣技术并保留跳跃间隙进行植骨，更进一步提高了其外科操作的技术敏感性。但随着近年来数字化技术的快速发展，在数字化技术辅助下行即刻种植使得种植体植入精度得到了明显提升。目前常规数字化流程是，术前拍摄 CBCT 并采集口内信息后，以修复为导向在数字化软件中预先设计种植体三维位置，术中再在静态导板或动态导航辅助下将种植体植入至术前设计的

位置。数字化技术的应用能一定程度上避免因术者判断或操作失误所导致的即刻种植种植体三维位置偏颇，从而减少术后牙龈退缩的发生率，因此是即刻种植重要的发展方向。数字化修复手段，例如数字化取模以及术前预成修复体等技术也大大改善了即刻种植患者的就诊体验并节省了椅旁操作时间。在本书之后的章节中将详细介绍数字化技术在即刻种植中的应用。

附录　里程碑

- 1976 年　即刻种植概念首次被提出（Tü-bingen 瓷种植体）（Schulte et al. 1976）
- 1984 年　第一篇发表于英文期刊的即刻种植病例报道（Tübingen 瓷种植体）（Schulte et al. 1984）
- 1985 年　种植体材料基本统一为钛
- 1988 年　第一篇使用 Brånemark 钛种植体的动物实验发表（Barzilay et al. 1988）
- 1988 年　第一篇使用钛种植体的即刻种植病例系列报道（Brose et al. 1988）
- 1989 年　第一篇在即刻种植中联合运用 GTR 术的病例报道（Lazzara et al. 1989）
- 1991 年　第一篇使用可吸收屏障膜行即刻种植联合 GTR 术的病例报道（Krauser et al. 1991）
- 1993 年　第一篇采用非埋入式愈合方式的即刻种植病例报道（Schultz et al. 1993）

- 1997年 第一篇有关即刻种植的综述发表（Schwartz-Arad et al. 1997）

- 1998年 第一篇前牙区即刻种植联合即刻修复的病例报道（Wöhrle et al. 1998）

- 2003年 第一篇关注即刻种植美学效果的临床研究发表（Kan et al. 2003）

- 2004年 第三次ITI共识研讨会确立种植时机分类共识（Hämmerle et al. 2004）

- 2004年 第三次ITI共识研讨会总结了即刻种植的生物学基础、临床程序以及临床效果，并发表了第一篇有关即刻种植的系统综述（Belser et al. 2004）

- 2005年 束状骨理论的提出（Araújo et al. 2005）

- 2006年 动物实验首次证明跳跃间隙的重要性（Araújo et al. 2006）

- 2008年 第四次ITI共识研讨会中总结并发表第一篇关注即刻种植美学效果及相关风险因素的系统综述（Chen et al. 2008）

- 2011年 首次在临床研究中将CBCT应用于即刻种植术后的骨壁厚度测量（Miyamoto et al. 2011）

- 2014年 第五次ITI共识研讨会提出了即刻种植适应证（Morton et al. 2014）

- 2019年 骨再生共识提出了即刻种植的非适应证（Tonetti et al. 2019）

参考文献

[1] Alkudmani H, Al Jasser R, Andreana S. Is Bone Graft or Guided Bone Regeneration Needed When Placing Immediate Dental Implants? A Systematic Review[J]. Implant Dent, 2017, 26(6):936-944.

[2] Araújo MG, Lindhe J. Dimensional ridge alterations following tooth extraction. An experimental study in the dog[J]. J Clin Periodontol, 2005, 32(2):212-218.

[3] Araújo MG, Sukekava F, Wennström JL, et al. Ridge alterations following implant placement in fresh extraction sockets: an experimental study in the dog[J]. J Clin Periodontol, 2005, 32(6):645-652.

[4] Araújo MG, Sukekava F, Wennström JL, et al. Tissue modeling following implant placement in fresh extraction sockets[J]. Clin Oral Implants Res, 2006, 17(6):615-624.

[5] Araújo MG, Wennström JL, Lindhe J. Modeling of the buccal and lingual bone walls of fresh extraction sites following implant installation[J]. Clin Oral Implants Res, 2006, 17(6):606-614.

[6] Barzilay IG, Gaser GN, Caton J, et al. Immediate implantation of pure titanium threaded implants into extraction sockets[J]. J Dent Res, 1988, 67:234-240.

[7] Becker W, Becker BE, Handelsman M, et al. Guided tissue regeneration for implants placed into extraction sockets: a study in dogs[J]. J Periodontol, 1991, 62(11):703-709.

[8] Becker W, Dahlin C, Becker BE, et al. The use of e-PTFE barrier membranes for bone promotion around titanium implants placed into extraction sockets: a prospective multicenter study[J]. Int J Oral Maxillofac Implants, 1994, 9(1):31-40.

[9] Belser U, Buser D, Higginbottom F. Consensus statements and recommended clinical procedures regarding esthetics in implant dentistry[J]. Int J Oral Maxillofac Implants, 2004, 19(Suppl):73-74.

[10] Bianchi AE, Sanfilippo F. Single-tooth replacement by immediate implant and connective tissue graft: a 1-9-year clinical evaluation[J]. Clin Oral Implants Res, 2004, 15(3):269-277.

[11] Blanco J, Carral C, Argibay O, et al. Implant placement in fresh extraction sockets[J]. Periodontol 2000, 2019, 79(1):151-167.

[12] Blanco J, Nuñez V, Aracil L, et al. Ridge alterations following immediate implant placement in the dog: flap versus flapless surgery[J]. J Clin Periodontol, 2008, 35(7):640-648.

[13] Brose MMR, Reiger M, Woelfel J. Evaluation of titanium alloy endosseous dental implants in humans[J]. J Dent Res, 1988, 67(Spec Issue):367.

[14] Buser D, Chappuis V, Belser UC, et al. Implant placement post extraction in esthetic single tooth sites: when immediate, when early, when late?[J]. Periodontol 2000, 2017, 73(1):84-102.

[15] Caneva M, Salata LA, De Souza SS, et al. Hard tissue formation adjacent to implants of various size and configuration immediately placed into extraction sockets: an experimental study in dogs[J]. Clin Oral Implants Res, 2010, 21(9):885-890.

[16] Caneva M, Salata LA, De Souza SS, et al. Influence of implant positioning in extraction sockets on osseointegration: histomorphometric analyses in dogs[J]. Clin Oral Implants Res, 2010, 21(1):43-49.

[17] Chappuis V, Engel O, Shahim K, et al. Soft Tissue Alterations in Esthetic Postextraction Sites: A 3-Dimensional Analysis[J]. J Dent Res, 2015, 94(9 Suppl):187s-193s.

[18] Chen ST, Buser D. Clinical and esthetic outcomes of implants placed in postextraction sites[J]. Int J Oral Maxillofac Implants, 2009, 24(Suppl):186-217.

[19] Chen ST, Darby IB, Adams GG, et al. A prospective clinical study of bone augmentation techniques at immediate implants[J]. Clin Oral Implants Res, 2005, 16(2):176-184.

[20] Chen ST, Darby IB, Reynolds EC. A prospective clinical study of non-submerged immediate implants: clinical outcomes and esthetic results[J]. Clin Oral Implants Res, 2007, 18(5):552-562.

[21] Chen ST, Wilson TG Jr, Hämmerle CH. Immediate or early placement of implants following tooth extraction: review of biologic basis, clinical procedures, and outcomes[J]. Int J Oral Maxillofac Implants, 2004, 19(Suppl):12-25.

[22] Da Rosa JC, Rosa AC, Da Rosa DM, et al. Immediate dentoalveolar restoration of compromised sockets: a novel technique[J]. Eur J Esthet Dent, 2013, 8(3):432-443.

[23] Dahlin C, Sennerby L, Lekholm U, et al. Generation of new bone around titanium implants using a membrane technique: an experimental study in rabbits[J]. Int J Oral Maxillofac Implants, 1989, 4(1):19-25.

[24] De Rouck T, Collys K, Wyn I, et al. Instant provisionalization of immediate single-tooth implants is essential to optimize esthetic treatment outcome[J]. Clin Oral Implants Res, 2009, 20(6):566-570.

[25] Denissen HW, Kalk W, Veldhuis HA, et al. Anatomic consideration for preventive implantation[J]. Int J Oral Maxillofac Implants, 1993, 8(2):191-196.

[26] Elian N, Cho SC, Froum S, et al. A simplified socket classification and repair technique[J]. Pract Proced Aesthet Dent, 2007, 19(2):99-104; quiz 106.

[27] Evans CD, Chen ST. Esthetic outcomes of immediate implant placements[J]. Clin Oral Implants Res, 2008, 19(1):73-80.

[28] Fürhauser R, Florescu D, Benesch T, et al. Evaluation of soft tissue around single-tooth implant crowns: the pink esthetic score[J]. Clin Oral Implants Res, 2005, 16(6):639-644.

[29] Hämmerle CH, Chen ST, Wilson TG Jr. Consensus statements and recommended clinical procedures regarding the placement of implants in extraction sockets[J]. Int J Oral Maxillofac Implants, 2004, 19(Suppl):26-28.

[30] Kan JY, Rungcharassaeng K, Lozada J. Immediate placement and provisionalization of maxillary anterior single implants: 1-year prospective study[J]. Int J Oral Maxillofac Implants, 2003, 18(1):31-39.

[31] Krauser J, Boner C, Boner N. Immediate implantation after extraction of a horizontally fractured maxillary lateral incisor[J]. Pract Periodont Aesthet Dent, 1991, 3(5):33.

[32] Lang NP, Pun L, Lau KY, et al. A systematic review on survival and success rates of implants placed immediately into fresh extraction sockets after at least 1 year[J]. Clin Oral Implants Res, 2012, 23(Suppl 5):39-66.

[33] Lazzara RJ. Immediate implant placement into extraction sites: surgical and restorative advantages[J]. Int J Periodont Rest Dent, 1989, 9(5):332-343.

[34] Lundgren D, Rylander H, Andersson M, et al. Healing-in of root analogue titanium implants placed in extraction sockets. An experimental study in the beagle dog[J]. Clin Oral Implants Res, 1992, 3(3):136-143.

[35] Miyamoto Y, Obama T. Dental cone beam computed tomography analyses of postoperative labial bone thickness in maxillary anterior implants: comparing immediate and delayed implant placement[J]. Int J Periodont Rest Dent, 2011, 31(3):215-225.

[36] Morton D, Chen ST, Martin WC, et al. Consensus statements and recommended clinical procedures regarding optimizing esthetic outcomes in implant dentistry[J]. Int J Oral Maxillofac Implants, 2014, 29(Suppl):216-220.

[37] Nyman S, Lindhe J, Karring T, et al. New attachment following surgical treatment of human periodontal disease[J]. J Clin Periodontol, 1982, 9(4):290-296.

[38] Paolantonio M, Dolci M, Scarano A, et al. Immediate implantation in fresh extraction sockets. A controlled clinical and histological study in man[J]. J Periodontol, 2001, 72(11):1560-1571.

[39] Qahash M, Susin C, Polimeni G, et al. Bone healing dynamics at buccal peri-implant sites[J]. Clin Oral Implants Res, 2008, 19(2):166-172.

[40] Raes F, Cosyn J, Crommelinck E, et al. Immediate and conventional single implant treatment in the anterior maxilla: 1-year results of a case series on hard and soft tissue response and aesthetics[J]. J Clin Periodontol, 2011, 38(4):385-394.

[41] Rosa JC, Rosa AC, Francischone CE, et al. Esthetic outcomes and tissue stability of implant placement in compromised sockets following immediate dentoalveolar restoration: results of a prospective case series at 58 months follow-up[J]. Int J Periodont Rest Dent, 2014, 34(2):199-208.

[42] Roumanas ED, Markowitz BL, Lorant JA, et al. Reconstructed mandibular defects: fibula free flaps and osseointegrated implants[J]. Plast Reconstr Surg, 1997, 99(2):356-365.

[43] Schulte W, Heimke G. The Tübinger immediate implant[J]. Quintessenz, 1976, 27(6):17-23.

[44] Schulte W. The Intra-Osseous Al2O3 (Frialit) Tuebingen implant: developmental status after eight years (1)[J]. Quintessence Int, 1984, 15(1):9-26.

[45] Schultz AJ. Guided tissue regeneration (GTR) of nonsubmerged implants in immediate extraction sites[J]. Pract Periodont Aesthet Dent, 1993, 5(2):59-65; quiz 66.

[46] Schwartz-Arad D, Chaushu G. The ways and wherefores of immediate placement of implants into fresh extraction sites: a literature review[J]. J Periodontol, 1997, 68(10):915-923.

[47] Staffileno H, Levy S, Gargiulo A. Histologic study of cellular mobilization and repair following a periosteal retention operation via split thickness mucogingival flap surgery[J]. J Periodontol, 1966, 37(2):117-131.

[48] Tolman DE, Keller EE. Endosseous implant

placement immediately following dental extraction and alveoloplasty: preliminary report with 6-year follow-up[J]. Int J Oral Maxillofac Implants, 1991, 6(1):24-28.

[49] Werbitt MJ, Goldberg PV. The immediate implant: bone preservation and bone regeneration[J]. Int J Periodont Rest Dent, 1992, 12(3):206-217.

[50] Wilson TG Jr, Schenk R, Buser D, et al. Implants placed in immediate extraction sites: a report of histologic and histometric analyses of human biopsies[J]. Int J Oral Maxillofac Implants, 1998, 13(3):333-341.

[51] Wöhrle PS. Single-tooth replacement in the aesthetic zone with immediate provisionalization: fourteen consecutive case reports[J]. Pract Periodont Aesthet Dent, 1998, 10(9):1107-1114; quiz 1116.

[52] Wood RA, Mealey BL. Histologic comparison of healing after tooth extraction with ridge preservation using mineralized versus demineralized freeze-dried bone allograft[J]. J Periodontol, 2012, 83(3):329-336.

[53] Wu XY, Shi JY, Buti J, et al. Buccal bone thickness and mid-facial soft tissue recession after various surgical approaches for immediate implant placement: A systematic review and network meta-analysis of controlled trials[J]. J Clin Periodontol, 2023, 50(4):533-546.

[54] Yukna RA. Clinical comparison of hydroxyapatite-coated titanium dental implants placed in fresh extraction sockets and healed sites[J]. J Periodontol, 1991, 62(7):468-472.

[55] Zitzmann NU, Naef R, Schärer P. Resorbable versus nonresorbable membranes in combination with Bio-Oss for guided bone regeneration[J]. Int J Oral Maxillofac Implants, 1997, 12(6):844-852.

2

CHAPTER

第 2 章

生物学原理

BIOLOGICAL PRINCIPLES

自即刻种植诞生，每一项临床技术的创新和改进都是基于对其背后生物学原理理解的不断深入。因此，笔者希望通过本章对几个经典生物学过程原理的阐述让读者对即刻种植的理念更为清晰，通过对临床技术背后生物学原理的思考提升临床治疗的理念。

第1节　牙槽窝自然愈合

牙齿拔除后，缺牙区局部会出现变化，呈现出不同程度的硬组织和软组织改变。在口腔种植领域，了解牙槽窝的愈合过程十分重要。一方面，牙齿缺失后牙槽嵴发生的变化，可能会导致缺牙区骨量不足，难以或无法植入种植体；另一方面，对牙槽窝的愈合过程的理解，可以帮助我们对牙槽窝愈合进行适当的干预，减少骨吸收，为后期顺利植入种植体打下基础。

一、牙槽窝愈合的组织学过程

Araújo和Lindhe在2003年发表的经典论文中，将牙槽窝愈合分为3个过程，炎症期（inflammatory phase）、增生期（proliferative phase）和骨改建与骨重塑期（bone modeling and remodeling phase）。

（1）炎症期（inflammatory phase）：炎症期可分为两部分——血凝块形成和炎性细胞迁移。拔牙后牙槽窝内充满血液，血凝块的形成堵塞了被离断的血管起到止血作用。在

2～3天内，大量炎性细胞迁移到伤口，以便在新组织开始形成之前"清洁"伤口。炎性细胞、血管内皮细胞和未成熟成纤维细胞结合形成肉芽组织。随后，肉芽组织逐渐被富含胶原纤维和细胞的结缔组织基质所取代，创口愈合过程的增生阶段开始。

（2）增生期（proliferative phase）：增生期也可分为两部分——纤维增生和编织骨形成。其特点是组织形成强烈而迅速，纤维增生引起结缔组织基质的快速沉积。随后，结缔组织基质被血管和成骨细胞穿透，血管周围形成指突状的编织骨。最终，编织骨指突完全包围血管，形成原发骨。早在拔牙后2周，就可以在愈合的拔牙窝中发现编织骨，并在创口中保留数周。编织骨是一种临时骨，没有负荷能力，后续被成熟骨替代。

（3）骨改建与骨重塑期（bone modeling and remodeling phase）：骨改建和骨重塑是牙槽骨愈合过程的最后一个阶段。骨改建是指骨的形状和大小的变化，如骨吸收导致的牙槽嵴尺寸变小，骨改建可能需要几个月的时间，并在个体之间表现出很大的差异。骨重塑是把骨生长和骨改建过程中形成的编织骨转换为板层骨的过程。研究表明，愈合16周后，拔牙窝组织中板层骨和骨髓体积占60%～65%，可以推测，将编织骨完全重建为板层骨和骨髓可能需要数月或数年的时间。

Amler通过对动物和人体的组织学检查，将人拔牙窝愈合分为5个阶段（图2-1-1）：

• 第一阶段：拔牙后3天内，最初的血凝块形成

• 第二阶段：肉芽组织在4～5天的时间内逐渐取代血凝块，其中的内皮细胞索与新生毛细血管有关

• 第三阶段：结缔组织在14～16天内逐渐取代肉芽组织，结缔组织的特征是存在梭形成纤维细胞、胶原纤维和异染基质

• 第四阶段：骨样钙化明显，开始于拔牙窝底和窝壁。7～10天后，在窝底和窝壁可见早期类骨质。到6周时，骨小梁几乎完全填满拔牙窝

• 第五阶段：24～35天后，拔牙窝上皮完全闭合。拔牙后4～6周，成骨细胞活性最大，表现为细胞和结缔组织的增殖，成骨细胞在未成熟骨岛周围形成类骨质。8周后，成骨过程减缓。在5～10周之间会出现大量的骨填充。到16周时，骨填充完成

二、牙槽窝愈合的轮廓变化

牙槽窝愈合过程中的骨重建在颊侧壁和舌侧壁上同时发生，但由于颊侧骨壁通常较薄，骨改建导致颊侧骨板的垂直向骨吸收大于舌侧骨板。此外，骨改建发生的时间早于骨重塑，约2/3的骨改建过程发生在愈合的前3个月。在牙槽窝愈合过程中的骨改建和骨重塑过程会导致缺牙区的骨量和骨质变化，最终导致牙槽嵴的尺寸减小（图2-1-2）。

拔牙后垂直向骨量损失0.8～1.5mm（11%～22%），6个月时加权平均1.24mm；水平向骨量损失更严重，为2.46～4.56mm（29%～

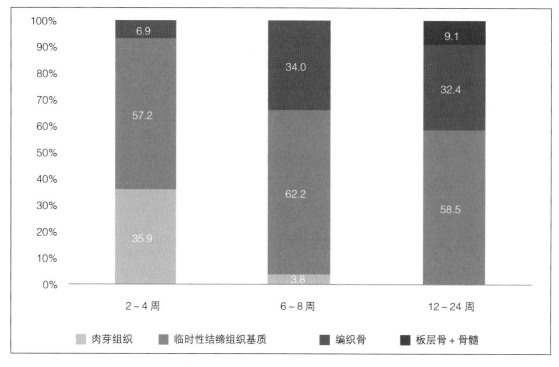

图2-1-1　拔牙窝愈合过程中内容组分的变化［均值%（标准差）］

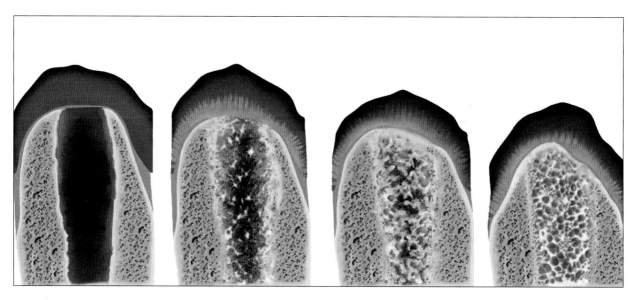

图2-1-2　拔牙窝愈合过程中颊舌侧骨板吸收情况

63%），6个月时加权平均3.79mm。颊侧一般比舌腭侧显示更多的吸收。如图2-1-3所示，牙槽窝自然愈合后，牙槽嵴尺寸减小，拔牙位点颊侧骨板出现明显骨吸收，轮廓塌陷。

在一项研究中，牙槽嵴颊侧和舌侧的软组织在拔牙后有厚度增加的趋势，这一发现的意义尚不清楚。同一研究还记录了拔牙后6个月，原牙槽嵴上方出现了2.1mm厚的软组织覆盖；拔牙后出现的这种软组织厚度可能会掩盖硬组织吸收的真实程度，并影响种植修复整体效果，特别是在美观方面。总的来说，拔牙后牙槽嵴硬组织和软组织的尺寸会发生较大的变化，了解这些变化有助于临床医生采取相应的治疗方案以获得可预测的治疗效果。

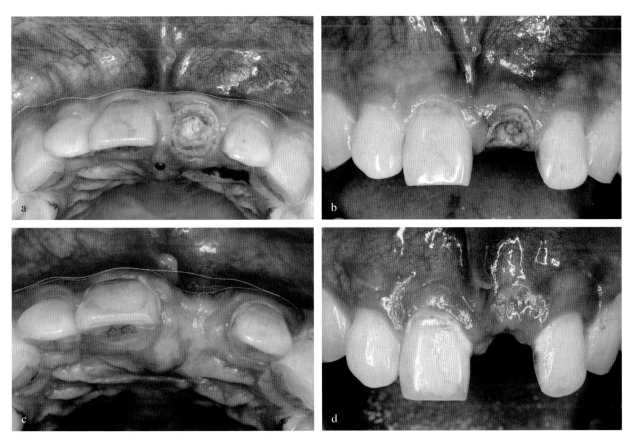

图2-1-3a　21残根殆面观
图2-1-3b　21残根唇面观
图2-1-3c　拔牙3个月后轮廓变化殆面观
图2-1-3d　拔牙3个月后轮廓变化唇面观

三、影响牙槽窝愈合的因素

动物和人体组织学研究的结果显示，尽管牙槽窝愈合有着明确的随时间变化的趋势，但仍存在较大的个体差异。这种差异产生的原因目前尚不清楚，可能与患者和拔牙位点的特点以及手术变量有关。

1. 吸烟

吸烟可能会增加拔牙后牙槽嵴的尺寸减小程度。与非吸烟者相比，吸烟者拔牙后的牙槽嵴骨高度可能会额外减少0.5mm。然而，烟草干扰拔牙后创口愈合的机制目前还不清楚。

2. 拔牙损伤

拔牙是一种创伤性的手术，在此过程中，软组织被破坏，牙周膜的血管结构被损坏，牙周膜的主要纤维被切断。此外，为了暴露牙根而翻全厚皮瓣（黏骨膜瓣）可能会因为血供减少引起较薄的骨壁的吸收。然而，不同的动物和临床研究都不支持不翻瓣拔牙可以防止牙槽嵴萎缩的概念。这些研究表明，拔除牙齿本身造成的手术创伤与翻瓣造成的手术创伤是重叠的。

拔牙造成的手术创伤可以通过微创手术加以限制。使用微创的方法旨在防止牙槽窝的扩张，否则可能会使牙槽窝的薄骨壁断裂。不建议使用拔牙钳通过向牙槽窝颊舌侧施力来使牙齿脱位。同样，也不建议使用拔牙钳旋转拔除牙齿，因为牙根的横截面大多不是圆形，旋转的过程中也会导致牙槽窝扩张。目前，最常用的微创拔牙器械包括牙周膜刀和垂直拔牙系统等。牙周膜刀可以用来切断牙周膜纤维，以促进和提高拔牙效率；垂直拔牙系统的设计是为了在垂直方向上拉动牙根，从而避免对牙槽窝壁造成任何损伤。在上述两种技术中，没有对颊侧窝壁施加压力，最大限度地避免了对牙槽窝的损伤。然而，这种技术只对锥形或直形牙根有效。

3. 缺牙位点

拔牙后牙槽嵴的吸收在不同位点是不同的，统计学上观察到缺牙位点对牙槽骨吸收有明显的影响，与第一前磨牙和第二前磨牙位点相比，第二磨牙位点的吸收较高。然而，当在软组织上测量拔牙后发生的牙槽嵴高度的变化时，前磨牙与磨牙拔牙后的位点相比，高度损失没有明显的差异。

4. 拔牙数目

在一项针对大量干颅骨样本的研究中，与单牙缺失位点相比，在多个相邻的缺牙位点经常观察到更明显的凹陷。一致的是，当与缺牙位点相邻的牙齿缺失被评估为牙槽嵴尺寸的预测变量时，缺牙位点的中线和远中的牙齿缺失都对垂直向牙槽嵴吸收的程度和颊舌侧牙槽嵴宽度产生负面影响。这些观察结果得到了最近一项系统综述结果的支持，其报告了拔牙对缺牙附近的牙槽骨高度的不利影响，会导致0.64mm的骨丧失。

5. 感染

牙周炎、根尖周炎等均可激活炎性因子、增加破骨细胞活性、增加骨吸收。如图2-1-4a所示,患者为一年轻女性,11、21松动Ⅱ度。影像学检查发现,11牙根外吸收,牙根短小,根尖无明显暗影,唇侧骨板厚度>1mm（图2-1-4b）;21同样牙根外吸收,牙根短小,但根尖可见大范围暗影,唇侧骨板吸收,仅牙颈部剩余部分骨组织（图2-1-4c）。可以预测,牙齿拔除后,21牙槽骨轮廓改变明显大于11,需要进行轮廓增量干预。

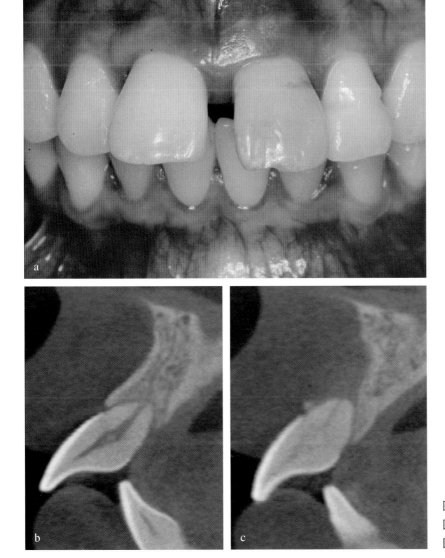

图2-1-4a　11、21松动
图2-1-4b　11影像学检查
图2-1-4c　21影像学检查

6. 唇侧骨板厚度

如图2-1-5所示,唇侧骨壁厚度≤1mm的薄壁生物型显示进行性骨吸收模式,导致愈合8周后垂直向骨丧失7.5mm或吸收至原骨高度的62%。这与厚壁生物型相反,显示唇侧骨壁厚度超过1mm,仅出现垂直向骨丧失1.1mm或9%。在邻牙健康的拔牙位点,不翻瓣拔牙后,8周愈合时尺寸变化主要发生在拔牙窝壁的中心区域,近中区域几乎保持不变。

厚壁生物型中的牙槽骨缺损有利于骨祖细胞从骨窝壁和周围骨髓空间向内生长,且软组织尺寸在愈合过程中倾向于保持不变。这与薄壁生物型相反,在薄壁表型中,软组织尺寸在愈合后可自发增加高达7倍,称为自发性软组织增厚。可以假设,快速再吸收的唇侧薄骨壁由于其高增殖率有利于唇侧软组织向内生长。随后,这些软组织细胞占据了拔牙窝缺损顶部区域的大部分可用空间。

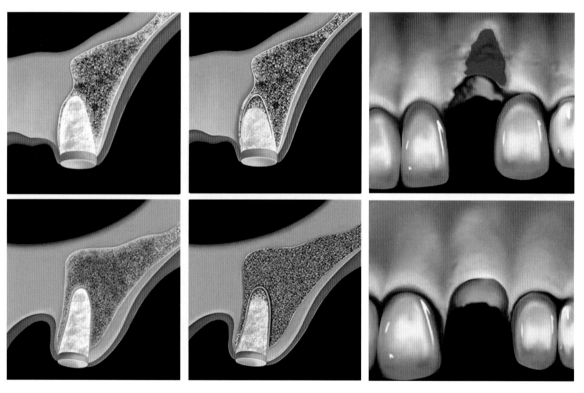

图2-1-5 薄唇侧骨板和厚唇侧骨板拔牙后的牙槽骨改建

第2节　位点保存

拔牙后牙槽窝自然愈合会发生一定程度的骨吸收，牙槽嵴宽度减少约50%，高度降低约20%，可能造成骨量不足、软组织形态欠佳，为后期种植修复增加了难度和风险。因此，如何在拔牙后尽量保存尚未吸收的牙槽嵴，维持其宽度和高度以及良好的软组织形态是临床医生关注的重点。

一、位点保存的概念

位点保存（socket preservation），也称牙槽嵴保存（ridge preservation），是一种减少拔牙后骨和软组织损失的临床技术，通常在拔牙后立即进行的、位于拔牙窝内的增量。

2004年，Sclar首次提出了较为规范的拔牙位点保存技术，在拔牙窝内植入Bio-Oss骨粉颗粒，表面覆盖可吸收性胶原膜以修复牙槽骨缺损，利于前牙美学区的种植修复。同年，EAO会议上首次报告了在前牙区拔牙窝内植入骨胶原（Bio-Oss Collagen），同期取腭侧游离带角化黏膜的结缔组织封闭拔牙窝的技术，证实了通过拔牙位点保存技术有利于维持原有软组织的理想形态。随后，国内外众多学者对拔牙窝植骨-拔牙位点保存技术进行了动物实验和临床研究，均证实拔牙位点保存利于保存或重建拔牙位点的形态。

二、位点保存的生物材料

用于位点保存的骨替代材料包括自体骨、同种异体骨、异种骨和异质骨（图2-2-1）。

（1）**自体骨**：自体骨主要取自患者口内或口外，口内供区包括下颌正中联合区、下颌升支区、上颌结节区，口外供区包括髂骨、颅骨等，被认为是骨移植物的金标准。自体骨移植物的优点为成骨效果好、组织相容性好、不易产生免疫排斥反应及过敏反应。但其缺点也较为突出，如骨吸收快、需要开辟另一术区、增加额外的手术创伤，且取骨来源有限。

（2）**同种异体骨**：多来自捐赠体，部分来自活体，如截肢手术后的组织。主要分为同种异体脱钙冻干骨和同种异体冻干骨。Wood等研究结果显示，脱钙冻干骨的新骨生成率（38.42%）明显高于冻干骨（24.63%），其吸收率（8.88%）也明显低于冻干骨（25.42%）。国外对同种异体骨的应用较为广泛，其成骨效果也得到了一定的认可，但国内仍未普及，且并不能完全排除同种异体骨的抗原性和疾病传播的潜在可能。

（3）**异种骨**：来源于另外一个物种，经过去抗原等处理后成为骨替代材料。目前临床常用的如小牛骨，为牛骨脱蛋白无机物，是一种对小牛骨进行特殊处理而形成无机骨基质支架结构，其多孔结构有利于新骨形成。异种骨优点为操作快捷简单、商品化易获得、低替代率，缺点为成骨效果较自体骨移植物差。

（4）**异质骨**：人工合成材料，临床常见的如生物活性玻璃、β-磷酸三钙（β-TCP）化合物、硫酸钙等，其多孔性非常适合微血管与骨细胞亲合生长。可根据临床要求，通过改

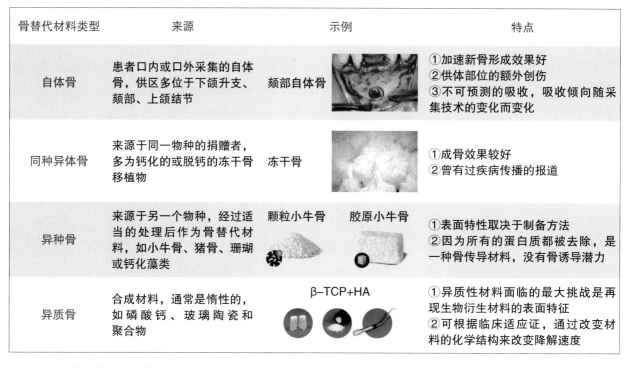

骨替代材料类型	来源	示例	特点
自体骨	患者口内或口外采集的自体骨，供区多位于下颌升支、颏部、上颌结节	颏部自体骨	①加速新骨形成效果好 ②供体部位的额外创伤 ③不可预测的吸收，吸收倾向随采集技术的变化而变化
同种异体骨	来源于同一物种的捐赠者，多为钙化的或脱钙的冻干骨移植物	冻干骨	①成骨效果较好 ②曾有过疾病传播的报道
异种骨	来源于另一个物种，经过适当的处理后作为骨替代材料，如小牛骨、猪骨、珊瑚或钙化藻类	颗粒小牛骨　胶原小牛骨	①表面特性取决于制备方法 ②因为所有的蛋白质都被去除，是一种骨传导材料，没有骨诱导潜力
异质骨	合成材料，通常是惰性的，如磷酸钙、玻璃陶瓷和聚合物	β-TCP+HA	①异质性材料面临的最大挑战是再现生物衍生材料的表面特征 ②可根据临床适应证，通过改变材料的化学结构来改变降解速度

图2-2-1　临床常用的骨替代材料类型及特点

变材料的化学结构来改变降解速度，还可以加载一些促进成骨的生长因子如骨形成蛋白2（BMP-2）等。

位点保存技术需要在拔牙后将骨替代材料植入新鲜的拔牙窝。到目前为止，已经发表了许多研究，评估不同骨移植材料的功效，包括自体骨移植、同种异体骨移植、异种骨移植和异质骨移植材料。此外，还研究了不同的技术，例如不翻瓣手术和传统的翻瓣手术。然而，不同的研究表明，无论使用何种手术方法和生物材料，牙槽嵴保存技术都能很大程度地减少拔牙后的骨量损失。Iocca于2017年发表的系统综述表明，在垂直向及水平向骨高度方面也得出了拔牙位点保存术可以减少拔牙术后骨吸收的结论。在材料和术式对于位点保存术的影响方面，使用贝叶斯网状Meta分析得出如下结论：冻干骨+屏障膜对于减少垂直向骨吸收最有效；自体骨对于减少水平向骨吸收最有效。

临床医生应尽量使用文献证据充分、替代率低的骨替代材料，从而可预期地减少水平向和垂直向骨吸收。当使用颗粒材料时，应尤其注意软组织封闭，以免材料脱落。另外，要避免过度操作骨替代材料，因为这可能会增加其吸收。

三、位点保存的临床程序

（1）微创拔牙：使用牙周膜刀切断牙周膜，或使用垂直拔牙系统在垂直方向上拉动牙根，尽量减少对拔牙窝软硬组织的损伤（图2-2-2）。

（2）清创：彻底搔刮可能存在的炎性肉芽组织（图2-2-3a），生理盐水冲洗，并在拔牙窝内形成新鲜出血（图2-2-3b）。

（3）探查：采用牙周探针探查拔牙窝骨壁的完整性，了解可能存在的骨缺损大小和类型，以便采用不同的技术进行位点保存（图2-2-4）。

（4）植入骨替代材料：在拔牙窝内植入骨替代材料（如Bio-Oss颗粒骨、Bio-Oss胶原骨、异质骨等），使血液浸透植骨材料（图2-2-5）。

（5）植入胶原膜：若探查发现拔牙窝存在骨壁缺损，可在缺损骨壁和软组织间植入屏障膜以保障成骨，然后再覆盖创口封闭材料（图2-2-6）。

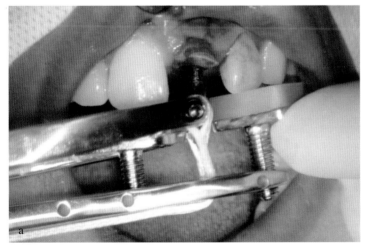
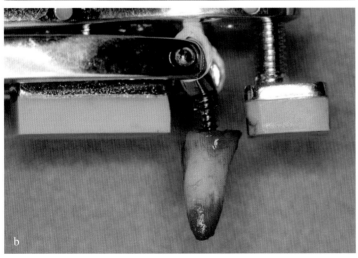

图2-2-2a　安装垂直拔牙系统
图2-2-2b　使用垂直拔牙系统拔除患牙

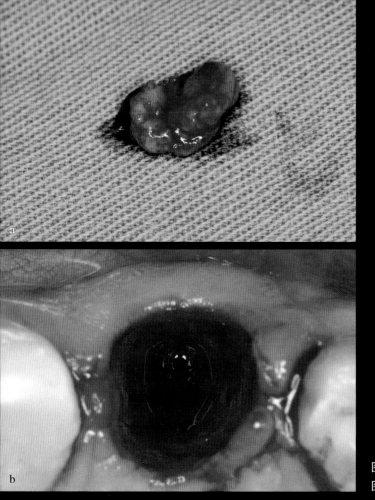

图2-2-3a　刮除拔牙窝内的炎性肉芽组织
图2-2-3b　在拔牙窝内形成新鲜出血

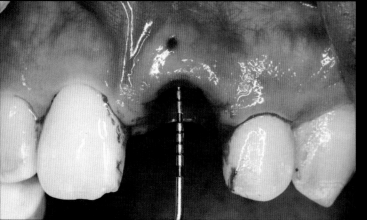

图2-2-4　使用牙周探针探查拔牙窝情况

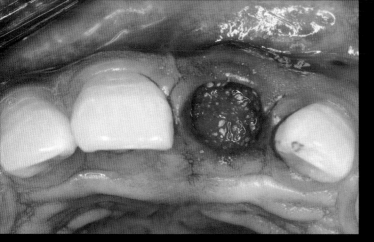

图2-2-5　拔牙窝内植入Bio-Oss Collage

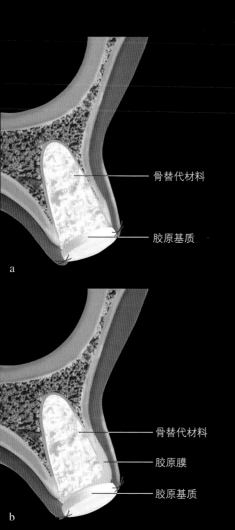

骨替代材料

胶原基质

a

骨替代材料

胶原膜

胶原基质

b

图2-2-6a　骨壁完整的位点保存
图2-2-6b　唇侧骨壁缺损的位点保存

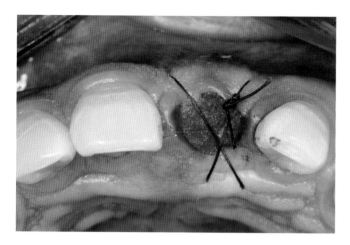

图2-2-7　使用明胶海绵封闭拔牙窝创口

（6）**封闭拔牙窝：**可使用明胶海绵（图2-2-7）、Mucograft Seal胶原基质（图2-2-8）等生物材料封闭拔牙窝创口，也可制取腭部游离龈移植物封闭创口（图2-2-9），将拔牙窝与口腔内环境隔离开，保护拔牙窝，并防止植入的骨替代材料脱落。

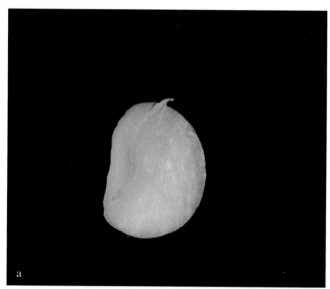

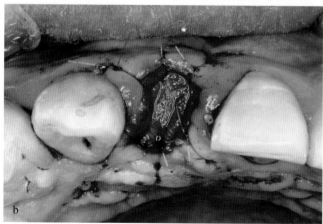

图2-2-8a　胶原基质Mucograft Seal
图2-2-8b　使用Mucograft Seal封闭拔牙窝创口

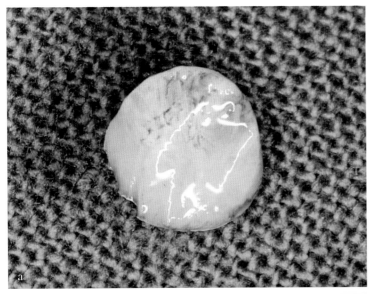

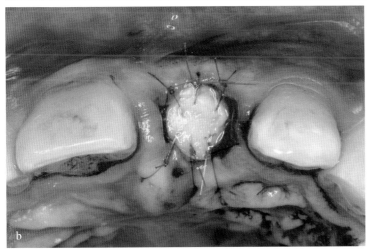

图2-2-9a　从腭部制取游离龈
图2-2-9b　使用游离龈封闭拔牙窝创口

四、位点保存的愈合过程

位点保存1周后，拔牙窝内密度介于拔牙位点自然愈合的拔牙窝和周围牙槽突之间，且均匀一致，牙槽嵴已经开始吸收。拔牙窝内植入的Bio-Oss颗粒被凝血块所包围，拔牙窝底部和内侧壁的纤维结缔组织内有血管长入，成骨活跃。

位点保存第4周时，拔牙窝内密度与周围牙槽突接近，且较为均匀，牙槽间隔消失。拔牙窝内植入的Bio-Oss颗粒和胶原混合物继续维持拔牙前的牙槽窝高度，可见大量的新生血管。

位点保存第8周时，拔牙窝影像模糊不清、骨密度接近周围牙槽突，组织学结果皮质骨致密，牙槽窝内为成熟的骨小梁，髓腔内富含血管。

位点保存第12周时，拔牙窝影像完全消失、骨密度与周围牙槽突完全一致，窝内骨组织成熟。

五、位点保存的临床效果

Avila-Ortiz于2019年发表的系统综述筛选了1789篇相关论文，最终纳入25份研究，包括22项随机对照临床试验。结果表明，与没有进行位点保存手术的牙槽窝愈合相比，位点保存可使拔牙后的垂直向和水平向骨量变化明显减少：

- 预防水平向骨吸收1.99mm（95%CI：1.54~2.44，$P < 0.0001$）
- 预防颊侧中部垂直向骨吸收1.72mm（95%CI：0.96~2.48，$P < 0.00001$）
- 预防舌侧中部垂直向骨吸收1.16mm（95%CI：0.81~1.52，$P < 0.00001$）
- 新骨形成情况：板层骨水平在试验组为（58.8±3.3）%；对照组为（47.2±7.7）%（$P < 0.001$）

且没有证据表明位点保存干预和软组织封闭的类型对骨尺寸保存、骨形成、角化组织和患者并发症有显著影响。然而，应用颗粒异种骨，或异体骨合并表面覆盖可吸收胶原膜或快速吸收的胶原海绵对水平向牙槽嵴保存的效果最有利。对于颊侧骨板厚度，定量分析表明，与颊壁较薄的部位（位点保存和对照组的差异=1.29mm）相比，颊侧骨板厚度>1.0mm的部位显示出更有利的牙槽嵴保存结果（位点和对照之间的差异=3.2mm）。

六、位点保存的后种植体植入时机

牙槽窝植骨后愈合多长时间适宜种植体植入，目前未达成共识，有学者主张拔牙位点保存后8周进行早期种植，此时软组织轮廓得到了良好的维持，种植后更容易获得软组织关闭。但大多数研究仍报道位点保存愈合3~6个月后才进行种植体植入。

2010年，Beck和Mealey的研究表明，使用钙化的人同种异体骨移植后3个月和6个月的新骨生长量分别为（45.8±22.4）%和（45.0±19.8）%，残留移植颗粒分别（14.6±12.9）%和（13.5±12.2）%，没有统计学上的显著差异。因此，该研究不支持在拔牙和位点保存后等待更长的时间进行种植体植入。此结果可能不适用于用其他同种异体、异种骨移植材料。但是，在其他种类骨移植材料中，也观察到了类似数量的新骨生长，可以推测在拔牙后数月内用骨移植材料进行位点保存的种植体与经过较长愈合期的种植体有类似的成功率。

Valeria De Risi等发表在2015年的文章系统回顾了文献中有关牙槽嵴保存程序对人拔牙后愈合影响的组织学和组织形态学数据，结果发现使用不同的骨替代材料进行位点保存，在3个月、5个月和7个月的观察期内，没有出现显著的组织学和组织形态学差异（图2-2-10）。因此，可以说在位点保存的部位，没有必要等待超过3~4个月后再进行种植手术。

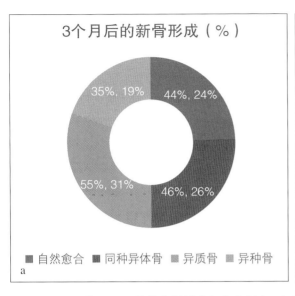
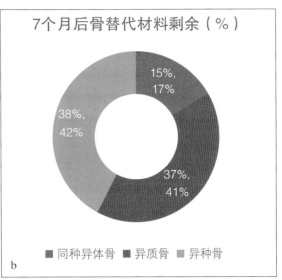

图2-2-10a 使用不同骨替代材料进行位点保存3个月后新骨形成的情况
图2-2-10b 使用不同骨替代材料进行位点保存7个月后骨替代材料剩余的情况

七、位点保存后的种植体骨结合

当用移植材料填充牙槽时，移植材料的残余物通常在种植体植入时仍然存在。在一项研究中，小牛骨移植材料在6个月时含有约30%的颗粒。在另一项使用脱钙冻干异体骨（decalcified freezedried bone allograft，DFDBA）的研究中，移植材料被新的活骨取代的速度非常缓慢，甚至在4年后仍有残留；然而，从临床角度来看，再生骨的承载能力似乎与正常骨相似。

一些研究者可能会认为，位点保存使用骨替代材料后的牙槽骨质量可能无法满足种植体植入的需要。当将异种骨如DFDBA置于新鲜

的拔牙窝内时，Becker等发现，骨与种植体的结合（bone to implant contact，BIC）很少。在另一项研究中，研究者考察了用生物活性玻璃（异质骨）填充的牙槽窝的愈合情况，发现即使是少量的新骨，也需要很长的愈合时间才能与移植物很好的相融。

但也有研究者持积极态度。Valentini发现，用牛骨矿物质移植的部位的BIC大于或等于非移植部位的BIC；移植后6个月的组织学分析显示，移植部位的BIC为73%，非移植部位为63%。在植入6个月后，对取出种植体所需的扭矩进行比较，显示移植区和非移植区之间没有统计学上的显著差异，这支持了移植区

种植体的成功骨结合。另外，种植体表面特征对骨结合也有影响。Trisi研究了再生骨和天然骨与粗糙表面或机械加工表面种植体之间的BIC。研究对象选择了骨质普遍较差的上颌骨后部，调查了2个月和6个月时的BIC。对于粗糙表面的种植体，2个月时BIC为48%，6个月时BIC为72%；而机械加工表面的种植体则分别只有19%和34%。

在再生骨中植入种植体，其成功率也是令人满意的。在一项对607个等离子喷涂钛种植体植入再生骨（使用DFDBA）的回顾性研究中，97.2%的上颌骨种植体和97.4%的下颌骨种植体在平均11年内是成功的。

足够的牙槽骨骨量和有利的牙槽嵴形态是实现种植治疗后理想的功能及美学修复效果的必要条件。大量基础研究和临床研究证实位点保存技术是一种有效减少拔牙后牙槽骨吸收、发生严重萎缩的手术方法，可以在一定程度上避免后期更为复杂、创伤更大的骨增量手术，增加了后续种植治疗的可预期性。

第3节 早期种植

如果局部位点解剖条件不理想，ITI指南建议在软组织愈合4~8周后进行软组织愈合的早期种植（Ⅱ型）。如果预计4~8周后的初始骨愈合无法在种植体植入后获得良好的初期稳定性，则应延长拔牙后愈合期，进行部分骨愈合的早期种植（Ⅲ型）。

在4~8周内，拔牙创软组织将自动愈合，在未来的种植部位提供3~5mm的额外角化组织；拔牙窝束状骨将吸收，主要影响在初期创口愈合阶段拔牙窝的唇侧中部；在唇侧骨壁表型较薄的部位或唇侧骨壁受损的部位，会发生自发性软组织增厚。这为后续的种植体植入手术提供了一些便利，包括增厚黏骨膜瓣、增加皮瓣中的血供、提高愈合能力，以及减少结缔组织移植用于软组织增量的潜在需求。另外，拔牙部位的急慢性感染、瘘管问题将得到解决，为将来的种植部位提供一个低感染风险的环境；在拔牙窝内有部分新骨生成，与新鲜拔牙窝相比，种植床准备更容易。早期种植与即刻种植的对比总结见表2-3-1。

早期种植也常用于上前牙的拔牙部位，具有良好的再生和美观效果、较高的可预测性，种植体周围软组织退缩的风险较低。但因拔牙后的骨吸收，加之早期愈合只有部分骨愈合，通常需要进行翻瓣手术，在种植体植入同期配合引导骨再生（guided bone regeneration，GBR）手术进行轮廓增量。

本章对牙槽嵴愈合过程、位点保存和软组织愈合的早期种植中的生物学原理进行了阐述，对这些生物学原理的理解将有助于临床医生进行更好的临床决策和临床创新。

表2-3-1　早期种植与即刻种植对比的优缺点

优点	缺点
软组织封闭，为种植部位额外提供3～5mm的角化组织	增加治疗时间
在唇侧骨壁薄的部位或唇侧骨壁缺损的部位，会出现**自发性软组织增厚**	二次手术
拔牙位点的急慢性感染或瘘管将得到解决，为未来的植入部位减少细菌风险	拔牙窝愈合早期骨吸收
拔牙窝部分愈合后，新的骨质形成，使得种植床的准备工作更加容易，更易获得初期稳定性	骨增量的可能性大，手术创伤和瘢痕

参考文献

[1] 宿玉成. 口腔种植学[M]. 2版, 北京: 人民卫生出版社, 2014.

[2] Amler MH. The time sequence of tissue regeneration in human extraction wounds[J]. Oral Surg Oral Med Oral Pathol, 1969, 27(3):309-318.

[3] Araújo MG, Wennström JL, Lindhe J. Modeling of the buccal and lingual bone walls of fresh extraction sites following implant installation[J]. Clin Oral Implants Res, 2006, 17(6):606-614.

[4] Avila-Ortiz G, Chambrone L, Vignoletti F. Effect of alveolar ridge preservation interventions following tooth extraction: A systematic review and meta-analysis[J]. J Clin Periodontol, 2019:1-29.

[5] Beck TM, Mealey BL. Histologic analysis of healing after tooth extraction with ridge preservation using mineralized human bone allograft[J]. J Periodontol, 2010, 81(12):1765-1772.

[6] Becker K, Stauber M, Schwarz F, et al. Automated 3D-2D registration of X-ray microcomputed tomography with histological sections for dental implants in bone using chamfer matching and simulated annealing[J]. Comput Med Imaging Graph, 2015, 44:62-68.

[7] Botticelli D, Berglundh T, Lindhe J. Hard tissue alterations following immediate implant placement in extraction sites[J]. J Clin Periodontol, 2004, 31(10):820-828.

[8] Buser D, Chappuis V, Belser UC, et al. Implant placement post extraction in esthetic single tooth sites: when immediate, when early, when late?[J]. Periodontol 2000, 2017, 73(1):84-102.

[9] Buser D, Chappuis V, Bornstein MM, et al. Long-term stability of contour augmentation with early implant placement following single tooth extraction in the esthetic zone a prospective, cross-

sectional study in 41 patients with a 5- to 9-year follow-up[J]. J Periodontol, 2013, 84:1517-1527.

[10] Chan HL, Lin GH, Fu JH, et al. Alterations in bone quality after socket preservation with grafting materials: a systematic review[J]. Int J Oral Maxillofac Implants, 2013, 28(3):710-720.

[11] Chappuis V, Engel O, Reyes M, et al. Ridge alterations post-extraction in the esthetic zone: a 3D analysis with CBCT[J]. J Dent Res, 2013, 92:195S-201S.

[12] Chen ST, Buser D. ITI Treatment Guide Vol 3: Implants in post-extraction sites: a literature update[M]. Berlin: Quintessence Publishing, 2008.

[13] Clementini M, Agostinelli A, Castelluzzo W, et al. The effect of immediate implant placement on alveolar ridge preservation compared to spontaneous healing after tooth extraction: Radiographic results of a randomized controlled clinical trial[J]. J Clin Periodontol, 2019, 46(7):776-786.

[14] De Risi V, Clementini M, Vittorini G, et al. Alveolar ridge preservation techniques: a systematic review and meta-analysis of histological and histomorphometrical data[J]. Clin Oral Implants Res, 2015, 26(1):50-68.

[15] Iocca O, Farcomeni A, Pardinas Lopez S, et al. Alveolar ridge preservation after tooth extraction: a Bayesian Network meta-analysis of grafting materials efficacy on prevention of bone height and width reduction[J]. J Clin Periodontol, 2017, 44(1):104-114.

[16] Lindhe J, Cecchinato D, Bressan EA, et al. The alveolar process of the edentulous maxilla in periodontitis and non-periodontitis subjects[J]. Clin Oral Implants Res, 2012, 23(1):5-11.

[17] MacBeth N, Trullenque-Eriksson A, Donos N, et al. Hard and soft tissue changes following alveolar ridge preservation: a systematic review[J]. Clin Oral Implants Res, 2017, 28(8):982-1004.

[18] Sclar AG. Strategies for management of single-tooth extraction sites in aesthetic implant therapy[J]. J Oral Maxillofac Surg, 2004, 62(9 Suppl 2):90-105.

[19] Trisi P, Marcato C, Todisco M. Bone-to-implant apposition with machined and MTX microtextured implant surfaces in human sinus grafts[J]. Int J Periodont Rest Dent, 2003, 23(5):427-437.

[20] Valentini P, Abensur D, Wenz B, et al. Sinus grafting with porous bone mineral (Bio-Oss) for implant placement: a 5-year study on 15 patients[J]. Int J Periodont Rest Dent, 2000, 20(3):245-253.

3

$\longrightarrow$

CHAPTER

第 3 章

美学区
临床分类与决策

CLINICAL
CLASSIFICATION AND
DECISION IN
AESTHETIC AREAS

正如前两章中所论述的，随着对生物学原理的深入理解，临床学者对即刻种植的美学适应证逐渐扩大。影响牙槽嵴改建和即刻种植美学效果的主要因素有：颊侧牙龈退缩、颊侧骨板的完整性、牙龈生物型和颊侧骨板的厚度。我们认为有必要对不同的临床情况进行合理的分类，综合考虑牙槽嵴改建的影响因素，制订相应的临床决策方向以获得可预期的美学效果。

第1节　Stephen-2015分类

Stephen Chu在纽约大学任教时提出了基于牙龈退缩程度和颊侧骨板完整性的分类标准，具体分类标准如下：

- 1类：颊侧牙龈无退缩，颊侧骨板完整
- 2A类：颊侧牙龈无退缩，颊侧骨板开裂距龈缘5～6mm
- 2B类：颊侧牙龈无退缩，颊侧骨板开裂距龈缘7～9mm
- 2C类：颊侧牙龈无退缩，颊侧骨板开裂距龈缘＞10mm
- 3类：颊侧牙龈发生退缩，颊侧骨板存在开裂

这一分类标准的提出给临床学者提供了很好的启示，针对不同的分类，可以制订相应的手术方案，并通过临床试验来进行验证。Stephen Chu等对2B类的临床情况，提出了在即刻种植的同期使用颊侧引导骨再生技术联合个性化愈合帽，在低位笑线的患者中获得了

令人满意的稳定美学效果。虽然这仅仅是一篇病例报告，仍然缺乏高级别的临床证据对现有临床治疗做出新的推荐，但毫无疑问，这篇研究很好地显示了过去对于即刻种植严格的适应证限制是可以随着临床技术的改进而有所突破的。但由于该分类的作者未对其进行命名，为方便描述，笔者将其命名为Stephen-2015分类。

第2节　即刻种植的生物学原理

除了Stephen Chu等，也有众多国内外临床学者致力于拓展美学区即刻种植的适应证。必须明确的是，任何新技术、新术式要获得良好的临床疗效必然是基于对生物学原理的充分理解并遵循其基本原理的，因此，笔者将在本节对Stephen-2015分类未涉及的两个要素：颊侧骨板厚度和牙龈生物型进行分析。

基于过去对于束状骨的系列研究，我们明确了骨板厚度＜1mm时束状骨占比较高，在拔牙后容易出现牙槽窝的塌陷从而加剧牙槽嵴的改建和吸收。虽然在牙槽窝中植入低替代率的植骨材料可以减少牙槽嵴的吸收，但是最新的研究显示，在位点保存模型中颊侧骨板厚度仍然是影响牙槽嵴改建的关键因素。Mercado等的随机对照临床试验显示，当颊侧骨板厚度＜1mm时，位点保存后的水平向骨吸收率为（14±10）%，垂直向骨吸收率为（6.9±6.7）%，而当颊侧骨板厚度≥1mm时，位点保存后的水平向骨吸收率为（5.4±12.4）%，垂直向骨吸收率为（2.1±5.4）%。可以发现当颊侧骨板较薄时，位点的水平向和垂直向的骨吸收率约为颊侧骨板较厚位点的3倍。在第2章中我们已经论述了位点保存和间隙植骨的即刻种植的牙槽嵴改建是相似的，可以推测在美学区即刻种植中，颊侧骨板厚度＜1mm时，位点骨吸收率显著升高，造成牙槽嵴轮廓的塌陷，从而影响种植治疗的美学效果，因此，颊侧骨板的厚度需要在进行分类标准制订时予以充分考虑。

基于过去对于牙龈生物型的系列研究，我们明确了厚龈型的患者发生牙龈退缩的概率低于薄龈型，同时厚龈型的患者在修复体戴入后更容易获得龈乳头的充盈。临床医生可以通过软组织增量手术，如结缔组织移植术等改变牙龈的表型。最新的系统综述显示，当人为干预将薄龈生物型进行表型增厚时，可以减少颊侧牙龈退缩约0.41mm（95%CI：0.21～0.61mm），且发生＞1mm的牙龈退缩的概率降低12倍。因此，在对某些存在牙龈退缩风险或牙槽嵴轮廓美学要求较高的病例中考虑使用牙龈表型改变的软组织增量手术。

图3-2-1～图3-2-6展示了一例唇侧骨板较薄的即刻种植病例。患者为20余岁年轻女性，左上中切牙根折。美学分析提示患者为薄龈生物型，唇侧牙龈无退缩，牙槽嵴饱满无塌陷，中高位笑线且患者的美学预期较高（图3-2-1）。术前CBCT显示唇侧骨板厚度约0.9mm，根尖有充足骨量可供种植体植入（图

3-2-2）。局麻后通过牙周探针在此进行骨板完整性确认（图3-2-3a），微创拔除21（图3-2-3b），偏腭侧进行种植体预备（图3-2-3c），紧贴腭侧骨壁植入Nobel Replace CC种植体3.5mm×11.5mm一颗（图3-2-

3d），在跳跃间隙植入Bio-Oss骨粉，使用明胶海绵完成牙槽窝封闭（图3-2-3e），拍摄术后即刻CBCT（图3-2-3f）。术后2周拆线可见愈合良好（图3-2-4）。术后4个月按照ASC冠完成永久修复，可见牙龈轻微瘢痕，牙

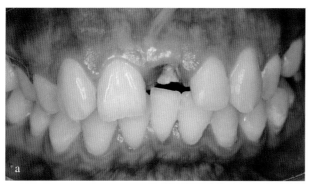

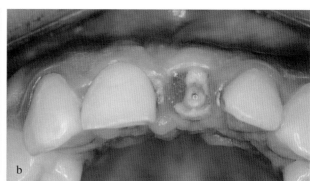

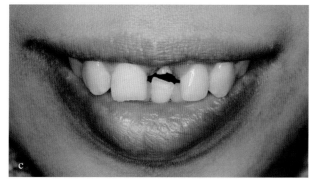

图3-2-1a　口内正面观
图3-2-1b　口内殆面观
图3-2-1c　中高位笑线

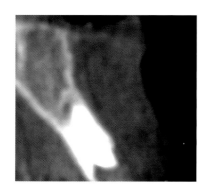

图3-2-2　术前CBCT显示颊侧骨板厚度约0.9mm

槽嵴轮廓显著塌陷，美学效果可接受，PES评分为8分（图3-2-5）。随访1年显示唇侧骨板厚度＞1.5mm，唇侧黏膜无退缩，龈乳头充盈，PES评分为9分（图3-2-6）。

本病例提示在颊侧骨板较薄的病例，虽然跳跃间隙植骨可以维持颊侧黏膜水平稳定，但是并不能完全补偿牙槽嵴改建引起的吸收，特别是在薄龈生物型的位点会引起牙槽嵴轮廓塌陷的美学问题，对于美学预期极高的患者需要采用额外的补偿措施予以纠正。

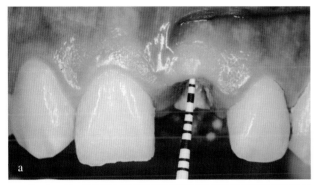
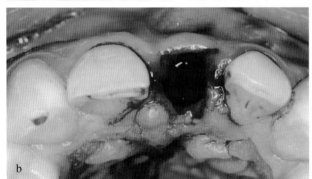
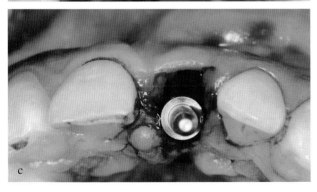

图3-2-3a　骨形态测量
图3-2-3b　微创拔牙
图3-2-3c　偏腭侧行种植体预备

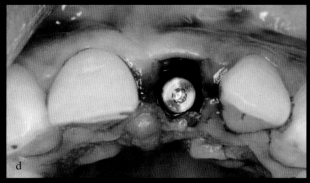
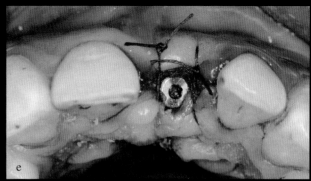
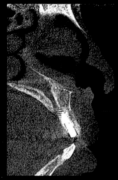

图3-2-3d　紧贴腭侧骨壁植入种植体
图3-2-3e　使用Bio-Oss和明胶海绵完成牙槽窝充填与封闭
图3-2-3f　术后即刻CBCT

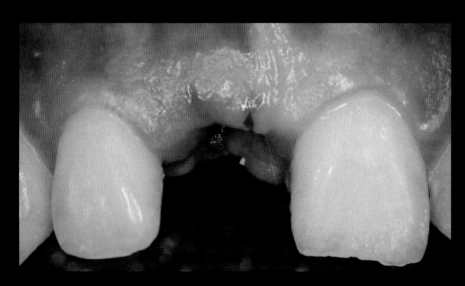

图3-2-4　术后2周拆线

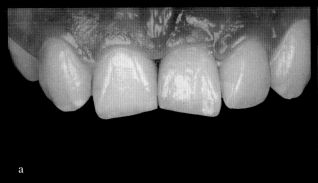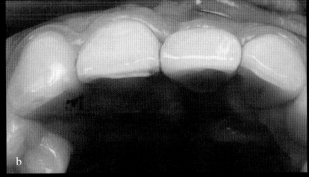

图3-2-5a 永久修复后正面观

图3-2-5b 永久修复后𬌗面观，可见轮廓塌陷

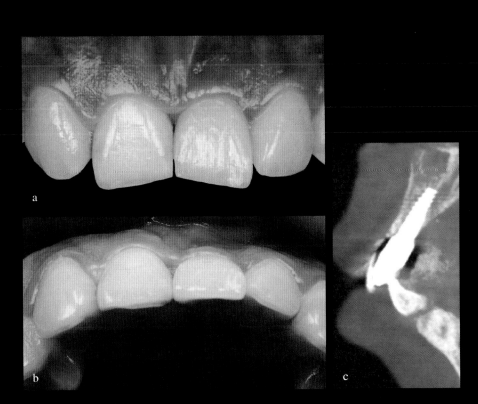

图3-2-6a 1年随访正面观

图3-2-6b 1年随访𬌗面观

图3-2-6c 1年随访CBCT

第3节 美学区即刻种植的HV分类

基于即刻种植领域诸位勇于开拓的先驱的研究基础和对生物学原理的深入分析，笔者提出一种美学区即刻种植的新分类，并给出相应分类的推荐临床决策树。由于新的分类将综合考虑水平向上（horizontal）的颊侧骨板和垂直向上（vertical）的牙龈退缩及颊侧骨开裂深度，我们将之命名为HV分类（图3-3-1）：

- HV1类：颊侧牙龈无退缩，颊侧骨板完整且厚度≥1mm
- HV2a类：颊侧牙龈无退缩，颊侧骨板完整且厚度＜1mm
- HV2b类：颊侧牙龈无退缩，颊侧骨开裂＜3mm
- HV3类：颊侧牙龈无退缩，颊侧骨板开裂≥3mm
- HV4类：颊侧牙龈退缩，且存在颊侧骨板开裂

针对HV分类，我们给出的推荐临床决策为：

- HV1类：不翻瓣即刻种植+间隙植骨
- HV2a类：首选——不翻瓣即刻种植+间隙植骨+同期结缔组织移植；次选——不翻瓣即刻种植+间隙植骨+根盾技术
- HV2b类：不翻瓣即刻种植+间隙植骨+同期结缔组织移植
- HV3类：首选——不翻瓣即刻种植+间隙植骨+同期结缔组织移植+隧道骨屏障技术；

次选——翻瓣即刻种植+同期结缔组织移植+轮廓增量技术

- HV4类：翻瓣即刻种植+同期结缔组织移植+轮廓增量技术

下面我们将介绍HV分类每个类型的详细分析。需要强调的是，该分类仅探讨了存在颊侧骨缺损的情况，并未涉及骨缺损波及近远中甚至腭侧的情形。

一、HV1类

对于HV1类，我们推荐进行不翻瓣即刻种植+间隙植骨。大量的临床前和临床研究显示，当颊侧骨板厚度≥1mm时，牙槽窝进行植骨材料充填的位点骨吸收率极为有限，在合理的手术操作下，术后3~6个月水平向骨吸收率为5%左右。因此，无论是薄龈生物型还是厚龈生物型，笔者强烈推荐仅需进行常规的种植体即刻植入联合间隙植骨。

Janet Stoupel等通过随机对照临床试验比较了翻瓣和不翻瓣即刻种植临床疗效的差异，发现在种植术后3个月，不翻瓣组的近远中牙龈退缩和远中的牙槽骨吸收均显著优于翻瓣组。此外，不翻瓣的术式也会显著降低患者的手术创伤，提高患者的治疗体验。我们的研究也显示不翻瓣即刻种植联合使用角度螺丝固位系统可以在前牙区获得良好的临床疗效。诚然，在新鲜的牙槽窝中将种植体植入理想的三维位置具有较高的技术敏感性，而不翻瓣的术式更会提高其难度，但是作为专业的种植医生应该不断精进临床技巧，从而为患者提供更微

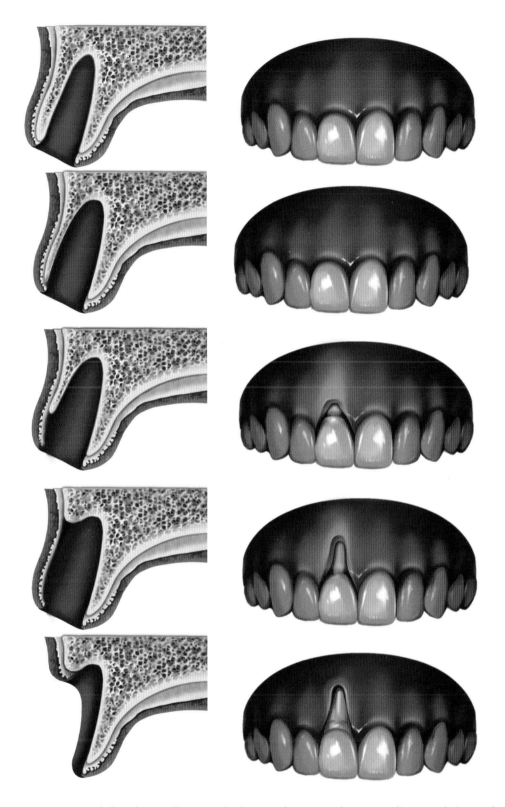

图3-3-1　HV分类示意图：从上至下分别为HV1类、HV2a类、HV2b类、HV3类和HV4类

创、更稳定的治疗，我们将在第4章（基本外科流程）中介绍相应的操作标准。

图3-3-2~图3-3-8展示了一例HV1类位点即刻种植的情况。患者为50余岁中年男性，右上中切牙桩核冠反复脱落，唇侧牙体缺损至龈下。美学分析提示患者为厚龈生物型，唇侧牙龈无退缩，牙冠为方圆形，牙槽嵴饱满无塌陷，低位笑线且患者的美学预期较低（图3-3-2）。术前CBCT显示唇侧骨板厚度约2.9mm，根尖有充足骨量可供种植体植入（图3-3-3）。局麻后通过牙周探针在此进行骨板完整性确认（图3-3-4a），微创拔除右上中切牙（图3-3-4b），紧贴腭侧骨壁植入Nobel Replace CC种植体3.5mm×10mm一颗，植入深度为腭侧骨板下1mm（牙龈边缘下4mm），跳跃间隙宽度约3mm（图3-3-4c）。跳跃间隙中植入Bio-Oss骨粉0.25g，

安装愈合帽5mm×5mm，明胶海绵封闭创口，最后使用4-0可吸收缝线（Vicryl）完成交叉褥式缝合（图3-3-4d）。术后4个月可见唇侧黏膜无明显退缩，牙槽嵴轮廓较为饱满（图3-3-5和图3-3-6）。完成永久修复后可见近远中龈乳头充盈欠饱满，PES评分为8分（图3-3-7）。修复后1年随访可见近远中龈乳头有进一步充盈，唇侧黏膜水平稳定，PES评分为10分（图3-3-8）。

本病例提示在HV1类位点，当颊侧骨板厚度充足时，单纯的种植体植入和间隙植骨就可以获得稳定的颊侧黏膜水平，且牙槽嵴吸收改建较少（水平向骨吸收率<5%）。由于牙槽窝的骨壁完整，植入的骨粉具有良好的稳定性，成骨速度较快，因此通常术后4个月即可进行负荷。

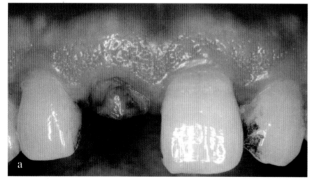
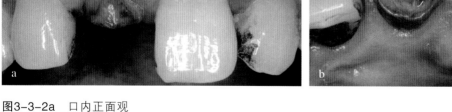

图3-3-2a　口内正面观
图3-3-2b　口内拾面观

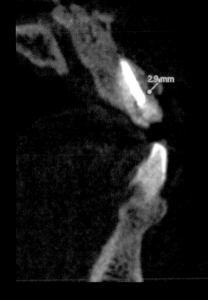

图3-3-3 术前CBCT

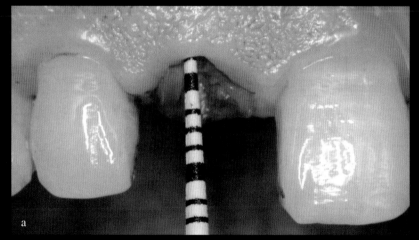

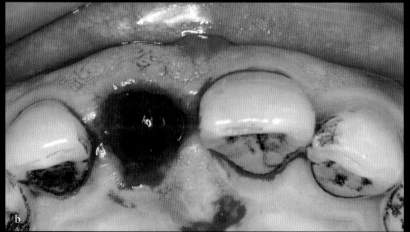

图3-3-4a 局麻后行骨形态测量

图3-3-4b 微创拔牙

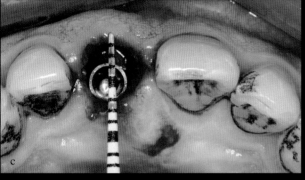

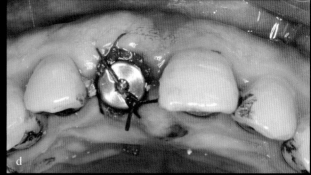

图3-3-4c　保留至少2mm跳跃间隙

图3-3-4d　用愈合帽完成牙槽窝封闭

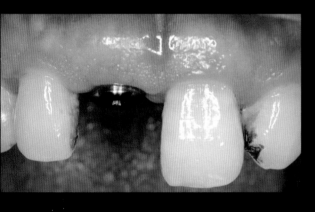

图3-3-5　术后4个月正面观，唇侧牙龈无退缩

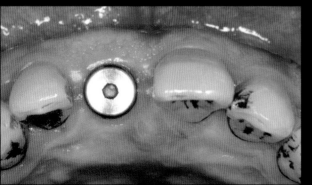

图3-3-6　术后4个月殆面观，牙槽嵴轮廓饱满

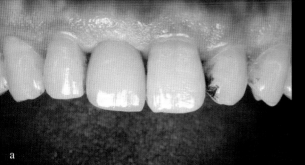

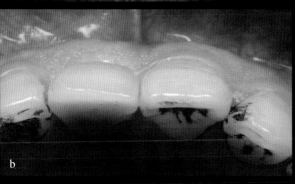

图3-3-7a　永久修复后正面观
图3-3-7b　永久修复后殆面观

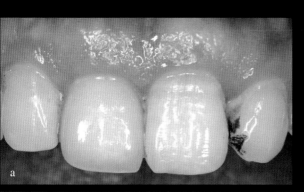

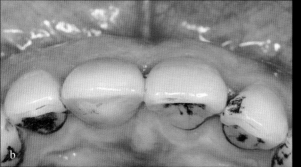

图3-3-8a　1年随访正面观
图3-3-8b　1年随访殆面观

二、HV2a类

对于HV2a类，我们推荐首选在HV1类的术式基础上增加种植同期的结缔组织移植。相比于HV1类位点，颊侧骨板 < 1mm会显著加剧牙槽嵴的改建和吸收率（约3倍），对薄龈型患者会增加软组织退缩的风险，即使对厚龈型患者仍然会由于显著的骨改建导致位点轮廓凹陷，而这会对部分高美学要求的患者造成困扰。正如第2节中我们已经论证的，我们推荐在种植体植入同期进行结缔组织移植，理由如下：①结缔组织移植可以改变牙龈表型，显著降低颊侧牙龈发生明显退缩的风险（约12倍）；②结缔组织移植可以补偿牙槽嵴改建造成的骨吸收以塑造完美的轮廓外形；③同期的结缔组织移植不仅可以减少手术次数，增厚的软组织也可以起到保护颊侧牙槽骨的作用，随着未来软组织替代材料，如Geistlich公司的交联异种胶原基质进入中国的临床，可以实现更微创的临床治疗效果，具体的软组织增量手术操作细节我们将在第6章（牙槽嵴的维持与重建）中介绍。需要指出的是，我们推荐的术式是针对美学要求较高的患者，临床医生需要根据不同病例进行相应调整，如面对一位厚龈型且美学要求不高的HV2a类患者，完全可以避免使用额外的结缔组织移植手术。

图3-3-9～图3-3-15展示了一例HV2a类位点即刻种植的情况。患者为20余岁年轻女性，右上中切牙冠折，近远中折裂至龈下2mm，左上中切牙冠修复。美学分析提示患者为薄龈生物型，唇侧牙龈无退缩，牙冠为方圆形，牙槽嵴相比于对侧同名牙略有吸收，高位笑线且患者的美学预期极高（图3-3-9）。术前CBCT显示唇侧骨板厚度约0.9mm，根尖有充足骨量可供种植体植入（图3-3-10）。通过与HV1类方式拔牙（图3-3-11a），处理牙槽窝并紧贴腭侧骨壁植入种植体（Nobel

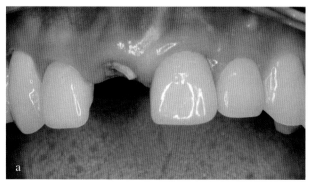
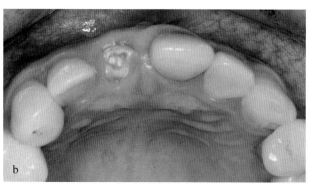

图3-3-9a 口内正面观
图3-3-9b 口内𬌗面观

Active 3.5mm×13mm）。随后使用隧道刀小心分离唇侧牙龈与唇侧骨板，制备可容纳结缔组织移植物的信封瓣，从腭侧制取游离结缔组织，通过两针定位褥式缝合将其固定于制备好的信封瓣中（图3-3-11b）。安装覆盖螺丝进行种植体平台以下区域植入Bio-Oss 0.25g骨粉（图3-3-11c），随后更换愈合帽完成种植体平台至龈缘区域的植骨以支撑唇侧牙龈塌陷的压力（图3-3-11d），最后使用明胶海绵完成种植位点和腭侧供区的封闭（图3-3-11e，f）。术后2周拆线可见种植位点创口愈合良好（图3-3-12）。术后4个月根尖片提示骨结合良好，选择角度螺丝固位（ASC）冠完成永久修复，可见美学效果良好，PES评分为10分（图3-3-13和图3-3-14）。术后1年随访显示患者唇侧黏膜水平稳定，牙槽嵴轮廓与对侧同名牙基本一致（图3-3-15a，b）。根尖片显示无明显边缘骨吸收（图3-3-15c）。

本病例提示在HV2a类位点，同期的结缔组织移植不仅有助于减少颊侧黏膜退缩的风险，也有助于维持牙槽嵴轮廓，避免牙槽嵴塌陷引起的美学问题，适合于美学要求较高的患者。若患者的美学期望不高，临床医生也可以选择放弃结缔组织移植以进一步减少手术创伤。

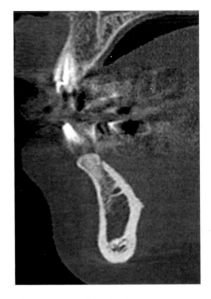

图3-3-10 术前CBCT

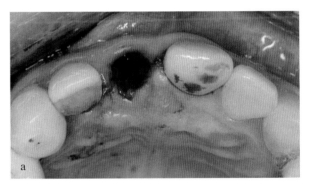

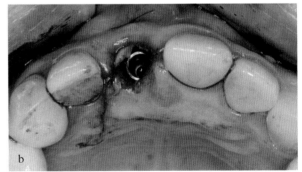

图3-3-11a 微创拔牙
图3-3-11b 种植体植入与结缔组织固定

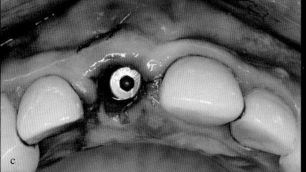

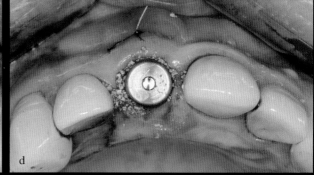

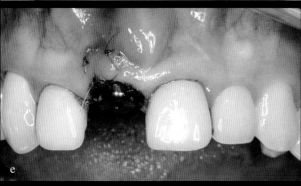

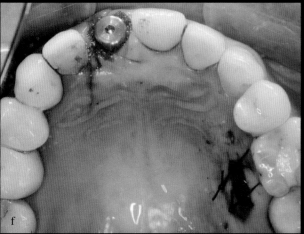

图3-3-11c 安装覆盖螺丝进行根尖区植骨

图3-3-11d 安装愈合帽进行冠方植骨

图3-3-11e 明胶海绵封闭种植位点

图3-3-11f 明胶海绵封闭腭侧供区

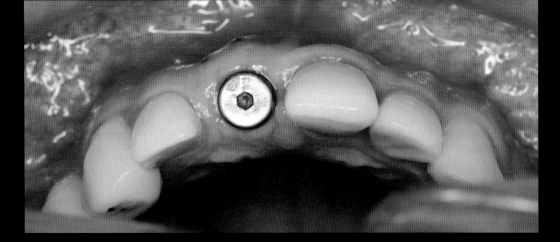

图3-3-12 2周拆线

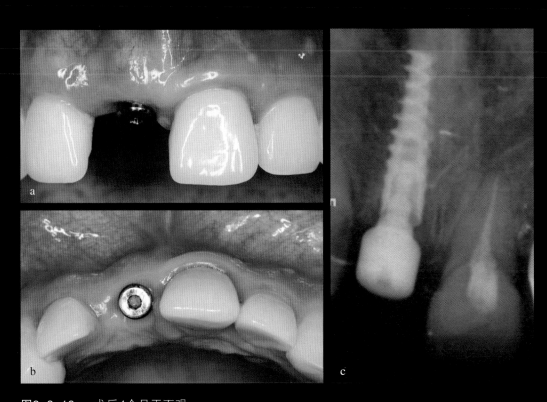

图3-3-13a 术后4个月正面观
图3-3-13b 术后4个月殆面观
图3-3-13c 术后4个月根尖片

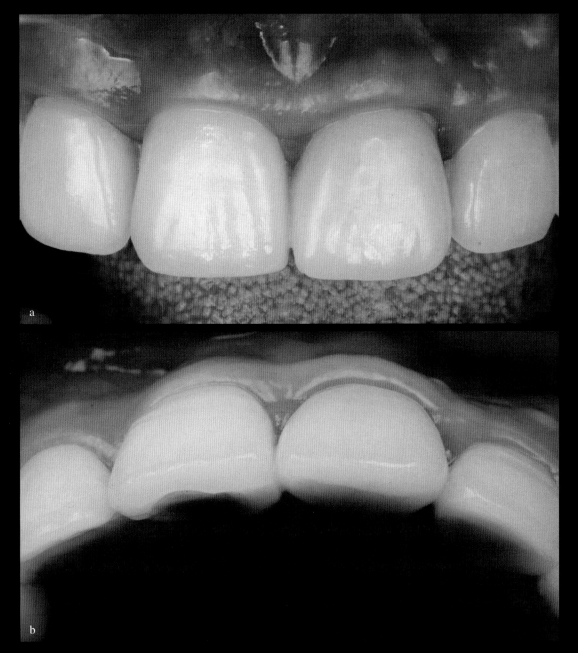

图3-3-14a 永久修复后正面观

图3-3-14b 永久修复后殆面观

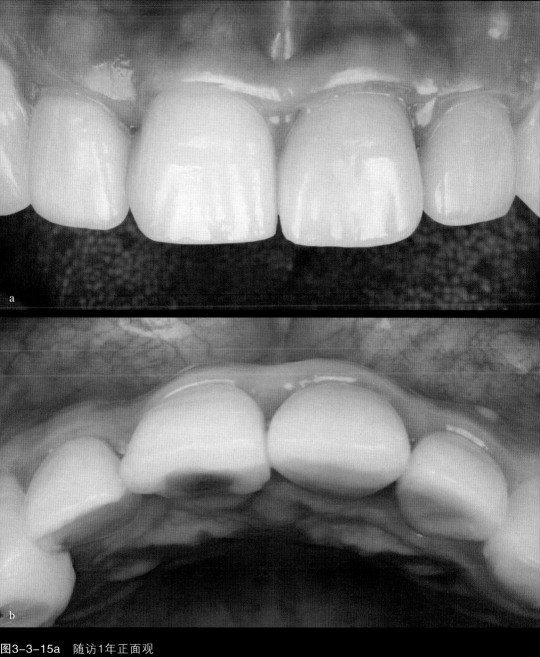

图3-3-15a　随访1年正面观
图3-3-15b　随访1年殆面观

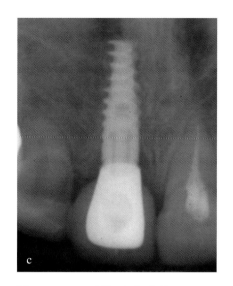

图3-3-15c　随访1年根尖片

除了上述首选的治疗方案外，对HV2a类位点，也可以使用根盾（socket shield）技术，即保留部分颊侧的天然牙片，从而维持该区域的牙周膜和束状骨，可以有效减少颊侧的牙槽嵴改建和吸收。该方案的优点是无需开辟第二术区或使用额外的生物材料就可以实现稳定的美学效果，但是也存在一定的局限性：①技术敏感性较高，需要临床医生精确地进行近远中向分根，不损伤到邻面的牙槽骨，同时拔除腭侧牙片进行种植体预备和植入，保留颊侧牙片并确保其修整过程中不发生松动；②适应证较窄，传统根盾技术仅适用于外伤后需要拔牙种植的患者，难以应对根尖有慢性感染的病例。因此，我们提出了一种借鉴牙体牙髓领域根尖手术的改良根盾技术，详见第6章。综上，在高美学风险的HV2a类患者中，我们可以选择增加同期结缔组织移植或根盾技术以获得可预期的美学效果。

图3-3-16～图3-3-18展示了一例HV2a类位点应用改良根盾技术完成即刻种植的情况。患者为20余岁年轻男性，左上中切牙腭侧冠根折。美学分析提示患者为薄龈生物型，唇侧牙龈无退缩，牙冠较方，牙槽嵴无明显吸收，中低位笑线且患者的美学预期较高（图3-3-16a，b）。术前CBCT显示唇侧骨板厚度约1.2mm，根尖可见低密度影（图3-3-16c）。由于传统根盾技术无法处理根尖的慢性感染，因此我们借鉴牙体牙髓科根尖手术方式，计划于唇侧根尖开窗并行截除根尖4mm牙根以处理慢性根尖感染。为进一步提高手术的可预期性，通过Nobel Clinician软件进行治疗设计，以修复为导向设计种植体植入的三维位置（详见第4章），并测量牙冠至截根水平的距离，保留种植体唇侧与天然牙牙片存在一定间隙以获得骨结合，并最终生成Nobel Guide全程导板引导外科手术（图3-3-17a）。使用牙周探针测量从牙冠往根尖方14mm（图3-3-17b），做U形切口暴露唇侧骨板，使用高速手机磨除唇侧骨板暴露天然牙根（图3-3-17c），截断并取出牙根后可见根尖感染物质被部分带出（图3-3-17d），彻底清创后不仅完成了根尖慢性感染的控制，也为下一步分根提供了良好的观察窗（图3-3-17e）。使用30mm以上长度的裂钻进行近远中向分根，注意保护近远中牙槽嵴（图3-3-17f），拔除腭侧牙根（图3-3-17g），并将唇侧牙片修整到龈缘下1～2mm（图3-3-17h），安装Nobel Guide全程导板进行种植体预备（图

3-3-17i），此时金属导环不仅可以提高手术的精度，也可以限制因钻针的晃动而导致的唇侧牙片可能的松动。在全程导板引导下完成Nobel Active 3.5mm×13mm种植体植入（图3-3-17j），种植体植入后与牙片之间存在跳跃间隙（图3-3-17k），唇侧根尖存在暴露（图3-3-17l），唇侧根尖创口使用Bio-Oss骨粉和Bio-Gide屏障膜完成修补（图3-3-17m，n），跳跃间隙按常规植入Bio-Oss骨粉（图3-3-17o），最后使用明胶海绵完成牙槽窝封闭（图3-3-17p，q）。术后即刻CBCT显示种植体植入位置良好，唇侧牙片稳定在位，略高于牙槽嵴顶约1mm，这不仅可以起到支撑唇侧牙龈避免塌陷的作用，也可以避免二期修复时影响修复体的正常穿龈轮廓设计（图3-3-17r）。

种植术后4个月拍摄CBCT确认种植体骨结合良好，唇侧牙片在位，牙槽嵴有轻微吸收，颊侧骨板厚度＞2mm（图3-3-18a）。最终安装ASC冠完成上部结构修复，可见牙龈轻微受迫发白，唇侧黏膜无明显吸收，牙槽嵴轮廓与对侧同名牙相似，PES评分为9分（图3-3-18b，c）。

本病例提示在HV2a类位点，根盾技术可以减少甚至完全避免由于束状骨吸收引起的牙槽嵴塌陷，获得可预期的美学效果。然而根盾技术也存在一定的局限性，首先其适应证较窄，传统根盾技术只能应用于外伤折裂的病例，而通过根尖开窗的改良，我们可以将适应证拓展至慢性根尖感染的病例，但是仅适用于SRP1类和SRP2类的病例（详见第4章），而无法处理SRP3类的病例（颊侧开窗会磨除种植体固位所需的颊侧根尖剩余骨量）。此外，根盾技术具有较高的技术敏感性，需要确保在分根的同时避免损伤近远中的牙槽嵴。因此，我们建议根盾技术作为HV2a类位点的次选方案。

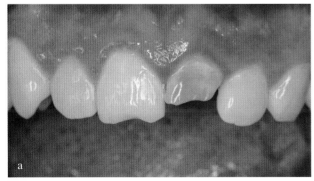
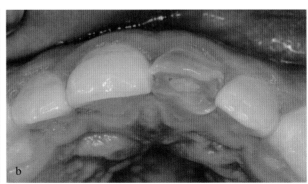

图3-3-16a　术前正面观
图3-3-16b　术前𬌗面观

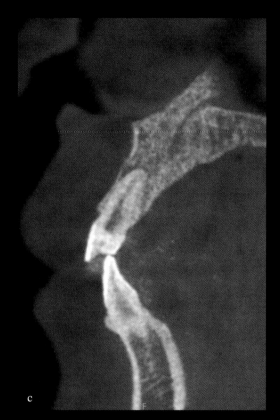

c

图3-3-16c 术前CBCT

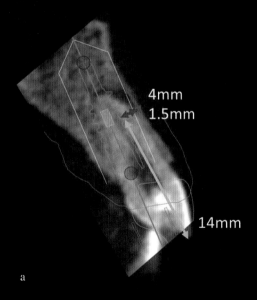

a

图3-3-17a 术前数字化设计

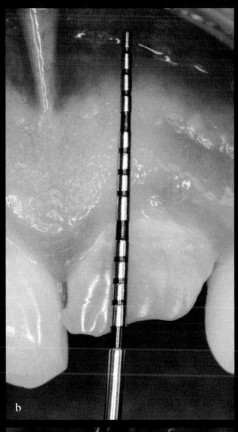

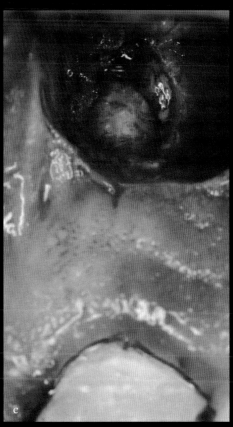

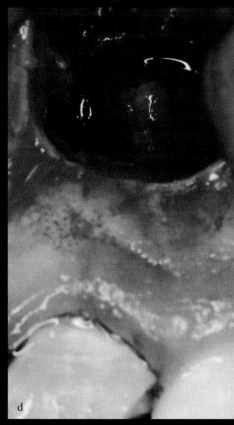

图3-3-17b　测量根尖切口位置
图3-3-17c　根尖开窗
图3-3-17d　截断并取出牙根，可见根尖
肉芽组织

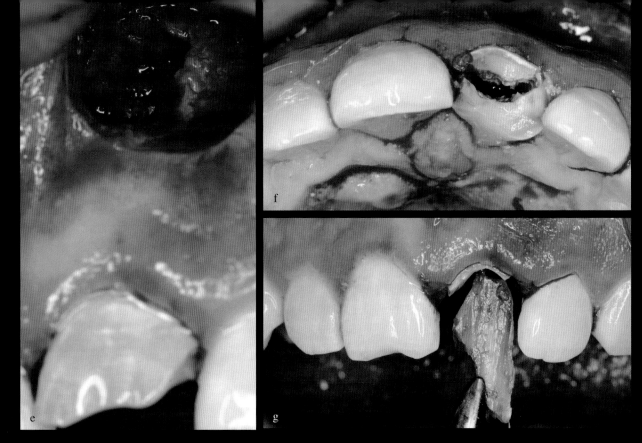

图3-3-17e 彻底清创，制备唇侧观察窗
图3-3-17f 借助唇侧观察窗，近远中分根
图3-3-17g 拔除腭侧牙根

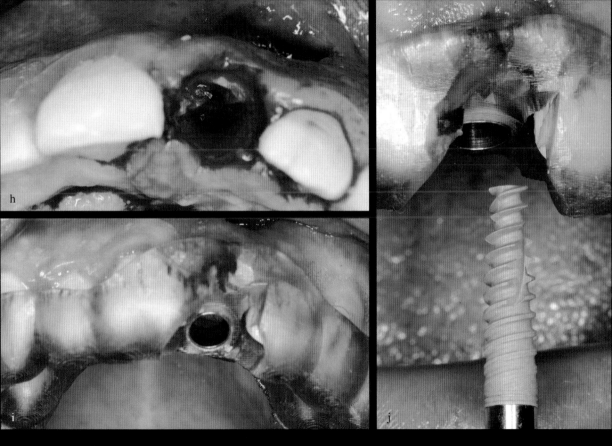

图3-3-17h　修整唇侧牙片至龈下1~2mm

图3-3-17i　全程导板引导下进行种植体预备

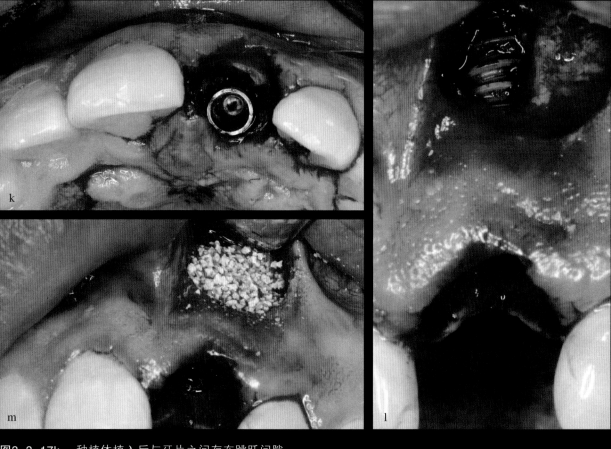

图3-3-17k　种植体植入后与牙片之间存在跳跃间隙

图3-3-17l　种植体植入后唇侧根尖存在暴露

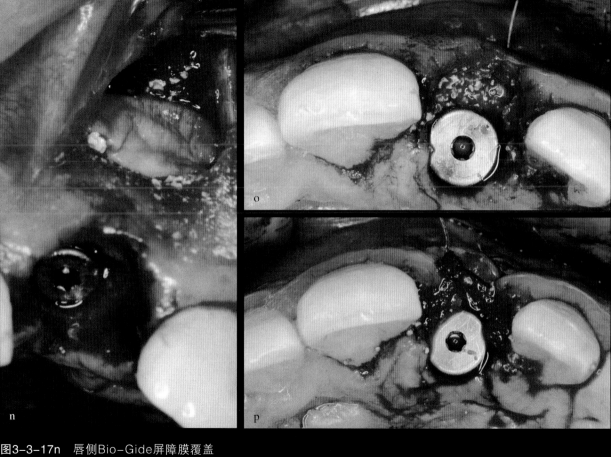

图3-3-17n　　唇侧Bio-Gide屏障膜覆盖

图3-3-17o　　跳跃间隙植入Bio-Oss骨粉

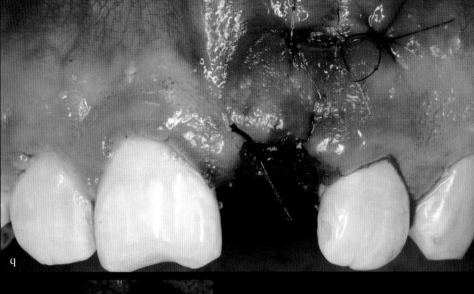

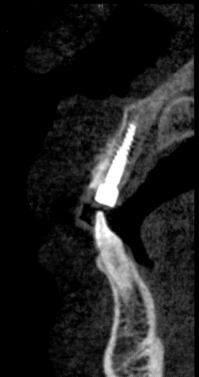

图3-3-17q　间断缝合关闭唇侧创口

图3-3-17r　术后即刻CBCT，可见唇侧牙片高于骨板约1mm

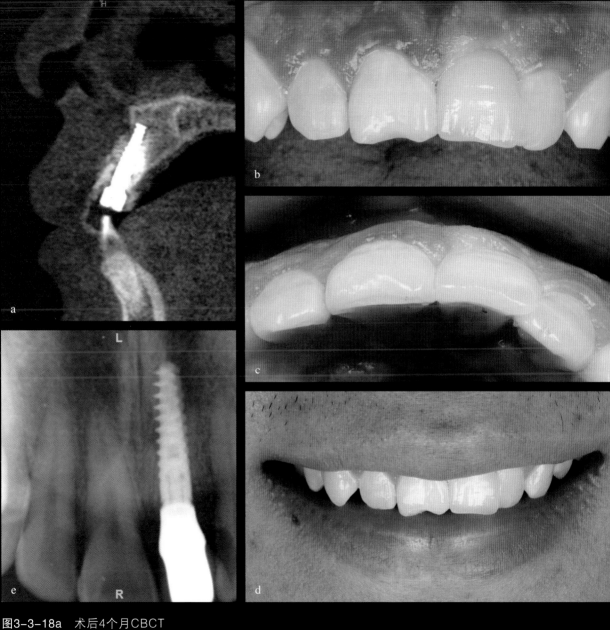

图3-3-18a 术后4个月CBCT

图3-3-18b 永久修复后正面观，可见牙龈受迫轻微发白

图3-3-18c 永久修复后殆面观，可见牙槽嵴轮廓饱满

图3-3-18d 患者中高位笑线

图3-3-18e 拍摄根尖片确认ASC冠就位

三、HV2b类

对于HV2b类，我们推荐采用与HV2a类相同的首选术式，即不翻瓣即刻种植+间隙植骨+同期结缔组织移植。在HV2b类位点，颊侧骨板通常有小范围的骨开裂（垂直距离<3mm），相较于颊侧骨板完整的位点，其愈合期内牙槽嵴改建程度会显著上升，这会导致美学效果的不可预期。虽然经典的观点认为软组织的高度依赖于骨的支撑，但是Zucchelli的研究显示，使用冠向复位瓣联合结缔组织移植术在颊侧骨开裂距离>10mm的位点实现高达99.2%的软组织覆盖率，并维持至少5年稳定，这一结果也为HV2b类的术式选择提供了理论依据，即同期的结缔组织移植可以在颊侧骨板开裂的位点实现长期稳定的颊侧牙龈边缘。需要指出的是，这一临床治疗都是在口腔卫生控制极为良好的患者中实现的，一旦口内卫生情况不佳导致软组织封闭的破坏，将会产生>10mm的深袋，极大地影响治疗的可预期性。此外，该术式具有极高的技术敏感性，并非每个临床医生都可以实现跟Zucchelli相似的临床效果。苏黎世大学的Waller等报道了一项长达7.5年随访的随机对照临床试验，比较了在平均颊侧骨开裂为3mm的位点是否进行种植体同期GBR的临床疗效，结果发现两组在颊侧牙龈边缘水平和种植体周围健康状况等临床指标均未发现显著差异。这一结果提示在小范围的颊侧骨开裂位点，即使不进行同期骨增量也能获得可预期的临床疗效。

因此，为了提高颊侧骨板缺损时即刻种植治疗的可预期性，我们建议仅在颊侧骨开裂<3mm位点使用单纯结缔组织移植术补充牙槽嵴的改建，即HV2b类。而在更大的骨开裂位点需要在软组织增量的同时联合应用骨组织的增量技术。

图3-3-19～图3-3-23展示了一例HV2b类位点应用结缔组织移植补偿唇侧少量骨开裂的即刻种植病例。患者为20余岁年轻女性，右上中切牙桩核冠修复，反复松动脱落。美学分析提示患者为薄龈生物型，角化龈呈褐色，膜龈联合处存在瘢痕，唇侧牙龈无退缩，牙冠较方，牙槽嵴无明显吸收，中低位笑线且患者的美学预期较高（图3-3-19a，b）。术前CBCT显示唇侧骨板厚度约0.5mm，疑似垂直向缺损1～3mm，根尖可见低密度影（图3-3-19c）。由于患者具有薄龈生物型，疑似唇侧骨板有少量骨开裂且具有较高的美学风险，因此，计划在种植同期进行结缔组织移植以获得更可预期的美学效果。按常规的方式微创拔除天然牙（图3-3-20a），偏腭侧进行种植体预备（图3-3-20b），紧贴腭侧骨壁植入Nobel Replace种植体3.5mm×10mm一颗（图3-3-20c），安装愈合帽并使用Bio-Oss骨粉进行牙槽窝充填（图3-3-20d），随后从腭侧制取结缔组织植入至唇侧龈缘（图3-3-20e），使用明胶海绵完成牙槽窝封闭（图3-3-20f）。即刻种植术后4个月计划行永久修复，可见唇侧黏膜水平无明显退缩（图3-3-21a），牙槽嵴轮廓较为饱满（图3-3-21b），设计并安装个性化氧化锆基台（图

3-3-21c），通过粘接固位完成永久修复（图 3-3-22a，b），口内外侧面观可见美学效果良好，PES评分为8分（图3-3-22c，d）。1年随访时可见龈乳头充盈，但略有红肿，边缘骨水平较为稳定（图3-3-23）。

本病例提示在颊侧骨板少量开裂时（＜3mm），通过软组织增量可以减少颊侧黏膜退缩的风险以获得可预期的美学效果。

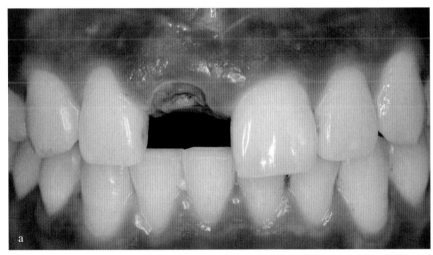

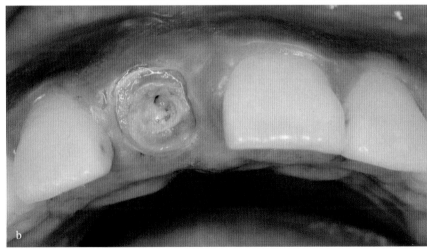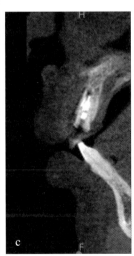

图3-3-19a　术前正面观
图3-3-19b　术前𬌗面观
图3-3-19c　术前CBCT，可见颊侧骨板疑似缺损

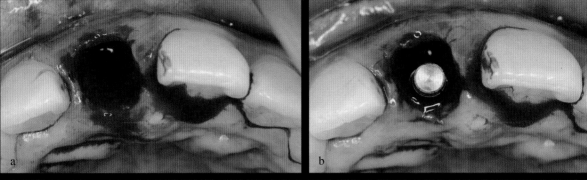

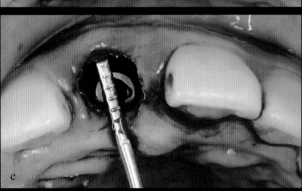
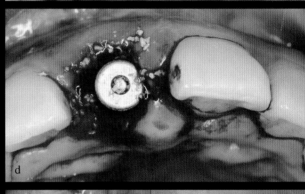

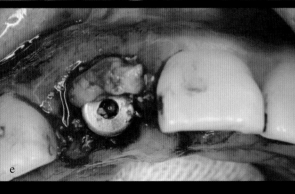
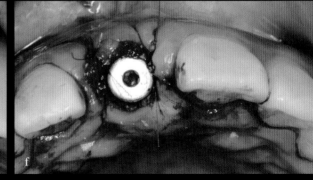

图3-3-20a　微创拔牙

图3-3-20b　偏腭侧定点

图3-3-20c　植入种植体，保留2mm跳跃间隙

图3-3-20d　跳跃间隙植骨

图3-3-20e　结缔组织移植改变牙龈表型

图3-3-20f　明胶海绵完成牙槽窝封闭

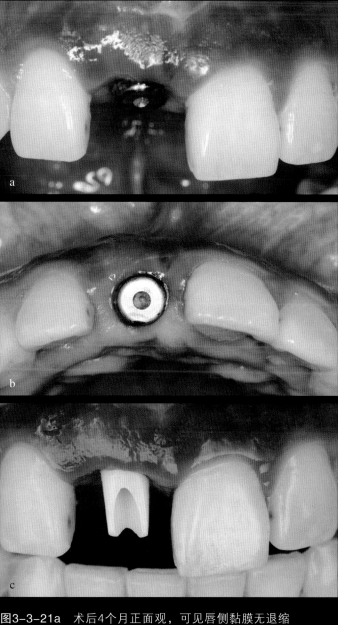

图3-3-21a 术后4个月正面观，可见唇侧黏膜无退缩
图3-3-21b 术后4个月𬌗面观，可见牙槽嵴轮廓饱满

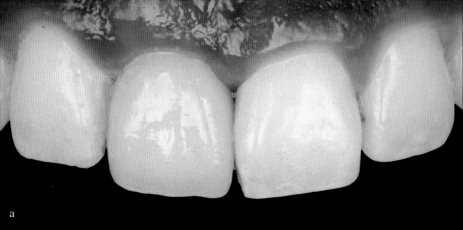

a

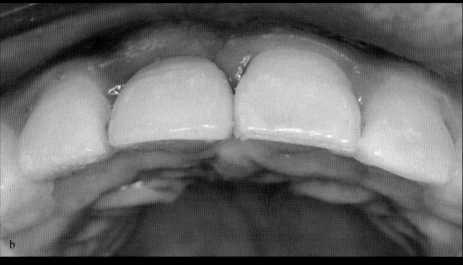

b

图3-3-22a　永久修复后正面观

图3-3-22b　永久修复后𬌗面观

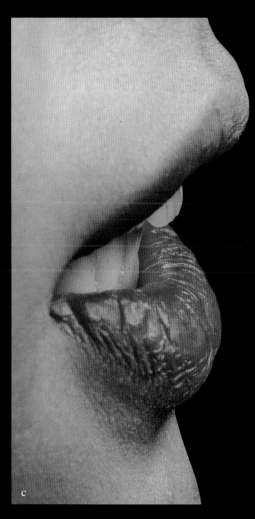

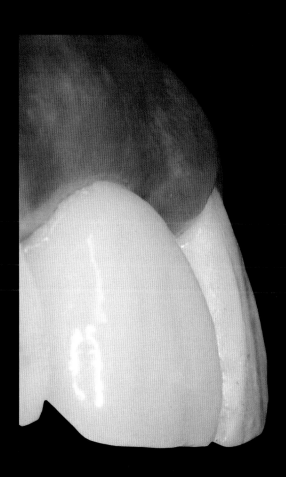

图3-3-22c　口外侧面观

图3-3-22d　口内侧面观

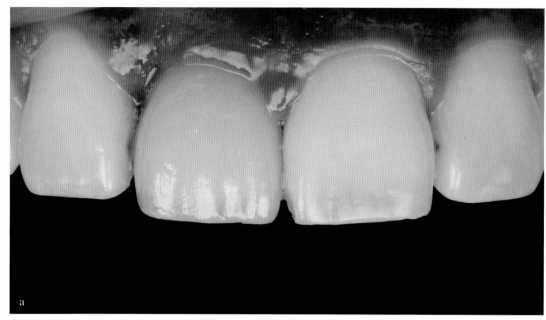

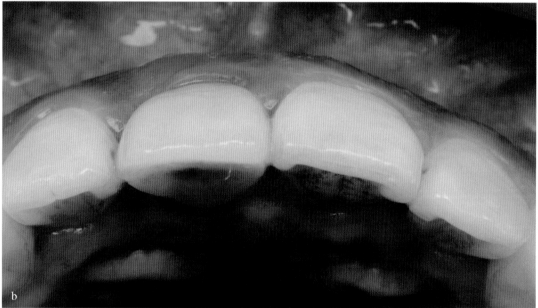

图3-3-23a 随访1年正面观
图3-3-23b 随访1年𬌗面观

四、HV3类

对于HV3类，我们推荐首选采用不翻瓣即刻种植+间隙植骨+同期结缔组织移植+隧道骨屏障技术。当颊侧骨板出现3mm以上的骨开裂时，不仅牙槽嵴会发生显著的吸收，同时由于缺乏骨板的保护，间隙内植入的骨替代材料可能会受到软组织细胞的影响从而破坏成骨的进程。从生物学角度考虑，只要能寻找到一种理想的骨板替代材料，并尽可能通过微创不翻瓣的方式植入颊侧骨开裂的位置实现屏障作用，就有可能实现在HV3类位点的微创即刻种植，对该方法思路与具体操作要点详见第6章。我们选择通过隧道的方式在颊侧植入湖北联结公司生产的同种异体皮质骨片以起到骨屏障的作用，结合HV2b类的手术方式，成功实现了短期可预期的临床效果。虽然有待更长随访的研究来证实该术式的长期效果，但基于生物学原理的分析，我们认为遵循微创的治疗理念，运用合适的生物材料可以重建缺损的颊侧骨板，以实现美学区即刻种植适应证的极大拓展。

图3-3-24～图3-3-26展示了一例HV3类位点应用骨屏障技术进行即刻种植的病例。患者为20余岁年轻女性，右上侧切牙牙根外吸收。美学分析提示患者为薄龈生物型，唇侧牙龈红肿，唇侧牙龈无退缩，牙冠萌出不足，牙槽嵴无明显吸收，高位笑线且患者的美学预期较高（图3-3-24a，b）。术前CBCT显示唇侧骨板垂直向缺损约4mm，牙根外吸收（图3-3-24c）。微创拔除患牙后彻底清理牙槽窝，去除唇侧炎性肉芽组织后可见唇侧牙龈明显塌陷（图3-3-25a，b），以修复为导向紧贴腭侧骨壁植入Nobel Active种植体3.5mm×13mm一颗（图3-3-25c），从腭侧制取结缔组织（图3-3-25d），并固定于唇侧龈缘处（图3-3-25e），随后对同种异体皮质骨片（湖北联结）进行一定修整以适应牙槽骨缺损形态（图3-3-25f），经龈缘植入唇侧牙龈和骨板之间，可见牙片对唇侧牙龈有良好支撑效果（图3-3-25g），使用Bio-Oss Collagen进行间隙充填（图3-3-25h），最后使用明胶海绵完成牙槽窝封闭（图3-3-25i，j）。术后即刻CBCT显示植入的皮质骨片未完全就位，这是由于植入深度不足所造成的（具体方法详见第6章），但是仍然可以起到部分隔绝软组织细胞侵入和保护间隙成骨的效果（图3-3-25k）。

种植术后6个月计划行永久修复，拍摄CBCT确认种植体骨结合良好，唇侧骨板厚度约1.7mm（图3-3-26a）。安装ASC永久修复体，可见修复体戴入导致黏膜轻微受迫发白，龈乳头部分充盈，牙槽嵴轮廓轻微塌陷，美学效果可接受，PES评分为7分（图3-3-26d，e）。修复后拍摄根尖片确认ASC冠被动就位（图3-3-26f）。

本病例提示使用骨屏障技术可以实现在HV3类位点不翻瓣的即刻种植，极大地缩短治疗周期并减少患者的手术创伤。但是也需要认识到经龈缘插入皮质骨片存在一定的技术敏感性，我们将在第6章（牙槽嵴的维持与重建）中详细介绍该技术的临床操作技巧。

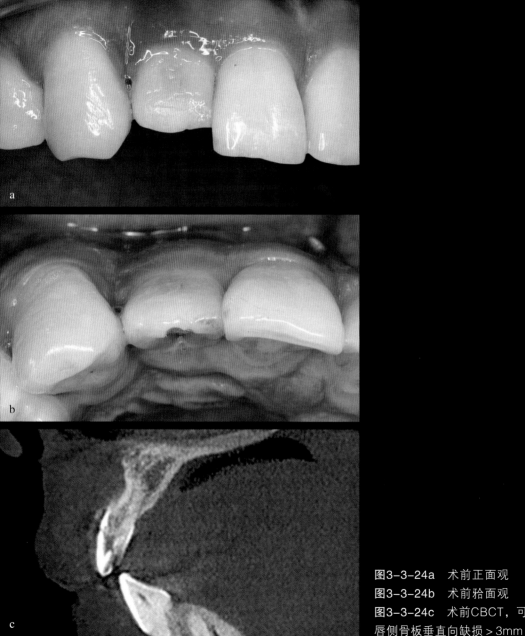

图3-3-24a　术前正面观
图3-3-24b　术前殆面观
图3-3-24c　术前CBCT，可
唇侧骨板垂直向缺损＞3mm

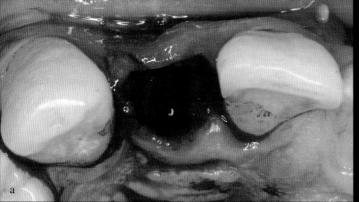

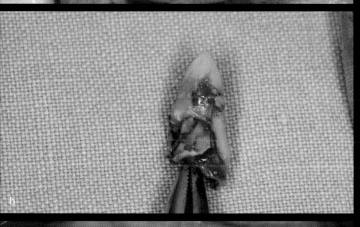

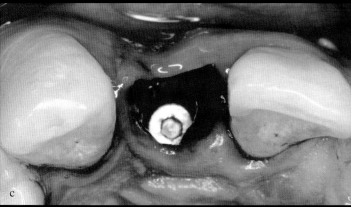

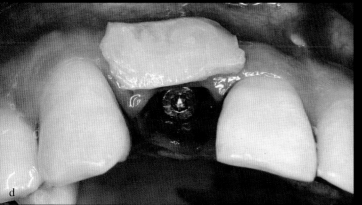

图3-3-25a　微创拔牙，充分清创后可见唇
侧牙龈塌陷

图3-3-25b　拔除残根

图3-3-25c　以修复为导向植入种植体

图3-3-25d　从腭侧制取结缔组织

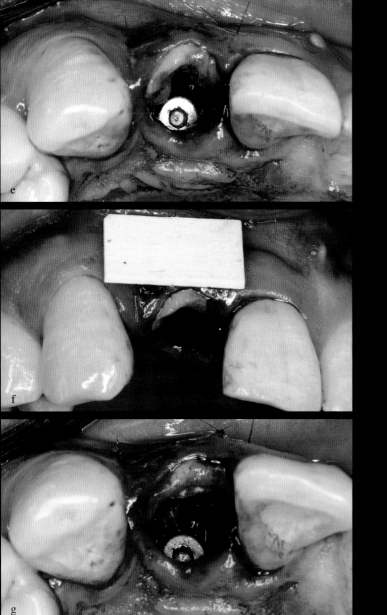

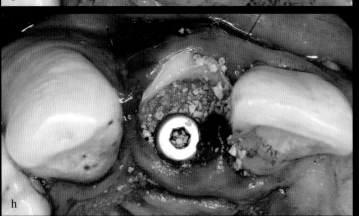

图3-3-25e　固定于唇侧牙龈

图3-3-25f　选择同种异体皮质骨片并修整外形以适应种植位点

图3-3-25g　经龈缘植入骨片，可见骨片对唇侧牙龈支撑效果

图3-3-25h　使用Bio-Oss Collagen进行间隙充填

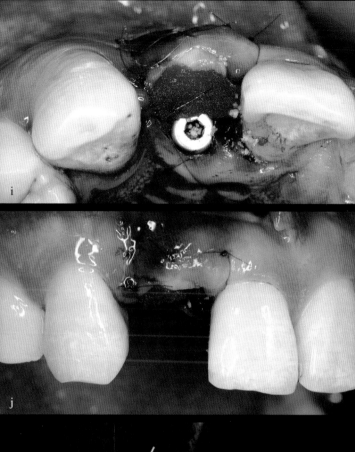

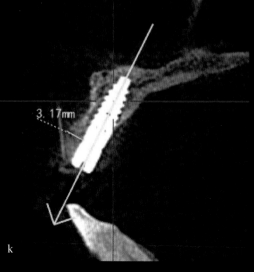

图3-3-25i 明胶海绵封闭创口

图3-3-25j 术后正面观

图3-3-25k 术后即刻CBCT

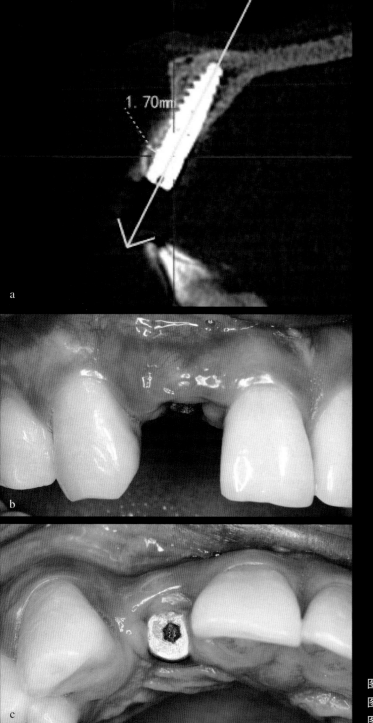

图3-3-26a　术后6个月CBCT

图3-3-26b　术后6个月正面观

图3-3-26c　术后6个月殆面观

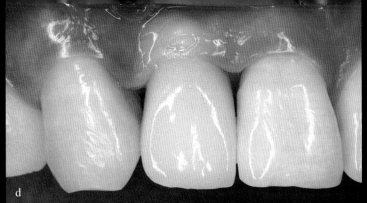

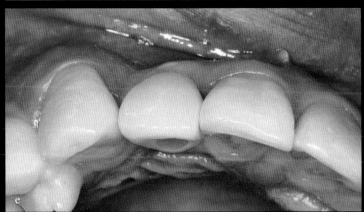

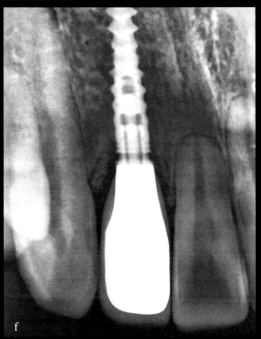

图3-3-26d　永久修复后正面观
图3-3-26e　永久修复后殆面观
图3-3-26f　戴牙后根尖片

除了上述首选的治疗方案外，对HV3类位点也可以选择翻瓣即刻种植+同期结缔组织移植+轮廓增量技术。即使颊侧骨板存在大面积缺损，在即刻种植的位点通常都是有利型的骨缺损形态，有利于颗粒状骨粉的稳定，因此，使用传统的GBR术通过过度轮廓增量以重建颊侧骨板也是可行的技术。青岛大学团队的研究显示在颊侧骨板缺损位点进行即刻种植同期翻瓣GBR术。在1年随访时颊侧牙龈退缩为（0.59±0.71）mm。相比于愈合位点的GBR术，即刻种植的位点存在软组织量不足的局限性，因此，我们推荐在即刻种植的同期仍然进行软组织改型手术——结缔组织移植术，以确保更稳定的临床疗效。我们的队列研究显示运用这类术式在1年随访时可以获得与HV1类位点相似的美学效果。由于需要进行轮廓增量，必须进行翻瓣和冠向复位，会带来额外的手术创伤，且垂直切口可能带来术后瘢痕的不利影响，为了尽可能减少颊侧黏骨膜瓣需要冠向复位的距离，我们推荐使用愈合帽或即刻修复体进行穿黏膜愈合。

综上，我们推荐在HV3类位点首选不翻瓣即刻种植+间隙植骨+同期结缔组织移植+隧道骨屏障技术，次选翻瓣即刻种植+同期结缔组织移植+轮廓增量技术。但应注意这类技术仅适用于颊侧骨缺损未波及近远中和腭侧牙槽骨的位点。

图3-3-27～图3-3-31展示了一例HV3类位点应用轮廓增量技术进行即刻种植的病例。患者为20余岁年轻男性，右上中切牙冠根折，腭侧折裂至龈下＞2mm。美学分析提示患者为中薄龈生物型，唇侧牙龈无退缩，牙槽嵴无明显吸收，低位笑线且患者的美学预期一般（图3-3-27a，b）。术前CBCT显示唇侧骨板垂直向缺损约6mm（图3-3-27c）。在种植位点做保留龈乳头的双侧垂直切口，翻瓣清创并拔除患牙，可见唇侧骨板U形骨缺损约6mm（图3-3-28a），以修复为导向植入Nobel Replace CC种植体3.5mm×13mm一颗，保留3mm跳跃间隙（图3-3-28b），从腭侧制取游离结缔组织并固定于唇侧黏骨膜瓣（图3-3-28c），在跳跃间隙植入Bio-Oss 0.25g骨粉（图3-3-28d），使用愈合帽5cm×5cm固定腭侧Bio-Gide屏障膜（图3-3-28e），使用冠向复位瓣关闭创口（图3-3-28f）。

术后6个月拍摄CBCT确认骨结合良好，颊侧植入骨粉成骨良好（图3-3-29）。设计并安装ASC冠，可见唇侧黏膜水平与对侧同名牙一致，牙槽嵴轮廓饱满，但是远中垂直切口存在一定术后瘢痕，PES评分为9分（图3-3-30）。1年随访后美学效果稳定，可见唇侧黏膜轻微冠向移位，种植区瘢痕消失，天然邻牙存在轻微移位，出现邻接丧失（图3-3-31）。

本病例提示在HV3类位点可利用轮廓增量技术完成可预期的即刻种植，但是垂直切口带来的术后瘢痕应当予以重视，可通过切口设计和显微缝合提高愈合效果。

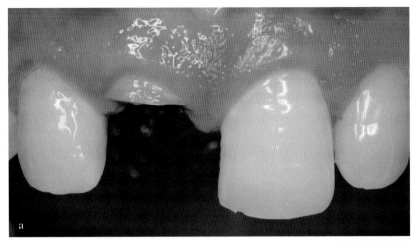

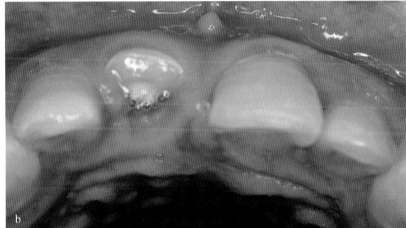

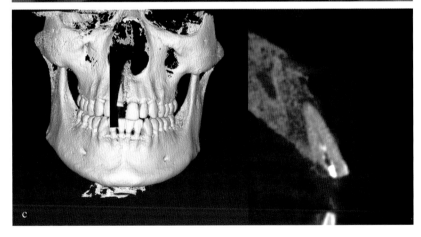

图3-3-27a　术前正面观
图3-3-27b　术前殆面观
图3-3-27c　术前CBCT

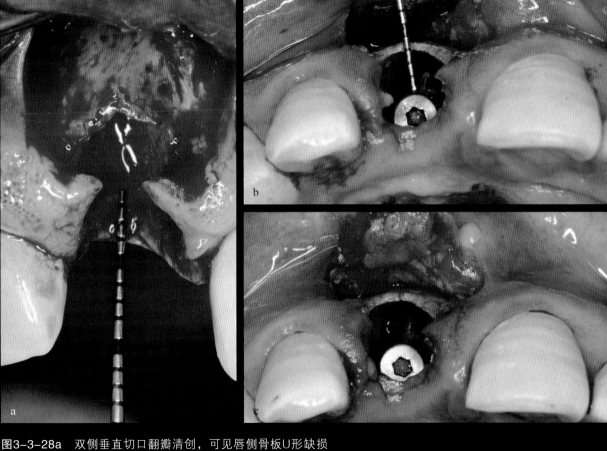

图3-3-28a　双侧垂直切口翻瓣清创，可见唇侧骨板U形缺损

图3-3-28b　种植体植入，保留3mm跳跃间隙

图3-3-28c　制取结缔组织固定于唇侧黏骨膜瓣

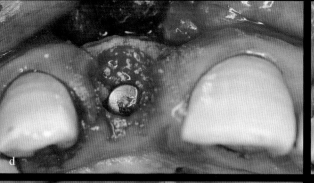
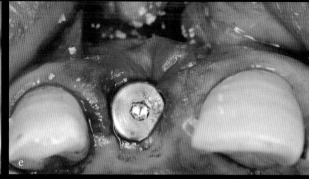
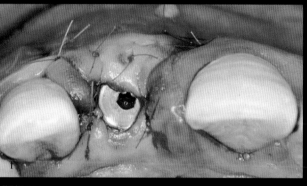

图3-3-28d　跳跃间隙植入Bio-Oss骨粉
图3-3-28e　使用愈合帽固定腭侧Bio-Gide屏障膜
图3-3-28f　冠向复位瓣完成创口封闭

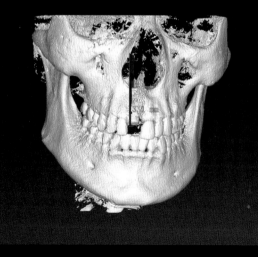
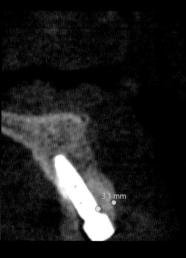

3.1 mm

图3-3-29　术后6个月CBCT

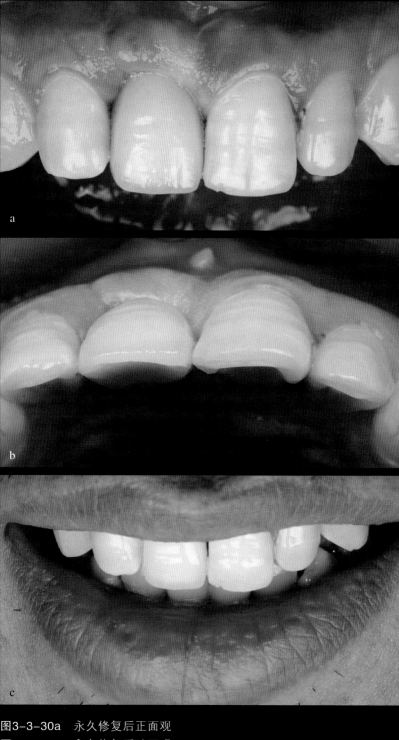

图3-3-30a 永久修复后正面观
图3-3-30b 永久修复后殆面观
图3-3-30c 低位笑线

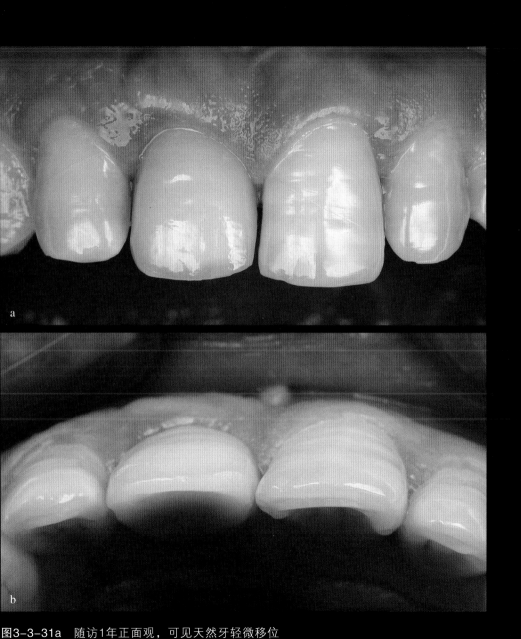

图3-3-31a　随访1年正面观，可见天然牙轻微移位
图3-3-31b　随访1年殆面观，牙槽嵴轮廓饱满

五、HV4类

对于HV4类，我们推荐首选采用翻瓣即刻种植+同期结缔组织移植+轮廓增量技术。HV4类位点由于存在颊侧牙龈的退缩，需要在种植手术的同期予以纠正以获得与对侧同名牙相同的颊侧牙龈高度。借鉴牙周根面覆盖术经常使用隧道技术或冠向复位瓣+结缔组织移植术，考虑种植位点的血供更差，因此更推荐使用翻瓣后冠向复位的术式。与HV3类的术式基本相似，但是为了补偿颊侧牙龈的退缩，进行冠向复位的距离会更多，因此需要特别注意黏骨膜瓣的减张。需要注意的是，该技术仅适用于近远中龈乳头没有发生退缩，仅存在颊侧牙龈退缩的位点。

图3-3-32～图3-3-36展示了一例HV4类位点应用轮廓增量技术进行即刻种植的病例。患者为30余岁年轻男性，右上中切牙唇倾伸长、松动Ⅱ度，左上中切牙松动Ⅰ度，叩诊疼痛。美学分析提示患者为中薄龈生物型，11位点唇侧牙龈退缩1～2mm，中位笑线且患者的美学预期较高（图3-3-32a，b）。术前CBCT显示11位点颊侧骨板垂直向缺损约8mm，21位点根折，颊侧骨板完整（图3-3-32c）。微创拔除中切牙，可见11牙槽窝唇侧大量肉芽组织（图3-3-33a），在11位点远中做单侧垂直切口，暴露唇侧骨缺损，充分清创（图3-3-33b）。以修复为导向在11、21位点植入Nobel Active种植体3.5mm×13mm各一颗（图3-3-33c），可见11位点种植体唇侧暴露5～6mm（图3-3-33d），从腭侧制

取游离结缔组织（图3-3-33e），并固定于唇侧黏骨膜瓣上（图3-3-33f），在11位点种植体唇侧覆盖Bio-Oss骨粉和Bio-Gide屏障膜（图3-3-33g），在21位点行间隙植骨，最后冠向复位关闭11创口（图3-3-33h），使用明胶海绵对21位点进行牙槽窝封闭（图3-3-33i）。术后即刻CBCT显示11位点唇侧植入骨粉稳定（图3-3-33j）。2周拆线时可见部分骨粉逸散且龈缘轻微红肿（图3-3-34a，b）。

术后6个月可见种植位点愈合良好，安装两颗ASC永久修复体，11位点唇侧黏膜较术前冠向复位约1mm，21位点唇侧黏膜无明显退缩，牙槽嵴轮廓饱满，龈乳头部分充盈，PES评分均为8分（图3-3-35a～c）。戴牙后CBCT显示11位点唇侧有充足骨量（图3-3-35d）。1年随访检查，患者口腔卫生不佳，mPI指数2，天然邻牙和种植体BOP（%）均为50%，11近中龈缘可见轻微缺口。美学方面龈乳头完全充盈，牙槽嵴轮廓饱满，唇侧黏膜边缘无明显退缩，11位点PES为9分，21位点为10分（图3-3-36a，b）。1年随访CBCT显示11位点唇侧骨量有明显骨改建，但仍具有＞2mm的唇侧骨宽度（图3-3-36c）。

本病例提示通过轮廓增量技术可以一定程度上修正HV4类位点存在的颊侧牙龈退缩，且维持理想的牙槽嵴轮廓。患者的口腔卫生是影响该术式长期效果的重要因素。

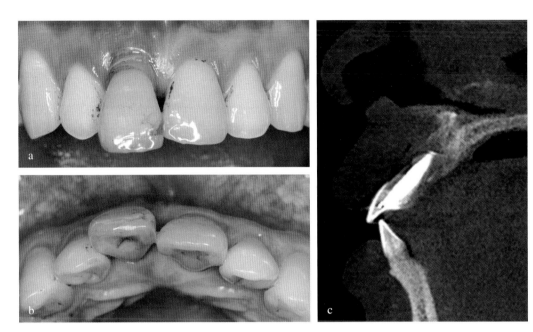

图3-3-32a　术前正面观，可见11位点唇侧牙龈退缩

图3-3-32b　术前殆面观，可见11位点唇侧移位

图3-3-32c　术前CBCT：11位点

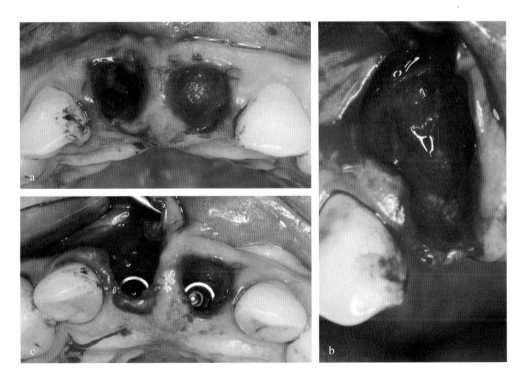

图3-3-33a　微创拔除上颌中切牙

图3-3-33b　做远中垂直切口暴露唇侧骨缺损

图3-3-33c　以修复为导向植入种植体

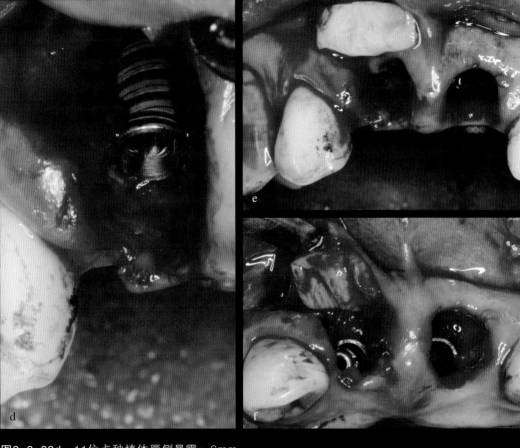

图3-3-33d　11位点种植体唇侧暴露＞6mm

图3-3-33e　制取游离结缔组织

图3-3-33f　固定于唇侧黏骨膜瓣

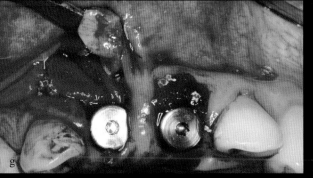

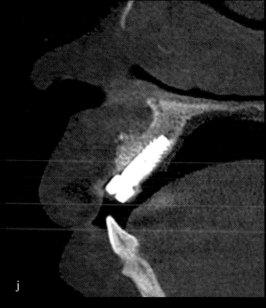

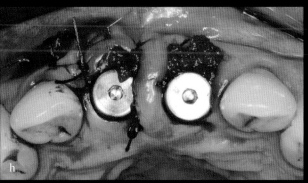

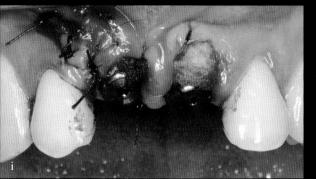

图3-3-33g　11位点行GBR术
图3-3-33h　冠向复位封闭创口
图3-3-33i　21位点明胶海绵行牙槽窝封闭
图3-3-33j　术后即刻CBCT：11位点

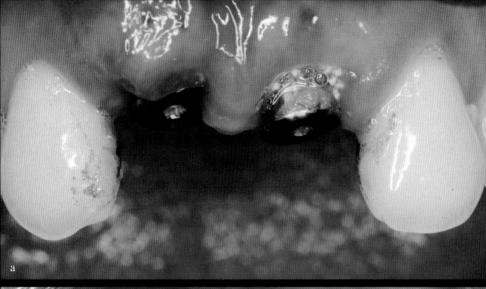

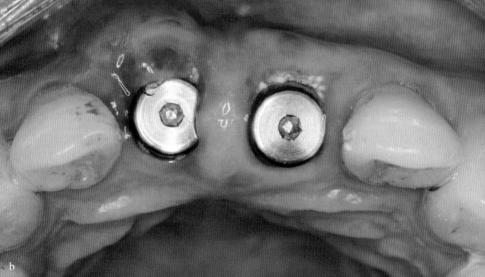

图3-3-34a　2周拆线正面观，可见部分骨粉逸散

图3-3-34b　2周拆线𬌗面观，可见部分龈缘红肿

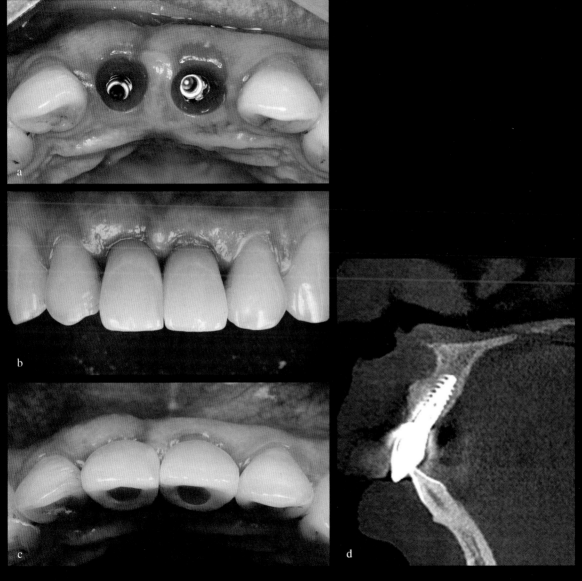

图3-3-35a　术后6个月可见愈合良好

图3-3-35b　永久修复后正面观

图3-3-35c　永久修复后殆面观

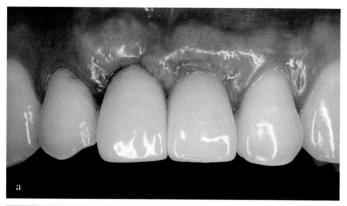

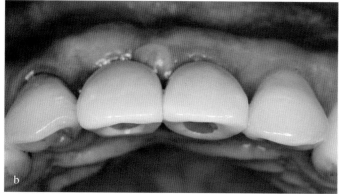

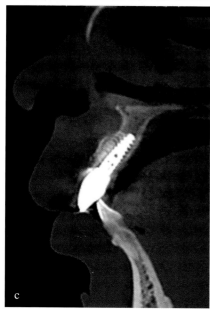

图3-3-36a 随访1年正面观
图3-3-36b 随访1年𬌗面观
图3-3-36c 随访1年CBCT：11位点

第4节　总结

　　我们在本章中讨论了美学区即刻种植的HV分类，对HV1类的位点推荐进行常规不翻瓣即刻种植+间隙植骨即可，而对HV2类位点需要增加软组织表型改变手术（结缔组织移植），对HV3类位点重点需要进行颊侧骨板的重建，最后对于HV4类位点则需注意在种植手术同期的颊侧牙龈的修正。我们通过对生物学原理的深入分析，结合部分临床研究的开展来验证对HV分类的临床推荐决策树，虽然还有待更长随访的研究结果，但也证明了在牙槽窝缺损局限于颊侧时进行美学区即刻种植是可以获得可预期的临床疗效的。

参考文献

[1]　Chu SJ, Sarnachiaro GO, Hochman MN, et al. Subclassification and Clinical Management of Extraction Sockets with Labial Dentoalveolar Dehiscence Defects[J]. Compend Contin Educ Dent, 2015, 36:516, 518-520, 522 passim.

[2]　Liu R, Yang Z, Tan J, et al. Immediate implant placement for a single anterior maxillary tooth with a facial bone wall defect: A prospective clinical study with a one-year follow-up period[J]. Clin Implant Dent Relat Res, 2019, 21:1164-1174.

[3]　Mercado F, Vaquette C, Hamlet S, et al. Enamel matrix derivative promotes new bone formation in xenograft assisted maxillary anterior ridge preservation-A randomized controlled clinical trial[J]. Clin Oral Implants Res, 2021, 32:732-744.

[4]　Qian SJ, Pu YP, Zhang XM, et al. Clinical, radiographic, and esthetic evaluation of immediate implant placement with buccal bone dehiscence in the anterior maxilla: A 1-year prospective case series[J]. Clin Implant Dent Relat Res, 2023, 25(1):3-10.

[5]　Seyssens L, De Lat L, Cosyn J. Immediate implant placement with or without connective tissue graft: A systematic review and meta-analysis[J]. J Clin Periodontol, 2021, 48:284-301.

[6]　Shi JY, Lv XL, Gu Y, et al. Angulated screw-retained and cemented implant crowns following flapless immediate implant placement in the aesthetic region: A 1-year prospective cohort study[J]. Int J Oral Implantol, 2020, 13:269-277.

[7]　Stoupel J, Lee CT, Glick J, et al. Immediate implant placement and provisionalization in the aesthetic zone using a flapless or a flap-involving approach: a randomized controlled trial[J]. J Clin Periodontol, 2016, 43:1171-1179.

[8]　Waller T, Herzog M, Thoma DS, et al. Long-term clinical and radiographic results after treatment or no treatment of small buccal bone dehiscences at posterior dental implants: A randomized, controlled clinical trial[J]. Clin Oral Implants Res, 2020, 31:517-525.

[9]　Zucchelli G, Felice P, Mazzotti C, et al. 5-year outcomes after coverage of soft tissue dehiscence around single implants: A prospective cohort study[J]. Eur J Oral Implantol, 2018, 11:215-224.

4

→

CHAPTER

第4章

基本外科流程

BASIC
SURGICAL
PROCESS

在本章中我们将介绍美学区即刻种植的基本外科流程，包括颊侧骨板测量、种植体精准植入及牙槽窝充填和封闭等影响临床治疗效果的关键步骤，希望能为读者提供在HV1类位点进行即刻种植的可预期、可重复的临床实践方法。

第1节 颊侧骨板测量

颊侧骨板的厚度与完整性对于种植时机的选择和临床治疗决策具有重要意义。我们在第3章中讨论的Stephen-2015分类和HV分类均依赖于对颊侧骨板的精确测量。正如我们在第3章中所论述的，颊侧骨板厚度决定了拔牙后牙槽窝塌陷和改建的程度，通常颊侧骨板厚度 > 1mm的位点拔牙后骨改建量仅为颊侧骨板厚度 < 1mm位点的1/3。而颊侧骨板是否完整

和缺损的程度则会直接影响我们临床术式的选择，通常颊侧骨板完整的位点可以进行不翻瓣的即刻种植，而当颊侧骨板有较大缺损时需要运用额外的技术进行补偿（详见第6章）。因此，临床医生需要对颊侧骨板进行精确测量以辅助做出正确的临床决策。

一、颊侧骨板厚度的测量

目前临床中我们通常采用术前CBCT进行影像学检查以提供种植相关的临床治疗方案制

订和临床决策所需的辅助信息。那么单纯的CBCT检查提供的颊侧骨板测量精度是否足够满足临床治疗需求呢？由于CBCT锥束状放射性的原理，其图像受到金属伪影产生的射束硬化现象比传统螺旋CT更为明显，那么口内充填物（如根管治疗后）和金属材料（种植体、修复体等）产生的金属伪影是否会影响我们对颊侧骨板的诊断呢？一项尸体研究分别检测了使用NewTom和Accuitomo两种CBCT系统测量颊侧骨板厚度的精度，研究显示，种植体产生的金属伪影会使得其体积放大12%～15%，同时两种CBCT都会导致大约0.3mm骨板厚度的低估。由于种植体产生的金属伪影会使得我们对于种植体颈部大约0.45mm的范围骨量的判断出现偏差并导致颊侧骨板不可见。除了种植体以外，金属烤瓷冠等材料产生的金属伪影可能更为严重，因此，在利用CBCT进行术前颊侧骨板测量时需要考虑到对骨板厚度低估的现象，适当对骨板厚度进行对应校正。同时，当发现CBCT中颊侧骨板不可见时不应简单诊断为颊侧骨板缺损，还需结合口内临床检查，如观察天然牙是否有伸长或颊向倾斜和术中骨形态测量进行综合判定。

二、骨形态测量

由于CBCT的图像可能会受到金属伪影的干扰，因此骨形态测量成为颊侧骨板测量的重要手段。骨形态测量是指在局麻后使用测量器械测量从龈缘到对应位点牙槽嵴顶的距离，常用的测量器械为牙周探针。与传统牙周探诊不同，我们需要测量从龈缘到牙槽嵴顶的距离，通过对颊腭侧6个位点的检测可以描绘牙槽骨板的大致形态，结合与CBCT图像的对比可以提高诊断精度。临床中我们会遇到各种骨缺损形态，而不同的骨缺损形态（图4-1-1和图4-1-2）对即刻种植的美学可预期性有较大的影响，需要在术前进行详细诊断。

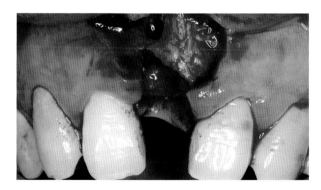

图4-1-1　颊侧骨板V形缺损

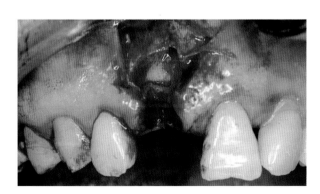

图4-1-2　颊侧骨板U形缺损

第2节 种植体精准植入

美学区即刻种植属于高度复杂的临床程序，而将种植体植入在理想的三维位置是获得可预期临床疗效的重要前提之一。在本节中我们将就确定理想三维位置、实现自由手下种植体精准即刻植入、静态导板辅助的即刻种植和动态导航引导的即刻种植等方案展开论述，希望读者能熟练掌握不同牙槽窝形态下种植体精准地即刻植入。

一、理想三维位置

要确定美学区即刻种植位点理想的三维植入位置，首先我们要理解即刻位点牙槽嵴形态的变化规律。回顾我们在第2章中已经论述的内容，即应用位点保存技术4个月后牙槽嵴会发生大约2mm的水平向吸收（15%~25%）、颊侧1.7mm的垂直向骨吸收和腭侧1.1mm的垂直向骨吸收，而即刻种植联合间隙植骨时牙槽嵴改建过程与位点保存基本相似。此外，我们在设计即刻位点的种植体三维位置时仍然需要遵循以修复为导向的原则。因此，我们推荐使用数字化软件设计种植体理想三维位置，在获得患者的DICOM和STL数据后进行拟合，遵循以下的设计原则（图4-2-1）：

• 首先应确定理想的修复体形态，若种植位点的天然牙冠仍然存留，则保留天然牙冠形态为最终修复体形态，若只剩下牙根或者牙冠有大面积缺损，则复制对侧同名牙形态
• 近远中向：确保种植体距离天然邻牙至

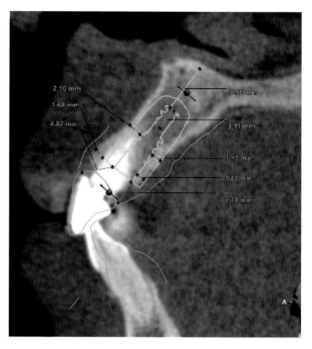

图4-2-1 理想三维位置

少1.5mm距离，尽可能位于牙槽窝中央，种植体穿出位置位于预期龈缘顶点（zenith）位置
• 冠根向：种植体颈部位于腭侧骨板以下0.5~1mm，距离预期龈缘位置根方3mm，具体深度须根据修复体穿龈形态进行调整
• 颊腭向：种植体应当紧贴腭侧骨壁，距离颊侧骨板保留至少2mm跳跃间隙，具体腭向偏移位置须根据修复体穿龈形态进行调整
• 穿龈形态：修复体穿龈角度应小于60°

通常在美学区的即刻种植位点需要将种植体向腭侧移动，并选择窄直径的种植体，以确保获得2mm的跳跃间隙。这是因为在跳跃间隙中植入低替代率骨粉后，通过理论计算在

位点愈合后发生25%左右水平向吸收，仍可获得1.5mm的颊侧骨量（即使颊侧骨板发生了100%吸收），可以维持远期的牙龈边缘稳定。同时，相比于常规位点的种植，即刻种植位点需要增加约1mm的植入深度，以补偿牙槽嵴愈合后发生的垂直向骨吸收。值得一提的是，在即刻种植位点需要避免将种植体植入过深或过偏腭侧。虽然目前还没有明确的临床证据显示这会造成更高的种植体周围疾病发病率，但是这样的植入位点毫无疑问会破坏修复体理想的穿龈形态，从而降低修复体的可清洁性，因此，我们推荐在设计种植体三维位置时须根据修复体穿龈形态进行冠根向和颊腭向的调整。同时，在即刻位点不同修复体穿龈形态对远期种植体周围软组织健康状况的研究也是未来的热点。

二、SRP分类指导的自由手植入

在确定了种植体理想的三维位置后，我们需要熟练掌握将种植体植入理想位置的技巧。根据天然牙牙槽窝形态不同，我们的自由手操作方式略有不同。Kan等根据天然牙根在矢状位上倾斜方向提出SRP（sagittal root position）分类（图4-2-2）：

• SRP1类：天然牙根紧贴颊侧皮质骨
• SRP2类：天然牙根位于颊腭侧皮质骨之间
• SRP3类：天然牙根紧贴腭侧皮质骨
• SRP4类：天然牙根同时接触颊腭侧皮质骨（骨宽度较窄，松质骨较少）

（1）SRP1类：是临床中最常见的，临床占比超过80%，在这类位点进行即刻种植需要利用牙根的腭侧和根尖的牙槽骨量进行固位，以获得足够的初期稳定性。我们首先观察数字化软件中设计完成的理想三维位置，确定种植体长轴与牙根腭侧斜面的交点A（图4-2-3），计算A点与天然牙根根尖和腭侧骨板的相对位置关系（大约位于偏腭侧1/3），而A点可以为术中定点提供重要参考。我们推荐使用直径2.1mm的中球钻进行美学区即刻种植的定点，此时如果我们从A点按种植体长轴的方向进行定点，容易发生钻针的颊向滑脱。因此，我们可以在A点的位置向颊侧、向根尖方向移动一个中球钻的距离开始定点（B点）（图4-2-3），同时颊侧倾斜钻针加大倾斜角度以避免钻针滑脱的可能性，在中球钻没入至少一半后进行向冠方、向腭侧的提拉以去除骨阻挡，保证后续麻花钻的预备空间。随后使用麻花钻预备时也可以使用较大的颊侧倾斜角进钻，随着钻针深度的增加逐渐调整到与种植体长轴一致的位置，如感觉受到腭侧皮质骨阻挡钻针，可以使用球钻或侧切钻去除腭侧少量皮质骨，注意保护C区（图4-2-3）菲薄的骨板对于获得种植体初期稳定性非常关键。完成预备后进行种植体植入，注意植入过程中对抗腭侧皮质骨的推动。最后确定植入后的跳跃间隙和深度，完成种植体植入。

（2）SRP2类：临床中较为少见，在这类位点进行即刻种植需要利用牙根根尖的牙槽骨量进行固位。种植体即刻植入相对容易，可以根据数字化设计的种植体长轴确定术中定点位置。通常位于天然牙根根尖略偏腭的位置，通常无需进行角度调整，按种植体长轴方向进行定点，并完成后续麻花钻预备和种植体植入即可。

（3）SRP3类：即刻种植需要利用牙根的颊侧和根尖的牙槽骨量进行固位，以获得足够的初期稳定性，由于种植体需要偏腭侧植入，所以受到颊侧皮质骨挤压的影响小于SRP1类，因此无需进行特殊的角度变化操作，操作方式类似SRP2类。

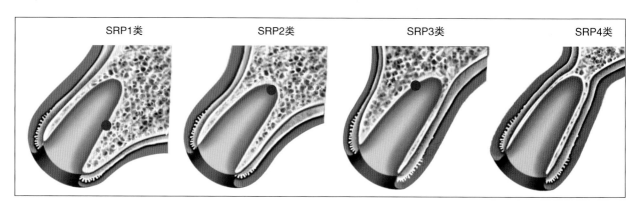

图4-2-2　不同SRP分类定点位置示意图，红色圆点显示的是推荐定位位置

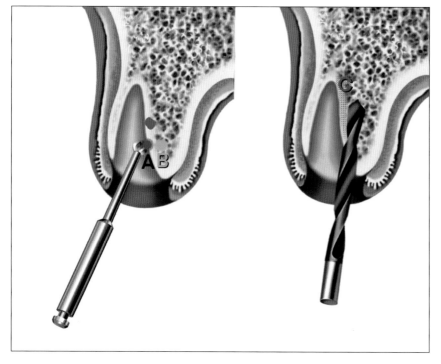

图4-2-3　SRP1类即刻种植自由手植入示意图，A点为初始定点位置，B点为定点完成位置，C区为需要保护的牙槽骨区域

（4）SRP4类：临床中非常少见，偶尔出现于上颌侧切牙等位点，由于种植位点骨宽度较窄，自由手操作难度大，容易造成颊腭侧的穿孔，过去认为是即刻种植的相对禁忌证。随着数字化技术的发展，在利用静态导板或动态导航的引导下也可以实现部分SRP4类位点的即刻种植。

图4-2-4和图4-2-5展示了一例SRP1类即刻种植即刻修复的病例。患者为30余岁男性，右上中切牙根折。美学分析提示患者为中厚龈生物型，唇侧牙龈缘炎性增生，牙槽嵴饱满无塌陷，高位笑线且患者的美学预期较高（图4-2-4a~d）。术前CBCT显示唇侧骨板厚度约1mm，根尖处有倒凹但骨高度、宽度、密度均可，可供种植体植入（图4-2-4e，f）。局麻后通过探针在此进行骨板完整性确认（图4-2-4g），微创拔除11

（图4-2-4h），偏腭侧进行种植体预备（图4-2-4i），紧贴腭侧骨壁植入Thommen CONTACT RC种植体4.0mm×12.5mm一颗（图4-2-4j，k），在跳跃间隙植入骨胶原（图4-2-4l），口内安装临时修复基台，树脂直接堆塑制作临时冠，口外加添树脂打磨抛光（图4-2-4m，n），戴入临时冠（图4-2-4o），术后即刻CBCT显示唇侧颈缘区骨板厚度约3.6mm（图4-2-4p）。术后10天拆线，可见组织愈合良好（图4-2-5a，b）。术后6个月，软组织塑形良好，口内个性化基台取模（图4-2-5c，d），冠永久修复，可见牙槽嵴轮廓饱满，龈乳头充盈欠佳（图4-2-5e）。半年后复查，龈乳头充盈良好（图4-2-5f，g），CBCT示颈缘部骨轮廓稳定，患者对术后修复效果非常满意（图4-2-5h，i）。（本病例由哈尔滨雨萍口腔的孙佰军医生提供）

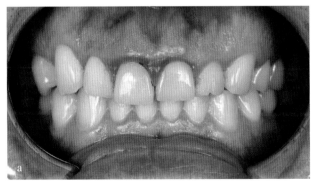
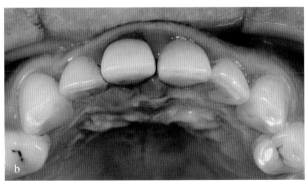

图4-2-4a　口内咬合情况
图4-2-4b　口内𬌗面观

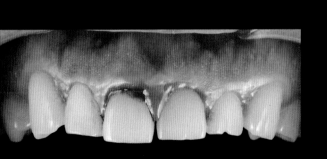

c

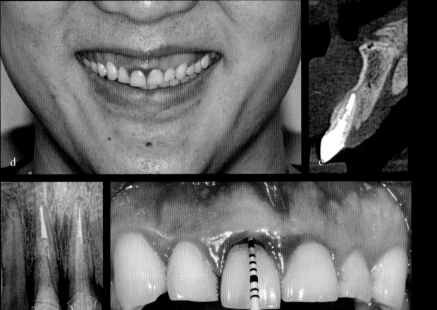

d

e

f

g

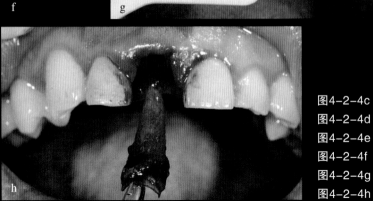

h

图4-2-4c　口内正面观
图4-2-4d　高位笑线
图4-2-4e　术前CBCT
图4-2-4f　术前根尖片
图4-2-4g　骨形态测量
图4-2-4h　微创拔牙

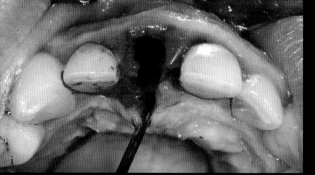

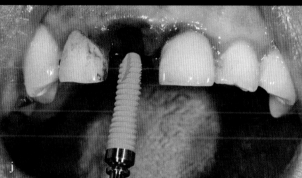

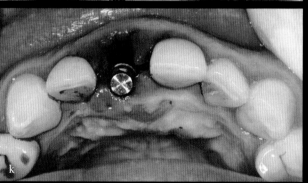

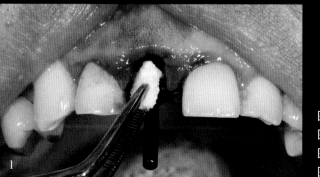

图4-2-4i 偏腭侧行种植体预备

图4-2-4j 选择Thommen4.0mm×12.5mm种植体

图4-2-4k 紧贴腭侧骨壁植入种植体

图4-2-4l 跳跃间隙植骨

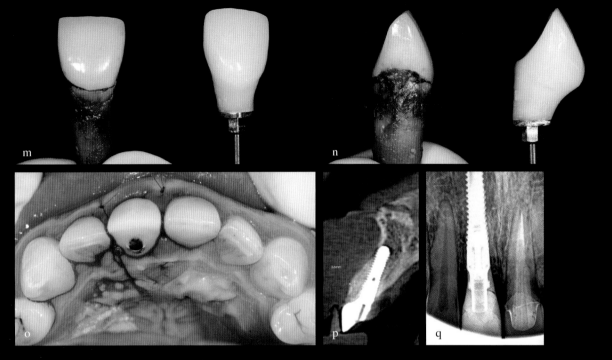

图4-2-4m　即刻修复体唇面形态

图4-2-4n　即刻修复体邻接面形态

图4-2-4o　临时冠戴入

图4-2-4p　即刻修复后CBCT

图4-2-4q　即刻修复后根尖片

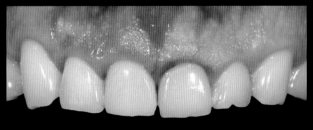

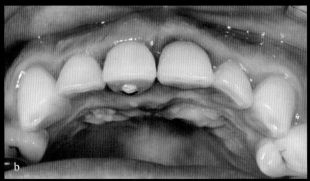

图4-2-5a　术后10天正面观

图4-2-5b　术后10天殆面观

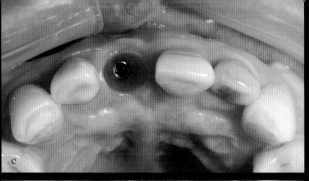

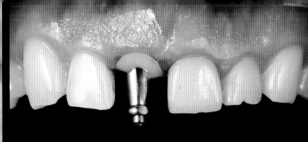

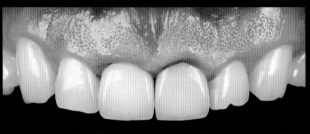

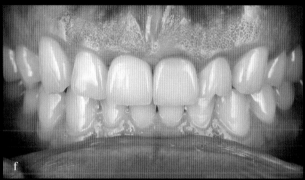

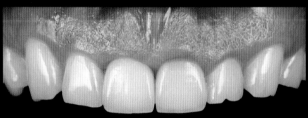

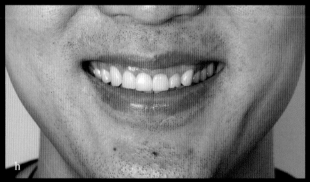

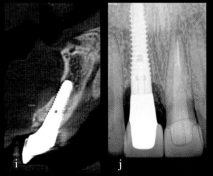

图4-2-5c　术后6个月可见穿龈形态良好

图4-2-5d　个性化印模

图4-2-5e　永久修复

图4-2-5f　修复后半年随访

图4-2-5g　半年随访正面观

图4-2-5h　半年随访面像

图4-2-5i　半年随访CBCT

图4-2-5j　半年随访根尖片

图4-2-6和图4-2-7展示一例HV1类、SRP1类位点即刻种植的病例。患者为40岁女性，右上中切牙冠根折。美学分析提示患者为薄龈生物型，唇侧牙龈无退缩，牙槽嵴饱满无塌陷，中高位笑线且患者美学预期较高（图4-2-6a~c）。面扫记录相关数据，进行以修复为导向的DSD设计（图4-2-6d），术前CBCT显示唇侧骨板厚度约0.9mm，根尖有充足骨量可供种植体植入（图4-2-6e），根据CBCT数据，制作牙支持式种植体植入导板（图4-2-6f）。局麻后微创拔除11（图4-2-7a），在导板引导下进行种植体预备（图4-2-7b），紧贴腭侧骨壁植入Thommen超亲水种植体4.0mm×14mm一颗（图4-2-7c），在跳跃间隙植入Bio-Oss骨粉（图4-2-7d），数字化扫描制作种植体支持式临时修复义齿进行牙龈塑形（图4-2-7e）。术后即刻戴牙（图4-2-7f，g），术后3周复查（图4-2-7h，i）。术后6个月后复查，进行ISQ值测量，数值为73（图4-2-7j，k），口扫取模型，制作全瓷修复体（图4-2-7l）。戴入最终修复体（图4-2-7m）。（本病例由苏州口腔医院的张鑫医生提供，修复体制作由福隆数齿提供）

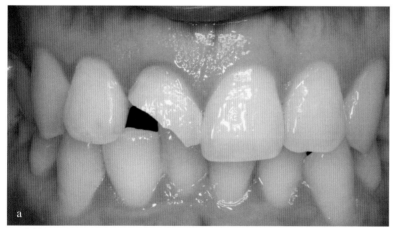

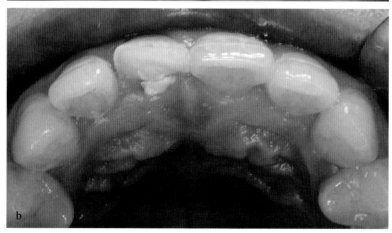

图4-2-6a　口内正面观
图4-2-6b　口内殆面观

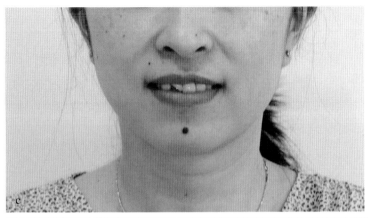

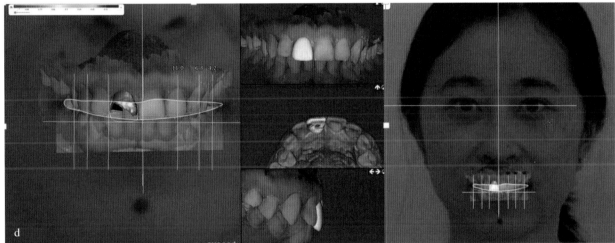

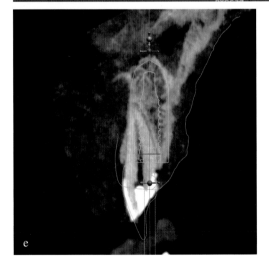

图4-2-6c 中高位笑线
图4-2-6d 术前DSD设计
图4-2-6e 术前CBCT

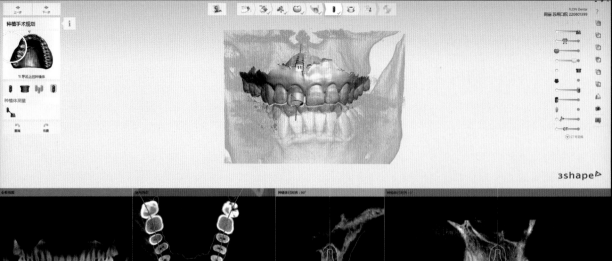

图4-2-6f 术前数字化导板制作

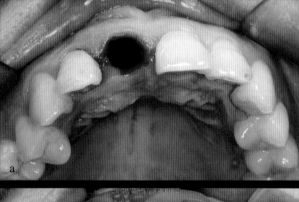

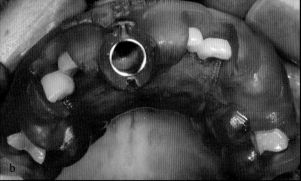

图4-2-7a 微创拔牙

图4-2-7b 放置数字化静态导板

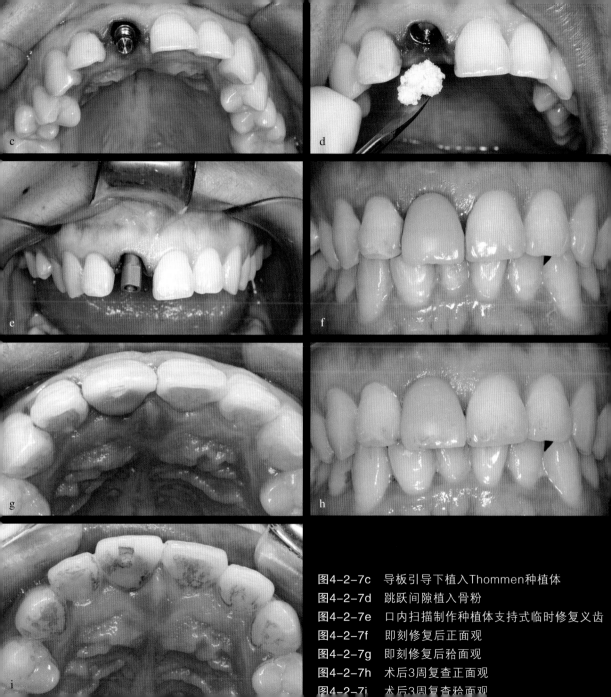

图4-2-7c 导板引导下植入Thommen种植体

图4-2-7d 跳跃间隙植入骨粉

图4-2-7e 口内扫描制作种植体支持式临时修复义齿

图4-2-7f 即刻修复后正面观

图4-2-7g 即刻修复后殆面观

图4-2-7h 术后3周复查正面观

图4-2-7i 术后3周复查殆面观

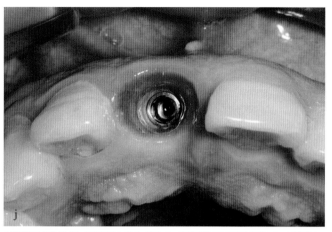

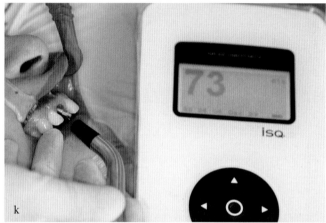

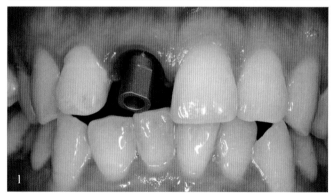

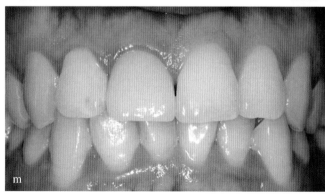

图4-2-7j　术后6个月穿龈轮廓
图4-2-7k　术后6个月ISQ值测量
图4-2-7l　数字化取模，制作修复体
图4-2-7m　戴入最终修复体

图4-2-8～图4-2-11展示了一例HV1类位点即刻种植的病例。患者术前存在一定的美学风险,牙龈为薄龈生物型且颈部远中存在少量退缩和软组织损伤(图4-2-8)。对于这类病例临床医生需要保持足够的警惕,即刻种植发生软组织退缩的风险较高,因此需要与患者进行充分的沟通,若患者具有较高的美学预期,则应推荐进行同期的结缔组织移植(详见第6章)。本病例中患者美学预期不高,因此选择常规微创即刻种植。微创拔牙后紧贴腭侧骨壁植入Nobel Active种植体3.5mm×13mm一颗(图4-2-9a,b),保留充足跳跃间隙植入Bio-Oss Collagen(图4-2-9c),安装愈合帽并完成牙槽窝封闭。注意此时种植位点颈部远中的牙龈已经明显高于对侧同名牙的位置(图4-2-9d),而在4个月愈合期后仍然略高(图4-2-10a),这也导致了永久修复完成时21位点的唇侧黏膜水平相比对侧同名牙出现了1mm左右的退缩(图4-2-10c)。随访1年时可以看到通过修复体的挤压和引导,远中的黏膜有了冠向移位使得整体的美学效果有了一定的改善,加上近远中龈乳头的进一步充盈,最终的PES评分为10分(图4-2-11)。本病例提示对于薄龈生物型患者,存在一定软组织退缩的风险,临床医生应当根据患者的美学预期进行正确的临床决策。

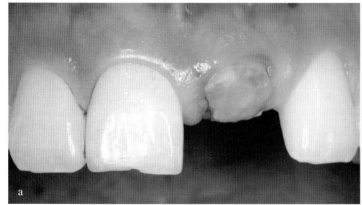
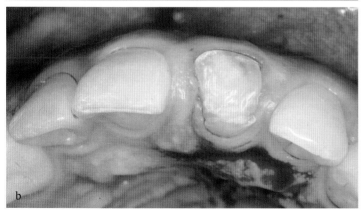

图4-2-8a　术前正面观
图4-2-8b　术前𬌗面观

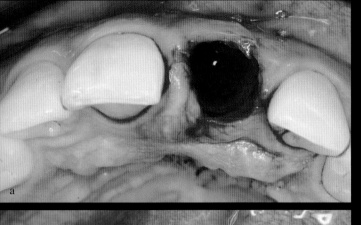

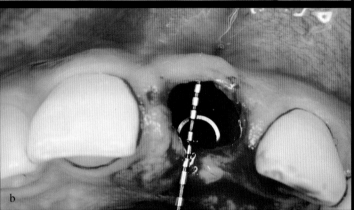

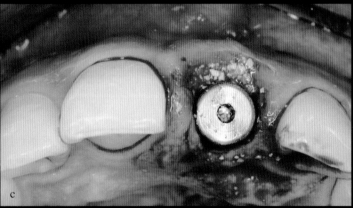

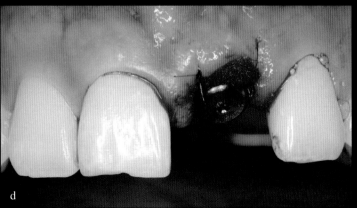

图4-2-9a　微创拔牙

图4-2-9b　保留充足跳跃间隙

图4-2-9c　骨胶原行间隙充填

图4-2-9d　明胶海绵完成牙槽

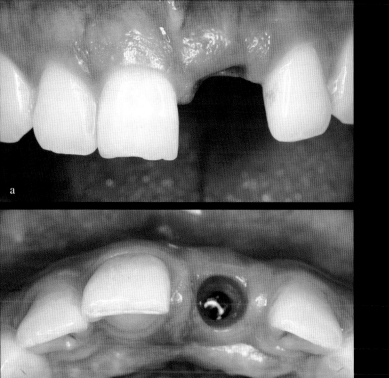

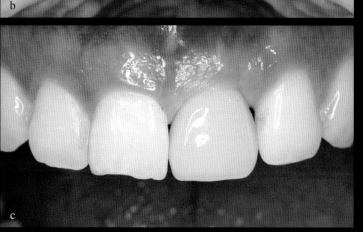

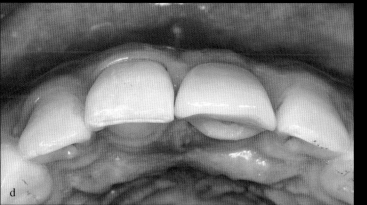

图4-2-10a　术后4个月正面观
图4-2-10b　术后4个月𬌗面观
图4-2-10c　永久修复后正面观
图4-2-10d　永久修复后𬌗面观

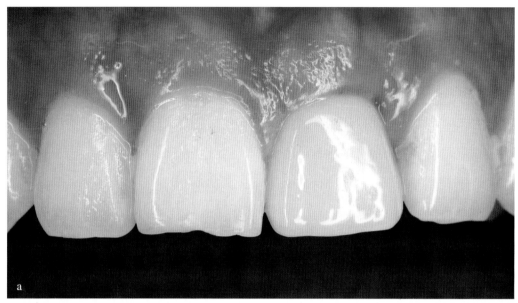

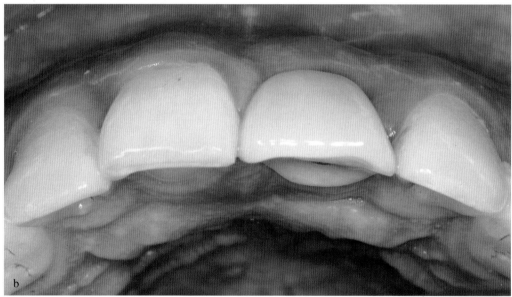

图4-2-11a　随访1年正面观
图4-2-11b　随访1年殆面观

三、静态导板辅助的即刻种植

数字化静态导板辅助的即刻种植是指结合患者DICOM数据和STL数据确定以修复为导向的种植体理想三维位置，通过3D打印辅助手术导板实现虚拟设计位置到患者口内的精确转移，提高临床医生进行种植体定位、窝洞预备和植入的个性化手术辅助器械。此外，借助于静态导板的辅助能较为精确的实现种植体按虚拟设计位置植入，因此可以通过术前预成临时基台和临时修复体，快速完成椅旁即刻修复，为患者提供更便捷、更舒适的治疗体验。

1. 静态导板的精度与分类

首先，我们来看下基于静态导板辅助的种植手术的精度。Tahmaseb等发表的系统综述纳入了20篇文献（1篇RCT、8篇回顾性研究、11篇前瞻性研究），在分析了471位患者中使用静态导板辅助植入的2238颗种植体后，Meta分析结果显示进点（种植体平台）误差为1.2mm（1.04～1.44mm）、止点（种植体根尖）误差为1.4mm（1.28～1.58mm）、角度偏差为3.5°（3.00°～3.96°）。

其次，静态导板技术根据辅助的程度不同又可以分为先锋钻/半程导板和全程导板。我国华西莫安春教授团队的回顾性研究指出，在前牙区使用静态导板辅助即刻种植时全程导板的精度显著优于半程导板，其进点、止点和角度偏差分别为（0.66±0.26）mm vs（1.10±0.76）mm、（0.96±0.41）mm vs（1.43±0.70）mm、（0.46±0.24）mm vs（0.93±0.79）mm和1.69°±0.94° vs 2.57°±1.57°。因此，我们可以发现无论半程导板还是全程导板都可以实现较为精准的美学区即刻种植，值得指出的是，半程导板受手术医生经验的影响较大，有经验的医生可以手动调节从而修正种植体植入位置以获得更佳的三维位置。

2. 静态导板的应用策略

（1）充分利用根尖骨量：在本节第一部分中我们已经介绍了利用数字化软件进行理想种植体三维位置设计的基本原则，静态导板辅助的种植体植入虽然可以获得更高的精度，但是受限于金属导环的限制，无法像自由手操作时随着预备深度进行角度的调整（图4-2-12a）。垂直的钻针预备通常会导致静态导板辅助手术造成预备洞口的扩大（图4-2-12b），损伤对获得初期稳定性非常关键的C区菲薄骨板。因此，我们建议临床医生充分利用根尖可用的牙槽骨量，选择更长的种植体以获得足够的初期稳定性，尤其是在需要进行即刻修复的病例。

（2）颊腭侧角度修正：正如我们在本节第二部分中所论述的，对于SRP1类位点在进行种植体窝洞预备和即刻植入时通常需要对抗腭侧较硬的皮质骨，否则容易造成种植体颊侧的倾斜。那么当使用静态导板的时候是否能减少或者消除这一影响呢？答案是否定的，王鸿烈和于海洋教授团队通过尸体研究比较了静态导板辅助即刻种植时的精度和颊侧倾斜程度，在精度方面与临床研究的结论相似，全程导板的精度远优于自由手植入。在颊侧倾斜方面，自由手会出现较大的颊侧倾斜［冠方：（0.46±0.86）mm，根方：（0.71±1.45）mm］，但是即使使用全程导板即刻植入的种植体也会出现颊侧倾斜［冠方：（0.32±0.32）mm，根方：（0.33±0.51）mm］。因此，我们知道即使使用精度最高的全程导板，仍然无法完全避免

即刻种植时种植体的颊侧倾斜问题，而有必要在设计种植体三维位置时做一定的修正。根据我们的临床经验，我们推荐在使用全程导板辅助即刻种植时，在腭侧骨量足够的情况下，可以将种植体在设计位置的基础上向腭侧平移0.2mm，并做一定程度的腭侧倾斜（2°～6°）。需要指出的是，这一方法仅是基于临床经验，并未获得设计良好的临床研究的验证，仅为读者在临床实践中提供参考。

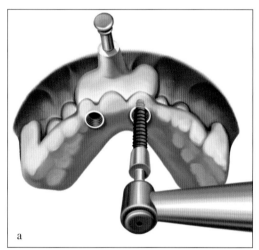

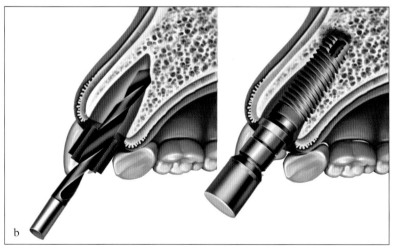

图4-2-12a，b　静态导板辅助的即刻种植，金属导环可限制钻针偏移

图4-2-13～图4-2-16展示了一例应用数字化半程导板辅助在HV1类位点进行即刻种植的病例。在本病例中我们选择了半程导板辅助种植体植入，以保证更好的灵活性以供术者在手术中进行微调。患者牙槽窝为SRP1类，骨量较为充足，由于11、21之间龈缘高度不一致（图4-2-13a），我们并未参考原有天然牙形态进行设计，而是使用镜像法复制了11并以镜像后的修复体作为种植体三维位置设计的参考（图4-2-13d）。最终修复体颊侧穿龈角度约35°，腭侧穿龈角度约20°，深度为预期牙龈以后3～4mm，颊侧跳跃间隙为2～3mm，腭侧保留1mm左右骨宽度，种植体根尖约有5mm骨量提供固位（图4-2-13e）。在半程导板引导下完成种植体预备，手动植入Nobel

Active种植体3.5mm×13mm一颗（图4-2-14a～c），从腭侧制取游离结缔组织固定于唇侧（图4-2-14d）。在跳跃间隙中植入Bio-Oss骨粉（图4-2-14e），并安装临时修复体完成牙槽窝封闭（图4-2-14f，g）。由于21部分牙根粘连造成拔牙过程中对近中的牙槽嵴和龈乳头造成了一定的损伤，可见术后4个月11、21之间存在"黑三角"的问题，因此，微创的拔牙是确保即刻种植成功的关键前提。幸运的是，该患者11位点有一个并不理想的树脂贴面，因此，我们通过11贴面的制作降低了两颗中切牙修复体之间的接触点，隐藏"黑三角"的问题（图4-2-15d～f）。随访1年时可见美学效果稳定，PES评分为10分（图4-2-16）。

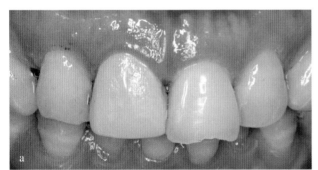

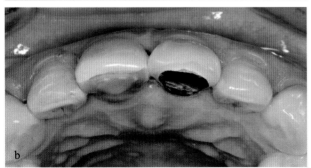

图4-2-13a　术前正面观
图4-2-13b　术前𬌗面观

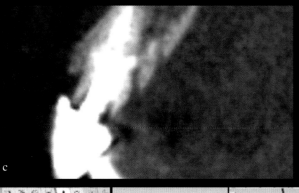

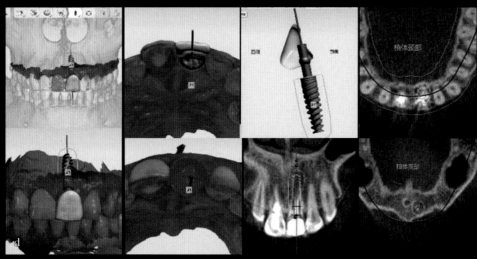

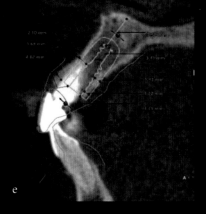

图4-2-13c　术前CBCT

图4-2-13d，e　以修复为导向进行种植体三维位置设计

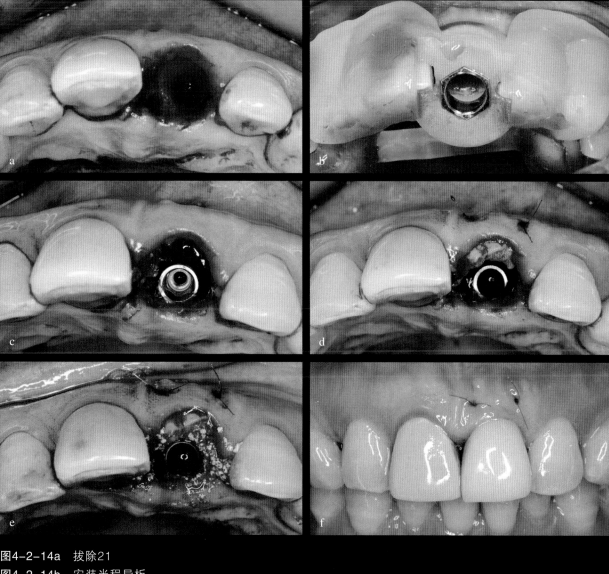

图4-2-14a　拔除21

图4-2-14b　安装半程导板

图4-2-14c　植入种植体

图4-2-14d　固定游离结缔组织移植物

图4-2-14e　间隙植骨

图4-2-14f　使用即刻修复体封闭牙槽窝

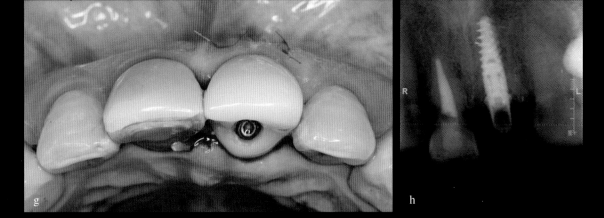

图4-2-14g　加力15N

图4-2-14h　术后即刻根尖片

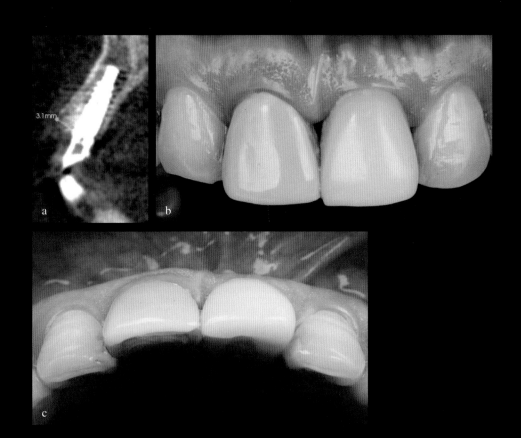

图4-2-15a　术后4个月CBCT

图4-2-15b　术后4个月正面观

图4-2-15c　术后4个月哈面观

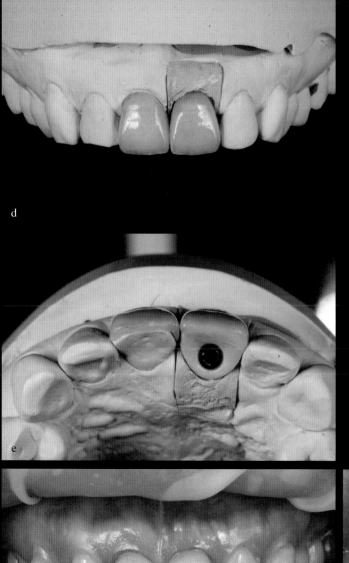

d

e

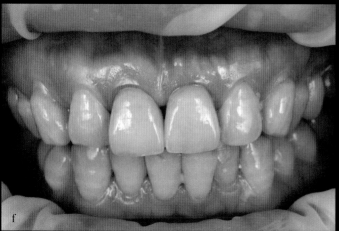

f

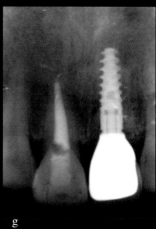

g

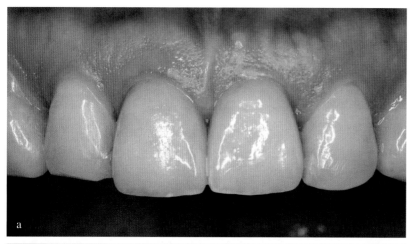

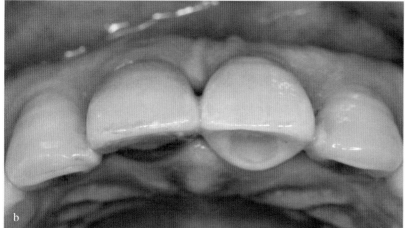

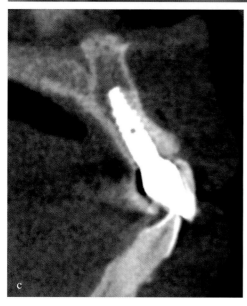

图4-2-16a　随访1年正面观
图4-2-16b　随访1年殆面观
图4-2-16c　随访1年CBCT

四、动态导航引导的即刻种植

　　动态导航引导即刻种植是指通过双目立体机器视觉技术进行红外线引导的精准三维空间定位追踪，并通过空间配准技术与术前CBCT融合显示在一起，在手术中确定手术器械与患者的相对空间位置关系，实时精准引导手术进行，同时可以实现手术器械的可视化与实时跟踪。导航技术的基础知识可以参照在2021年出版的《翼上颌种植——循证与创新》一书，我们对动态导航发展历史、具体操作流程和导航精度的影响因素做了详尽的描述，在此不再赘述。近年来，经过软硬件的改进，锥形束CT（cone beam computed tomography，CBCT）的普及，口腔种植导航系统的体积不断缩小，操作便利性不断优化，导航精度在不断提升，出现了众多能满足口腔种植临床医生要求的系统。可以说动态导航引导的种植体植入已经越来越多地被应用到了临床实践当中。

1. 动态导航的精度

　　首先，我们来看下基于动态导航引导的种植手术的精度。我们团队2021年发表的系统综述共纳入10篇文献（4篇RCT、6篇前瞻性研究），在分析了使用动态导航引导进行1298次种植体预备或植入的数据后，Meta分析结果显示进点（种植体平台）误差为1.02mm（95%CI：0.83～1.21mm）、止点（种植体根尖）误差为1.33mm（95%CI：0.98～1.67mm）、角度偏差为3.59°（95%CI：2.09°～5.09°）。这一数据与我们在本节第三部分所讨论的静态导板辅助种植手术的精度基本一致，因此我们可以认为动态导航与静态导板都可以提高自由手的植入精度。亚组分析显示各导航系统之间的精度没有统计学差异，这可能是由于本研究的主要研究问题选择所导致的亚组分析的样本量不足引起的。从导航精度的绝对数值上看，表现高于平均水准的导航系统有：

- X-guide：进点误差为0.97mm（95%CI：0.35～1.58mm）、止点误差为1.07mm（95%CI：0.33～1.81mm）、角度偏差为2.48°（95%CI：0.75°～4.20°）

- IRIS：进点误差为1.05mm（95%CI：0.89～1.21mm）、止点误差为1.29mm（95%CI：1.11～1.47mm）、角度偏差为3.06°（95%CI：2.57°～3.55°）

　　图4-2-17～图4-2-19展示了一例应用数字化动态导航辅助在HV1类位点进行侧切牙即刻种植的病例。患者左上侧切牙残根，拟种植体区域佩戴U形管拍摄CBCT。手术前首先需要对参考板进行标定（图4-2-18a）并固定在种植位点附近以建立稳定三维坐标系，安装U形管进行配准以方便术中准确追踪种植手机和钻针的位置（图4-2-18b）。微创拔牙后在导航仪引导下进行种植体预备（图4-2-18c，d），先锋钻预备后可见预备方向与邻牙牙体长轴基本平行（图4-2-18e），在导航引导下植入Straumann SLActive Bone Level Taper种植体3.3mm×12mm一颗（图4-2-18f），种植体植入后可见种植体受腭侧骨板推动轻

微唇向倾斜（图4-2-18g），使用Bio-Oss进行间隙植骨，明胶海绵完成牙槽窝封闭（图4-2-18h）。术后再次拍摄CBCT测量种植体植入精度，结果显示与设计位置相比，种植体平台位置偏唇、偏近中约0.74mm，种植体根尖位置偏唇、偏近中约0.66mm，角度偏差约0.45°（图4-2-18i）。术后4个月完成粘接固位全瓷冠修复，可见牙槽嵴轮廓饱满，唇侧黏膜水平无退缩，近中龈乳头缺失，PES评分为8分（图4-2-19）。

本病例提示动态导航可以有效提高即刻种植的精度，但是对于SRP1类位点仍然会受到腭侧皮质骨的推动导致种植体有颊向的倾斜，同时由于种植体颈部颊侧缺少骨支撑而根尖处存在颊侧骨支撑，因此出现了种植体颈部植入误差大于根尖部植入误差的现象。

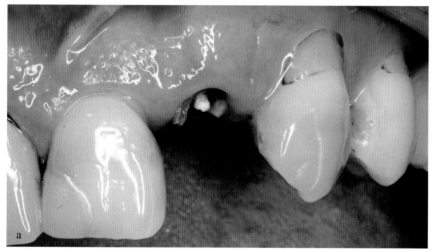

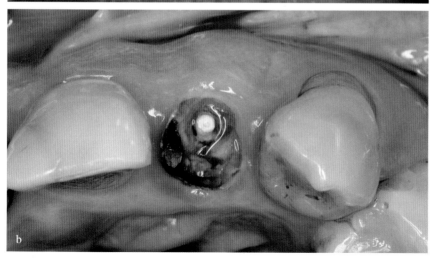

图4-2-17a 术前正面观
图4-2-17b 术前殆面观

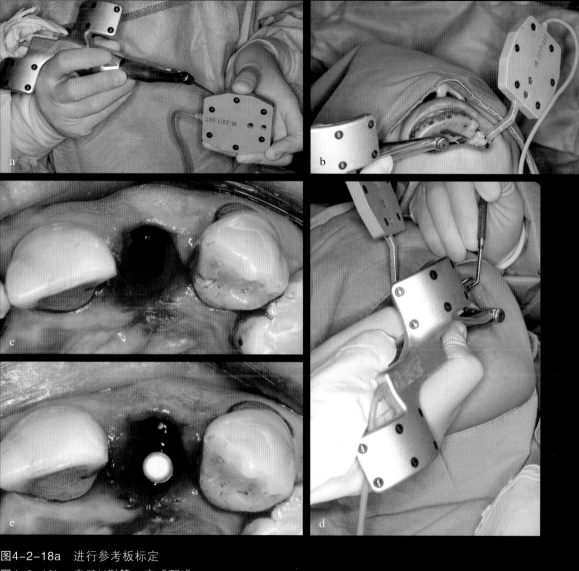

图4-2-18a　进行参考板标定

图4-2-18b　安装U形管，完成配准

图4-2-18c　微创拔牙

图4-2-18d　导航引导下行种植体预备

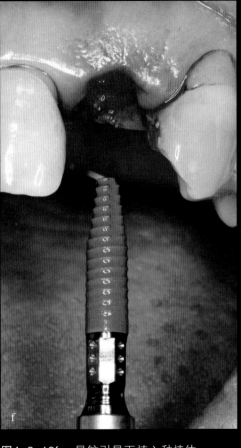

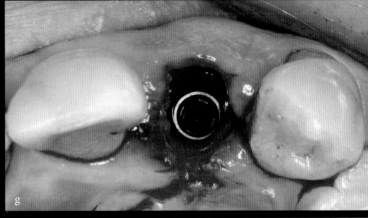

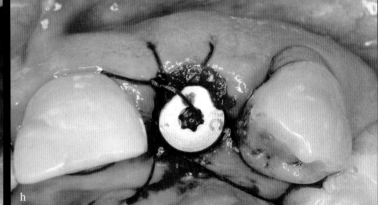

图4-2-18f　导航引导下植入种植体

图4-2-18g　种植体植入后保留充足跳跃间隙

图4-2-18h　使用Bio-Oss行间隙植骨，明胶海绵行牙槽窝封闭

Φ3.30 × 12.0

种植体品牌 : Straumann
系　　列 : Bone Level Tapered Titanium SLA Loxim
规　　格 : 3.3 mm NC 3.30*mm 021.3412

手术方式：　导航手术

术前方案对比术后CT

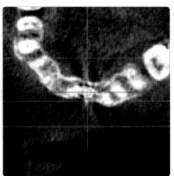

●Implant Coronal

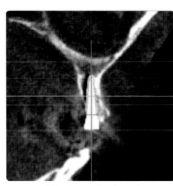

●Implant Sagittal

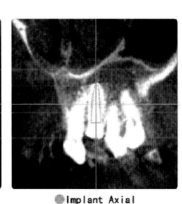

●Implant Axial

精度误差

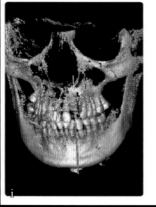

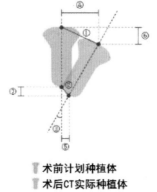

④
①
⑥
⑦
②
③
⑤

▊ 术前计划种植体
▊ 术后CT实际种植体

序号	误差信息
① 植入点误差	0.749
② 末端点误差	0.677
③ 植体角度误差	0.454
④ 植入点水平误差	偏颊侧、近中：0.737
⑤ 末端点水平误差	偏颊侧、近中：0.663
⑥ 植入点深度误差	+0.135
⑦ 末端点深度误差	+0.135

图4-2-18i　术后三维精度分析

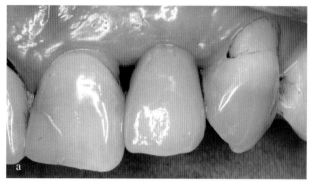
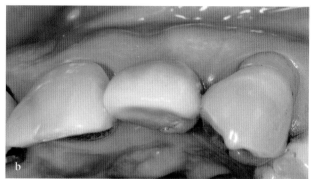

图4-2-19a　永久修复后正面观
图4-2-19b　永久修复后殆面观

图4-2-20～图4-2-22展示了一例应用数字化动态导航引导在HV1类位点进行中切牙即刻种植的病例。患者左上中切牙残根，唇侧龈缘较对侧同名牙存在1mm左右退缩，由于间隙不足21位于牙弓唇侧（图4-2-20a）。CBCT显示21为SRP2类（图4-2-21c），微创拔牙后，在动态导航引导下进行种植体预备，植入Straumann SLActive Bone Level Taper种植体3.3mm×14mm一颗，种植体植入后轴向可见较邻牙偏唇侧（图4-2-21d），使用Bio-Oss Collagen进行间隙植骨（图4-2-21e），明胶海绵完成牙槽窝封闭（图4-2-21f）。术后再次拍摄CBCT测量种植体植入精度，结果显示与设计位置相比，种植体平台位置偏唇、偏远中约0.69mm，种植体根尖位置偏唇、偏近中约0.90mm，角度偏差约1.91°（图4-2-21g）。术后4个月完成粘接固位全瓷冠修复，可见牙槽嵴轮廓略凹陷，唇侧黏膜水平与术前维持相同，PES评分为7分（图4-2-22）。

本病例提示对于术前存在牙龈高度不一致的位点，单纯的不翻瓣即刻种植联合间隙植骨仅能维持龈缘水平而无法进行修正，因此这需要与患者进行充分的沟通。21位点为SRP2类，区别于临床常见的SRP1类位点，种植体预备和植入时虽然仍然会受到一定程度腭侧皮质骨的推动，但是并不会出现种植体颈部植入误差大于根尖部植入误差的现象。此外由于近远中间隙不足，21修复体需要位于较偏唇侧的位置，因此设计21种植体三维位置时不应镜像复制11的形态进行设计，而需要根据牙弓形态进行个性化设计，这意味着21种植体可以比邻牙更偏唇一些（图4-2-21d）。

那么动态导航系统在即刻种植中的表现如何呢？在进行文献回顾后，我们发现并没有针对即刻位点应用动态导航技术的研究报道。因此，我们设计了一项随机临床对照试验验证美学区即刻种植位点使用动态导航引导植入能否获得更佳的植入精度。研究共纳入了24位患者（导航组：12位，自由手组：12位），试验组使用迪凯尔的易植美动态导航系统辅助植入Straumann BLT（12～14mm length，3.3mm shoulder diameter，narrow CrossFit NC）种植体，间隙植骨使用Bio-Oss Collagen（详见图4-2-17～图4-2-25）。结果显示，动态导航引导的即刻植入精度显著高于自由手植入：两组进点误差为（1.01±0.41）mm vs（1.51±0.67）mm（P=0.038），两组止点误差为（0.88±0.43）mm vs

（1.94±0.86）mm（P=0.001），两组角度偏差为2.51°±1.50° vs 5.97°±5.37°（P=0.043）。从研究数据看，导航组即刻位点的进点误差略高于止点，这一结果与常规位点的精度数据并不一致。通常在数字化引导手术中，进点的误差总是小于止点的，而导航组即刻位点的这一相反现象可能是由于腭侧皮质骨的推动和颊侧种植体平台处缺乏颊侧皮质骨进行对抗所造成的。因此在实际临床实践中，即使应用了动态导航，仍需遵循自由手操作时对腭侧皮质骨修整的原则。

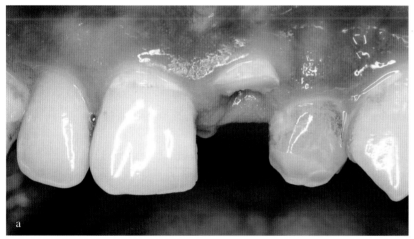

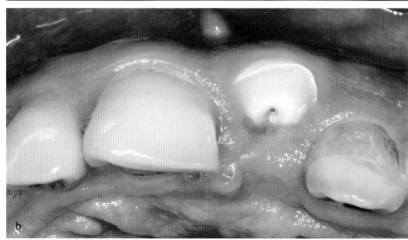

图4-2-20a　术前正面观
图4-2-20b　术前殆面观

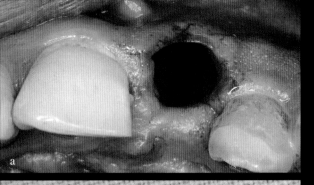

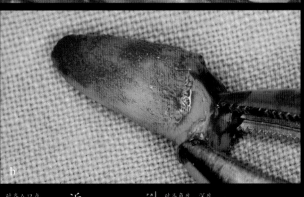

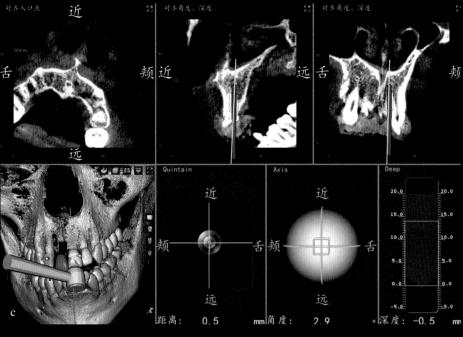

图4-2-21a　微创拔牙

图4-2-21b　拔除残根

图4-2-21c　动态导航引导下备洞

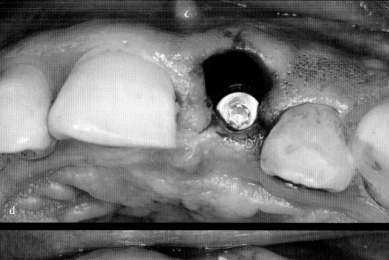

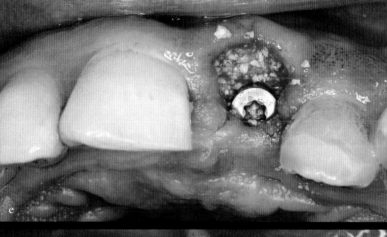

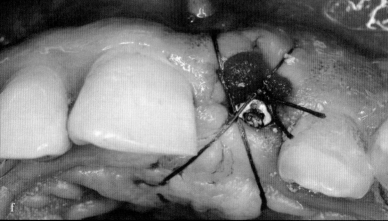

图4-2-21d　动态导航引导下植入种植体

图4-2-21e　间隙植骨

图4-2-21f　牙槽窝封闭

种植体信息

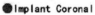

Φ3.30 x 14.0

种植体品牌 : Straumann
系　　列 : Bone Level Tapered Roxolid SLA
规　　格 : 3.3 mm NC 3.30*mm 021.3514

手术方式： **导航手术**

术前方案对比术后CT

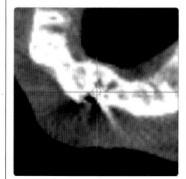 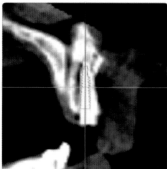 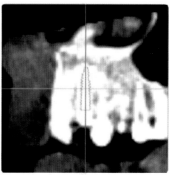

● Implant Coronal　　　● Implant Sagittal　　　● Implant Axial

精度误差

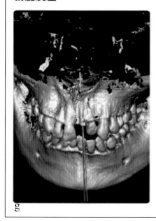

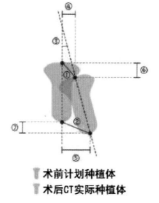

🔷 术前计划种植体
🔷 术后CT实际种植体

序号	误差信息
① 植入点误差	0.693
② 末端点误差	0.902
③ 植体角度误差	1.916
④ 植入点水平误差	偏颊侧、远中：0.691
⑤ 末端点水平误差	偏颊侧、近中：0.900
⑥ 植入点深度误差	+0.051
⑦ 末端点深度误差	+0.058

图4-2-21g　术后三维精度分析

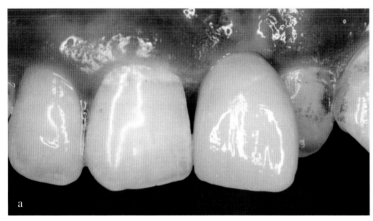

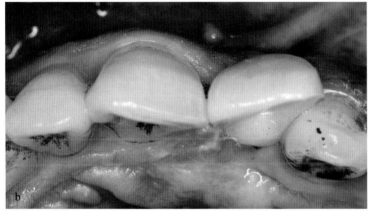

图4-2-22a　永久修复后正面观
图4-2-22b　永久修复后殆面观

　　图4-2-23~图4-2-25展示了一例对照组使用自由手在HV1类位点进行侧切牙即刻种植的病例。患者右上侧切牙扭转，近远中间隙不足，龈缘红肿，唇侧龈缘无明显退缩，牙槽嵴轮廓饱满（图4-2-23）。CBCT显示21为SRP2类（图4-2-24d），作为随机对照临床试验的对照组在微创拔牙后，自由手进行种植体预备并植入Straumann SLActive Bone Level Taper种植体3.3mm×12mm一颗，种植体植入后可见跳跃间隙存在（图4-2-24a，b），使用Bio-Oss Collagen进行间隙植骨，明胶海绵完成牙槽窝封闭（图4-2-24c）。术后再次拍摄CBCT测量种植体植入精度，结果显示与设计位置相比，种植体平台位置偏唇、偏近中约1.54mm，种植体根尖位置偏唇、偏远中约1.22mm，角度偏差约4.98°（图4-2-24d）。术后4个月完成粘接固位全瓷冠修复，可见牙槽嵴轮廓饱满，唇侧黏膜水平与术前维持相同，受修复体戴入挤压轻微发白，PES评分为8分（图4-2-25）。

　　本病例提示自由手进行即刻种植时误差略高于动态导航引导的手术，由于纳入临床试验的原因，我们没有对腭侧皮质骨做过度预备，因此，可以发现种植体平台偏差仍然大于种植体根尖偏差。

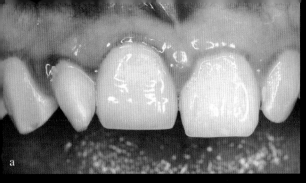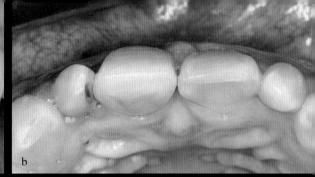

图4-2-23a　术前正面观

图4-2-23b　术前𬌗面观

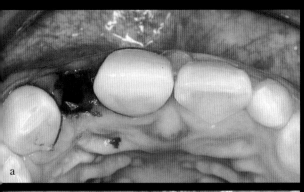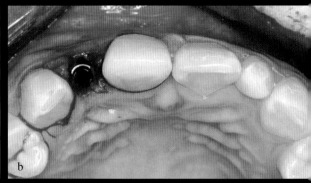

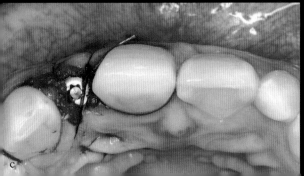

图4-2-24a　微创拔牙

图4-2-24b　自由手植入种植体

图4-2-24c　牙槽窝封闭

种植体信息

Φ3.30 x 12.0

种植体品牌 ：Straumann
系　　列 ：Bone Level Tapered Roxolid SLA
规　　格 ：3.3 mm NC 3.30*mm 021.3512

手术方式： 导航手术

术前方案对比术后CT

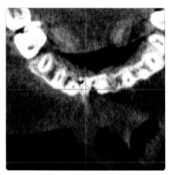

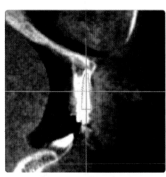

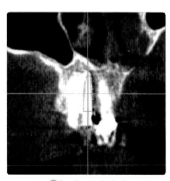

●Implant Coronal　　●Implant Sagittal　　●Implant Axial

精度误差

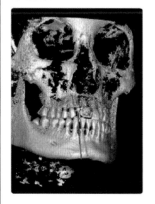

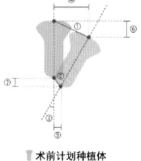

术前计划种植体
术后CT实际种植体

序号	误差信息
① 植入点误差	1.745
② 末端点误差	1.491
③ 植体角度误差	4.983
④ 植入点水平误差	偏颊侧、近中：1.544
⑤ 末端点水平误差	偏颊侧、远中：1.220
⑥ 植入点深度误差	+0.812
⑦ 末端点深度误差	+0.858

d

图4-2-24d　术后三维精度分析

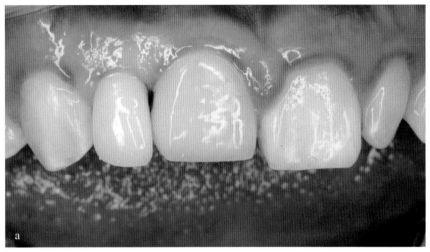

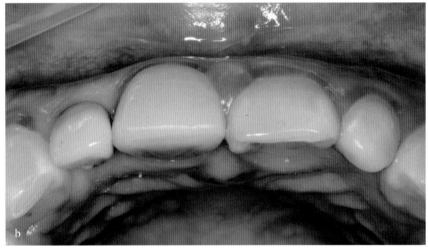

图4-2-25a　永久修复后正面观
图4-2-25b　永久修复后殆面观

2. 动态导航的应用策略

（1）选择合适的种植体外形：临床上常用的种植体可以分为圆柱形和圆锥形两种，其中圆锥形种植体由于根尖收窄更容易进入预备的种植窝而不是原有的天然牙根的位置被更多的临床医生选择用于即刻种植。那么在动态导航引导并不对种植体方向做人为修正时，两种种植体外形哪种更适合即刻种植呢？我们团队设计了一项随机对照临床试验比较圆锥形种植体（Straumann Bone Level Taper）和圆柱形种植体（Straumann Bone Level）在动态导航（迪凯尔，易植美系统）引导下进行美学区即刻种植的精度和初期稳定性。研究共纳入了20位患者，结果显示动态导航引导下的两种种植体都可以获得较高的植入精度：两组进点误差为（0.86±0.26）mm vs（0.89±0.44）mm（P=0.85），两组止点误差为（0.76±0.33）mm vs（0.88±0.36）mm（P=0.45），两组角度偏差为2.49°±1.54° vs 2.31°±1.01°（P=0.76）。从种植体植入扭矩方面看，圆锥形种植体组只有1例植入扭矩<15Ncm，而圆柱形种植体组有3例植入扭矩<15Ncm。因此，虽然植入精度方面两者没有显著差异，但是考虑临床的可操作性和初期稳定性的因素，我们推荐在动态导航引导进行即刻种植时首选圆锥形种植体。

图4-2-26～图4-2-28展示了一例动态导航引导圆柱形种植体在HV1类位点进行侧切牙即刻种植的病例。患者右上侧切牙残根，唇侧龈缘无明显退缩，牙槽嵴轮廓饱满（图4-2-26）。CBCT显示21为SRP2类（图

4-2-27e），微创拔牙后，在动态导航引导下进行种植体预备并植入Straumann SLA Bone Level种植体3.3mm×14mm一颗，种植体植入后可见跳跃间隙存在（图4-2-27a，b），使用Bio-Oss Collagen进行间隙植骨（图4-2-27c），明胶海绵完成牙槽窝封闭（图4-2-27d）。术后再次拍摄CBCT测量种植体植入精度，结果显示与设计位置相比，种植体平台位置偏唇、偏远中约0.42mm，种植体根尖位置偏唇、偏近中约0.40mm，角度偏差约1.81°（图4-2-27e）。术后4个月完成粘接固位全瓷冠修复，可见牙槽嵴轮廓饱满，唇侧黏膜水平与术前维持相同，PES评分为9分（图4-2-28）。

本病例提示在动态导航引导下，使用圆柱形种植体同样能获得较好的植入精度，但是为了获得足够的初期稳定性，可能需要适当增加种植体长度。

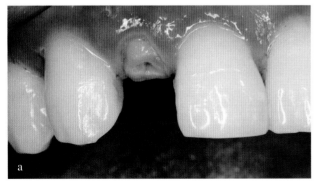
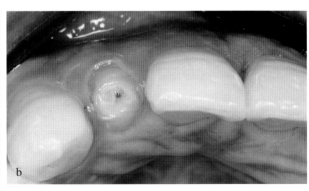

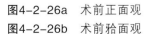

图4-2-26a　术前正面观
图4-2-26b　术前𬌗面观

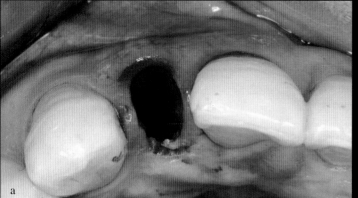

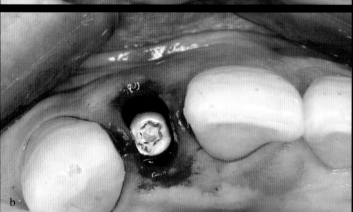

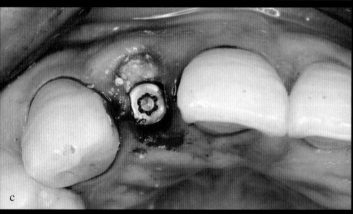

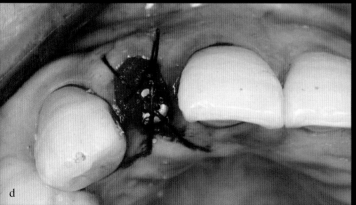

图4-2-27a　微创拔牙
图4-2-27b　导航引导下植入种植体
图4-2-27c　间隙植骨
图4-2-27d　牙槽窝封闭

种植体信息

Φ3.30 × 14.0

种植体品牌 : Straumann
系　　列 : Bone Level Roxolid SLA
规　　格 : 3.3 mm NC 3.30*mm 021.2514

手术方式： 导航手术

术前方案对比术后CT

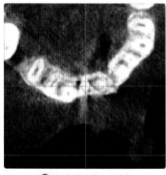

● Implant Coronal

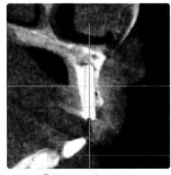

○ Implant Sagittal

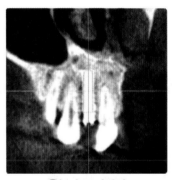

○ Implant Axial

精度误差

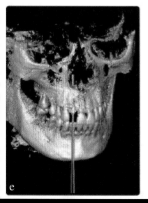

e

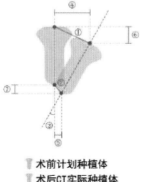

▌ 术前计划种植体
▌ 术后CT实际种植体

序号	误差信息
① 植入点误差	0.487
② 末端点误差	0.467
③ 植体角度误差	1.814
④ 植入点水平误差	偏颊侧、远中: 0.424
⑤ 末端点水平误差	偏颊侧、近中: 0.396
⑥ 植入点深度误差	+0.240
⑦ 末端点深度误差	+0.247

图4-2-27e　术后三维精度分析

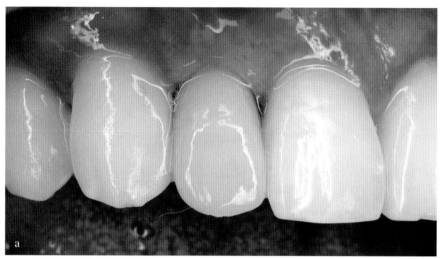

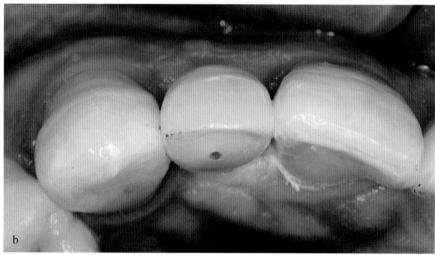

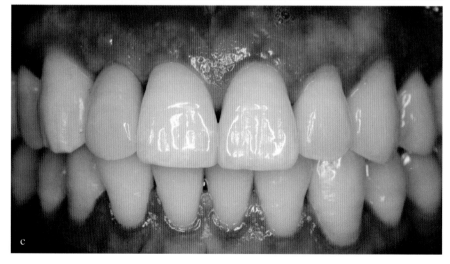

图4-2-28a 永久修复后正面观

图4-2-28b 永久修复后𬌗面观

图4-2-28c 戴牙后咬合情况

（2）导航引导下的定点调整：与静态导板辅助的种植手术不同，动态导航引导下仍需临床医生掌控种植体预备和植入过程，因此，仍然可以遵循在本节第二部分介绍的自由手植入的技巧。对于SRP1类位点，动态导航引导下的定点需要进行相应调整，在进行定点时通常会显示球钻位于正确位置的颊侧，这是由于腭侧皮质骨的阻挡造成球钻无法位于种植体长轴。因此正确的做法是按自由手的技巧，在设计定位A点的位置向颊侧、向根尖方向移动一个中球钻的距离开始定点（B点），此时导航软件应显示点位近远中无偏差且略偏颊侧，持续向腭侧预备至导航软件显示点位无颊侧偏倚完成SRP1类位点的定点。后续按自由手技巧提拉并去除部分腭侧和冠方的皮质骨为后续麻花钻预备提供空间。临床医生可以在实际临床操作中体会这一定点技巧，确保尽可能减少植入种植体位置与软件设计的理想三维位置之间偏差。

五、小结

在本节中我们介绍了如何在即刻位点实现理想三维位置的种植体植入。必须认识到无论是否使用数字化静态导板或者动态导航辅助种植手术，都可以借助数字化手段在术前明确种植体理想的三维植入位置，为种植手术提供参考。虽然数字化的技术可以帮助提高种植体植入精度，但是自由手的技巧仍然是进行美学区即刻种植的基础技能，尤其是在应用动态导航技术时，因此，临床医生应当不断磨砺自己在不同牙槽窝形态下精准植入种植体的临床技术，为实现可预期的美学区即刻种植奠定基础。

第3节　牙槽窝充填和封闭

一、牙槽窝充填

1. 牙槽窝充填的支撑假说

正如我们在第2章（生物学原理）中所论述的，在牙槽窝中植骨可以减少牙槽窝在愈合过程中的骨改建和骨吸收，而在HV1类的即刻位点进行跳跃间隙和牙槽窝植骨可以获得与位点保存相似的临床效果，即将愈合后的水平向骨吸收率减少为15%～25%，垂直向骨吸收降低至1mm以内。因此，现代美学区即刻种植中强调必须留出足够的跳跃间隙——这通常是通过将种植体向腭侧移动并选择相对窄直径种植体获得的，并在跳跃间隙进行植骨以减少牙槽嵴愈合后的骨吸收率。

那么在跳跃间隙中植入何种材料较为理想呢？要明确这一问题的答案，我们首先应当了解位点保存的机制。不幸的是，虽然有大量的临床研究证实了位点保存的临床疗效，但目前仍没有人可以很好地解释为什么牙槽窝植骨可以减少骨改建和骨吸收这一临床现象背后的根本机理。有临床学者提出了假说：牙槽窝中植骨是起到了支撑牙槽嵴的作用，以对抗软组织为了关闭创口而对下面骨组织造成的压迫和吸收。虽然这一假说并没有完全得到证实，但是也有部分的临床研究的结果侧面由这一假说所印证。北大口腔林野教授团队的蒋析医生在2016年提出了一种全新的牙槽窝保存技术，即在9例位点拔牙后进行唇侧微翻瓣，并植入适合弧度的微型钛支架，通过微型钛钉固定后缝合牙龈。在牙槽窝愈合4个月后通过CBCT进行水平向骨吸收量的检查，在牙槽窝中未植入骨粉的情况下，结果显示9例的水平向骨量从术前的（7.51±0.48）mm降低到了（6.81±0.44）mm，水平向骨吸收率约10%。虽然这个方法存在操作上的局限性，但也从侧面显示通过钛支架借助唇侧软组织压力后可以有效减少牙槽窝愈合后的骨吸收。

因此，我们总结出理想牙槽窝充填材料应满足的条件：良好的生物相容性、一定的机械稳定性和较低的替代率。

2. 适宜材料

我们团队利用数据挖掘技术对美学区种植的常见术式进行了映射综述（mapping review），该综述共纳入了301篇探讨美学区种植手术的文献，其中研究即刻种植的文献最多（共141篇文献，4670位患者）。共有45篇文献（1348位患者）聚焦在不翻瓣即刻种植位点进行单纯间隙充填，其中使用异种骨的最多（共22篇文献，655位患者），其他植骨材料包括：自体骨（共4篇文献，75位患者），同种异体骨（共8篇文献，219位患者），合成骨（共2篇文献，39位患者）和混合使用（共12篇文献，360位患者）。可以看到临床中最常用的即刻位点牙槽窝充填材料为异种骨，这与我们的临床习惯也是相符的。我们团队过去在临床实践中运用最多的是Geistlich的Bio-Oss骨粉，同时为了更严密快速地进行牙槽窝充填，我们也开始使用Geistlich的骨胶原材料（Bio-Oss Collagen），研究显示，在间隙中使用骨胶原进行充填1年的水平向骨吸收率为29.3%。考虑HV1类位点进行牙槽窝充填通常是最有利的四壁型骨缺损，其他类型的骨替代材料，如同种异体骨等往往也能获得可预期的临床效果。

值得一提的是，有临床学者尝试使用外周血提取的生长因子，如富血小板纤维蛋白（platelet-rich fibrin，PRF）膜等进行即刻位点的牙槽窝充填。一篇新发表的随机对照临床试验显示PRF组的术后6个月的水平向骨吸收量显著高于Xenograft组（1.63mm vs 0.59mm，$P < 0.01$），其他临床指标如ISQ值和边缘骨吸收也显著劣于Xenograft组。因此，我们不推荐使用该类材料进行即刻位点的牙槽窝充填。

二、牙槽窝封闭

1. 牙槽窝封闭的作用

在完成HV1类位点的种植体植入和牙槽窝充填后，需要选择合适的方法完成牙槽窝的封闭。在传统的翻瓣手术当中，临床医生通常可以通过骨膜离断和冠向复位瓣来完成牙槽窝封闭，帮助实现初期愈合，隔绝口内唾液的干扰，从而使位点内的种植体和生物材料具有良好的愈合环境。但是正如我们在第3章中所论述的，翻瓣手术不仅会影响颊侧的血供，也会给患者带来更大的手术创伤，同时冠向复位瓣会破坏膜龈联合的一致性，所以我们推荐在HV1类位点使用不翻瓣的即刻种植技术。回顾我们在牙槽窝充填中介绍的支撑假说，一部分的牙槽骨吸收是由于软组织迫切希望关闭创口，从而产生唇侧压力并造成骨组织塌陷以获得更早的创口愈合，如果我们能利用合适的材料给机体传送牙槽窝已经完成封闭的信号，这有助于获得更多的牙槽嵴顶的软组织量，甚至有可能减少牙槽骨的吸收，这一科学假说是否真实还有待进一步的临床试验验证，但是应用合适的生物材料进行牙槽窝封闭是必要的。那么在不翻瓣的情况下应该如何选择合适的方法完成牙槽窝封闭呢？

2. 异种胶原基质

我们首先讨论进行埋入式愈合的情形，埋入式愈合通常用于即刻种植体初期稳定性不佳，或软组织量不足时。自体游离龈移植是一种常用的角化龈增宽的术式，在牙周领域有较为广泛的应用。临床医生也可以使用环切刀制取一块圆形的游离龈以完成牙槽窝封闭。但是该方法存在需要开辟第二术区和增加手术创伤的局限性，此外对于美学区种植腭侧的移植物也存在颜色差异的美学问题。因此，越来越多的临床医生选择软组织替代材料来替代自体组织，其中文献报道较多的是异种胶原基质

（Mucograft）。在2015年发表的一篇随机对照临床试验显示异种胶原基质和自体游离龈移植可以在1年随访时的即刻种植位点获得相似的颊侧骨厚度（牙槽嵴顶下1mm、3mm、5mm）和边缘骨吸收。

3. 即刻修复体和愈合帽

当选择非埋入愈合时，我们可以通过安装即刻修复体和愈合帽来完成牙槽窝的封闭。临床医生需要与牙科技师密切配合，制作合适穿龈形态的即刻修复体来完成封闭创口并进行软组织塑形，具体方法与流程将在第7章（基本修复流程）中介绍。Stephen Chu等在2012年首次提出了双区植骨技术，除了在种植体平台以下需要进行植骨以获得稳定的成骨外（根尖区），种植体平台以上至牙龈边缘也需要进行植骨（龈下区）。由于即刻修复体在次关键区通常需要内收以期获得愈合后更多的软组织量，为避免软组织塌陷，需要植入骨替代材料用于支撑牙龈，同理当临床医生选择安装预成的标准型愈合帽时，同样需要应用双区植骨技术进行软组织支撑。

个性化愈合帽是指根据位点穿龈形态个性化定制的愈合帽，可以很好地封闭牙槽窝并起到对软组织支撑的效果，具体方法与流程将在第5章（后牙区即刻种植）中阐述。一篇最新发表的随机对照临床试验共纳入了28位患者，比较了使用个性化愈合帽和异种胶原基质用于即刻位点牙槽窝封闭的临床疗效，在12个月的随访后，结果显示两组在颊侧骨吸收、龈乳头

充盈和牙龈水平封闭均无显著差异。因此，个性化愈合帽可以获得与胶原基质相似的牙槽窝封闭效果。

第4节　总结

在本章中我们介绍了在HV1类进行即刻种植的重要外科步骤，准确的术前诊断、遵循微创的治疗理念、以修复为导向的种植体植入和良好的牙槽窝充填与封闭都是实现可预期的临床疗效的要点。应当选择适宜的生物材料进行牙槽窝充填和封闭而尽可能避免制取自体组织的治疗策略也符合微创的治疗理念。数字化技术可以帮助提高种植外科的精准度，但是熟练地掌握并运用数字化技术存在一定学习曲线，临床医生应该根据自身的情况合理选择数字化技术辅助临床治疗。

参考文献

[1] Araújo MG, Silva CO, Souza AB, et al. Socket healing with and without immediate implant placement[J]. Periodontol 2000, 2019, 79:168-177.

[2] Chen Y, Zhang X, Wang M, et al. Accuracy of Full-Guided and Half-Guided Surgical Templates in Anterior Immediate and Delayed Implantation: A Retrospective Study[J]. Materials, 2021, 14:26.

[3] Chen Z, Li J, Sinjab K, et al. Accuracy of flapless immediate implant placement in anterior maxilla using computer-assisted versus freehand surgery: A cadaver study[J]. Clin Oral Implants Res, 2018, 29:1186-1194.

[4] Chu SJ, Salama MA, Salama H, et al. The dual-zone therapeutic concept of managing immediate implant placement and provisional restoration in anterior extraction sockets[J]. Compend Contin Educ Dent, 2012, 33:524-532, 534.

[5] Degidi M, Daprile G, Nardi D, et al. Buccal bone plate in immediately placed and restored implant with Bio-Oss((R)) collagen graft: a 1-year follow-up study[J]. Clin Oral Implants Res, 2013, 24:1201-1205.

[6] Elbrashy A, Osman AH, Shawky M, et al. Immediate implant placement with platelet rich fibrin as space filling material versus deproteinized bovine bone in maxillary premolars: A randomized clinical trial[J]. Clin Implant Dent Relat Res, 2022, 24(3):320-328.

[7] Feng Y, Su Z, Mo A, et al. Comparison of the accuracy of immediate implant placement using static and dynamic computer-assisted implant system in the esthetic zone of the maxilla: a prospective study[J]. Int J Implant Dent, 13, 8(1):65.

[8] Fernandes D, Nunes S, López-Castro G, et al. Effect of customized healing abutments on the peri-implant linear and volumetric tissue changes at maxillary immediate implant sites: A 1-year prospective randomized clinical trial[J]. Clin Implant Dent Relat Res, 2021, 23(5):745-757.

[9] Jiang X, Lin Y, Zhang Y, et al. A novel technique to preserve the alveolar ridge width following tooth extraction in the maxillary frontal area[J]. Beijing Da Xue Xue Bao Yi Xue Ban, 2016, 48:175-179.

[10] Kan JYK, Rungcharassaeng K, Deflorian M, et al. Immediate implant placement and provisionalization of maxillary anterior single implants[J]. Periodontol 2000, 2018, 77:197-212.

[11] Meloni SM, Tallarico M, Lolli FM, et al. Postextraction socket preservation using epithelial

connective tissue graft vs porcine collagen matrix. 1-year results of a randomised controlled trial[J]. Eur J Oral Implantol, 2015, 8:39-48.

[12] Natto ZS, Parashis A, Steffensen B, et al. Efficacy of collagen matrix seal and collagen sponge on ridge preservation in combination with bone allograft: A randomized controlled clinical trial[J]. J Clin Periodontol, 2017, 44:649-659.

[13] Tahmaseb A, Wu V, Wismeijer D, et al. The accuracy of static computer-aided implant surgery: A systematic review and meta-analysis[J]. Clin Oral Implants Res, 2018, 29(Suppl 16):416-435.

[14] Vanderstuyft T, Tarce M, Sanaan B, et al. Inaccuracy of buccal bone thickness estimation on cone-beam CT due to implant blooming: An ex-vivo study[J]. J Clin Periodontol, 2019, 46:1134-1143.

[15] Wei SM, Li Y, Deng K, et al. Does machine-vision-assisted dynamic navigation improve the accuracy of digitally planned prosthetically guided immediate implant placement? A randomized controlled trial[J]. Clin Oral Implants Res, 2022, 33(8):804-815.

[16] Wei SM, Shi JY, Qiao SC, et al. Accuracy and primary stability of tapered or straight implants placed into fresh extraction socket using dynamic navigation: a randomized controlled clinical trial[J]. Clin Oral Investig, 2022, 26:2733-2741.

[17] Wei SM, Zhu Y, Wei JX, et al. Accuracy of dynamic navigation in implant surgery: A systematic review and meta-analysis[J]. Clin Oral Implants Res, 2021, 32:383-393.

[18] Wu XY, Acharya A, Shi JY, et al. Surgical interventions for implant placement in the anterior maxilla: A systematic scoping review with evidence mapping[J]. Clin Oral Implants Res, 2023, 34(1):1-12.

5

CHAPTER

第 5 章

后牙区即刻种植

IMMEDIATE IMPLANT PLACEMENT IN POSTERIOR REGION

本章由黄建生教授撰写，总结了其多年来后牙区即刻种植的丰富临床经验，详细介绍了不同临床情景下可以应用的后牙区即刻种植技术，以期为读者提供翔实的临床参考。

第1节　后牙区即刻种植的里程碑

种植义齿临床推广最大的阻力来自两方面：一是费用高昂，二是治疗周期长。常规的种植义齿修复的流程是拔牙后需要3~6个月的软硬组织愈合期，才可以植入种植体，种植体植入后还需要至少2个月的骨结合时间。整个种植义齿修复治疗周期短则6个月，长则1~2年。

1976年，德国Tübingen大学Schulte等发明了即刻种植体，并于1978年首次提出了即刻种植的概念，即在拔牙后的新鲜牙槽窝内即刻植入种植体。早期认为根形种植体和牙槽窝（前牙）的形态更加匹配，有可能阻止拔牙后唇侧骨板的吸收和改变，而且根形种植体植入牙槽窝后可以获得良好的初期稳定性，减少了种植体和骨板之间的间隙。但是，临床应用后，却发现大量病例出现了唇颊侧软组织退缩等严重的生物学并发症。即刻种植技术的临床应用和推广因此停滞不前。

20世纪90年代，随着引导骨再生（guided bone regeneration，GBR）技术在种植外科中的应用，即刻种植的禁忌范围日益缩小，即刻种植技术又重新被很多临床医生提上了议程。迄今，有大量文献研究支持即刻种植可以获得与延期种植相近的成功率。即刻种植具有可以缩短治疗周期、减少治疗频次、缩短椅旁时间、减轻患者的负面临床体验、更快恢复患者咀嚼功能等优点，此外，上颌后牙区即刻种植还可以减少上颌窦的气化现象，后牙区即刻种植技术具有很大的临床推广和应用价值。

后牙区美学要求相对不高，对于患者和临床医生而言，后牙牙槽窝存在一些特点，如牙槽窝骨壁较厚，牙槽嵴颊舌向宽度较大，一般可以获得足够的跳跃间隙。相对于前牙区即刻种植，后牙区即刻种植的美学并发症的风险也因此大大降低。故后牙区即刻种植适应证的范围往往较前牙区宽。

即便如此，由于后牙牙槽窝的解剖形态比较复杂，在后牙区的即刻种植中，依然存在着诸多挑战：后牙为多根牙，植入位点较难把握。受上颌窦、下牙槽神经管和下颌下窝的影响，后牙区即刻种植的利用骨量常常受到限制，种植体植入后初期稳定性获得难度更大。软组织缺损较前牙区多，创口关闭难度增加。所以，后牙区即刻种植对医生的技术和经验要求更高。

第2节　后牙区即刻种植的关键临床证据

牙齿拔除后由于失去了正常的生理刺激，拔牙位点的牙槽嵴的高度和宽度均会发生降低。有研究认为，拔牙后前6个月，牙槽嵴的宽度平均减少1.7mm，高度平均减少0.9mm。很多学者通过临床观察发现，即刻种植和延期种植后牙槽嵴都会发生不可逆性的骨吸收。有学者通过动物实验发现，与延期种植相比，即刻种植后牙槽嵴唇颊侧骨壁的吸收小于拔牙后的生理性吸收。

目前的研究认为拔牙后即刻植入种植体，种植体和牙槽窝内存在部分间隙，间隙被骨代用品和血凝块充填，种植体与牙槽窝同步愈合。由于种植体占据了牙槽窝的空间，间隙内被血凝块充满，同时成骨细胞可在种植体表面直接分泌骨基质。随着骨改建，种植体与牙槽窝之间的间隙缩小，种植体周围的新骨向冠方生长，包绕在种植体颈部，种植体的植入促进了骨的生长和牙槽窝的快速愈合。有学者认为即刻种植比延期种植更具有骨结合的优势。

目前大多数学者认为，即刻种植或同期植骨或加屏障膜的使用对防止牙槽骨吸收有一定作用。即刻种植可以预防或减少牙槽骨生理性吸收和萎缩，有利于种植体植入后获得理想的三维位置，缩短疗程，同时减轻了患者多次手术的痛苦。在严格选择适应证、精确操作、合理设计种植修复的前提下后牙区即刻种植可以获得92%~99%（5年）的成功率，与传统的延期种植的成功率并无太大差异。因此,越来越多的医生及患者愿意选择即刻种植。

第3节 后牙区即刻种植的外科流程

后牙区即刻种植的基本外科流程包括:术前评估、治疗方案的制订、微创拔牙、精确植入、植骨方案选择、软组织封闭和负荷方式。

一、后牙区即刻种植的适应证

- 患者没有重度吸烟(大于20支/天)等不良嗜好,口腔卫生状况良好
- 受植区周围软组织或牙齿无不可控的炎症等不稳定因素
- 拟拔除患牙根尖区无急性炎症和大量的肉芽组织
- 受植区周围软组织健康且充足,或通过一定的技术手段可以有效关闭创口
- 受植区周围牙槽骨无明显的缺损和骨折,拔牙后剩余骨量可供种植体植入后获得足够的初期稳定性
- 临床常见的即刻种植拔牙原因为:外伤、龋齿、牙周炎、乳牙滞留等。对因牙周炎拔除即刻种植的病例,原则上应先进行牙周综合治疗,包括牙周基础治疗和调𬌗等

二、后牙区即刻种植的禁忌证

- 拔牙时有脓性分泌物溢出
- 拔牙窝周围软组织有蜂窝组织炎和肉芽肿

- 拔牙窝根尖区缺乏足够的可利用骨量
- 受上颌窦、下牙槽神经管和下颌下窝位置影响,可利用骨高度不足,且不能同期采用上颌窦内提升技术
- 拟拔除患牙已形成骨固连,无法微创拔除
- 剩余骨的解剖形态不利于理想种植修复
- 患者存在全身种植义齿修复禁忌证,如未控制的骨代谢性疾病、恶性肿瘤等

有关感染拔牙窝是否可以即刻植入种植体还存在争议。传统的种植理论认为种植前应彻底清除感染物。有学者则认为轻度感染可刺激成骨,利于种植体骨结合的形成,感染拔牙窝非即刻种植的绝对禁忌。也有学者认为通过术中清创、术后抗生素应用以及保持良好的口腔卫生,感染拔牙窝的即刻种植一样可以获得满意的效果。感染拔牙窝是否适合即刻种植还需要更多的临床研究去验证。

后牙区即刻种植义齿的适应证和禁忌证并非绝对的,临床上还须综合考虑:可预测的种植体骨结合、解剖结构、美学效果、软硬组织的稳定、功能的修复、咬合关系、外科医生的经验以及患者本人的全身健康状况、期望和依从性。

三、拔牙前的临床和放射学评估

由于后牙特殊的解剖结构及特点,拔牙术后存在多个拔牙窝及根间骨隔,此外,牙槽骨的剩余可利用高度还受到上颌窦、下牙槽神经管以及下颌下窝位置变化的限制,这些解剖结构的存在,都使后牙区即刻种植充满挑战。

如图5-3-1所示，36根折，术前评估拟拔除患牙，根尖距离下牙槽神经管约2mm，为获得初期稳定性，植入4.8mm×10mm的种植体，CBCT显示种植体根尖紧贴下牙槽神经管，虽然术后未出现并发症，但风险极大。

由于牙齿拔除后不仅存在骨缺损，同时还存在大量的软组织缺损，后牙区即刻种植时

一期关闭创口较为困难，所以，即刻种植通常采用开放式愈合技术，即植入种植体后直接接入愈合基台。而开放式愈合要求种植体必须具备良好的初期稳定性，如果种植体的初期稳定性得不到保证，就无法实现开放式愈合，术中关闭创口就成为大问题。在拔牙窝内行即刻种植，通常要求种植体的根尖部分至少有

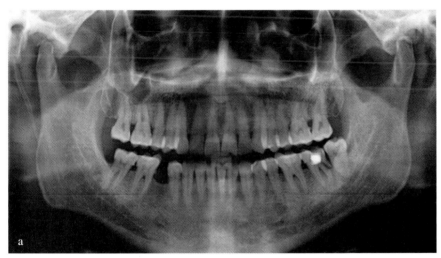

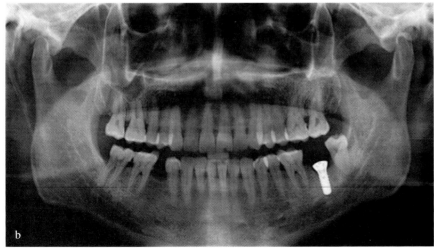

图5-3-1a 术前全景片
图5-3-1b 术后全景片

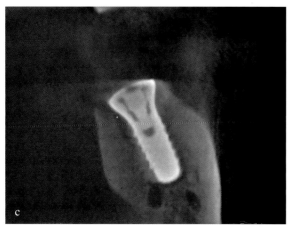

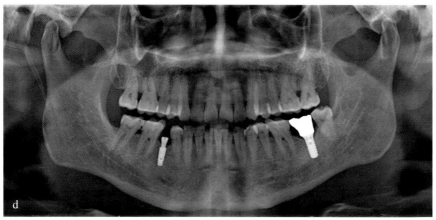

图5-3-1c　术后CBCT
图5-3-1d　36修复完成

3～5mm与天然骨接触，以保证种植体在拔牙窝内的初期稳定性。因此，必须考虑上下颌骨特殊解剖结构的位置以评估对种植体植入的干扰及根据具体情况制订相应对策。

　　因此，拔牙术前对拟拔患牙的临床和放射学评估非常重要，特别术前CBCT测量分析是确保后牙区即刻种植成功的基础。评估内容

包括：牙冠和釉牙骨质界处的牙齿宽度，这些参数与种植体颈部平台的宽度和种植体植入深度有关，这个空间与穿龈轮廓形成关联，将影响龈乳头的形成以及软组织的厚度。不论即刻种植采用大直径种植体还是标准直径（4～5mm）种植体均可以获得可预测的穿龈轮廓，不过标准直径种植体对植入深度更敏

感，太浅无法诱导龈乳头形成，太深袖口软组织过厚。上颌窦底的位置直接影响牙槽骨可利用高度。根据临床经验，上颌窦底至根分叉的距离为3~5mm，且每个根之间的距离为5mm时，对于即刻植入种植体的初期稳定性具有重要意义。下牙槽神经管和下颌下窝的位置对于即刻种植也是重要的解剖学因素，直接影响到下颌牙槽骨的可利用高度及种植角度。高度不足及植入角度的偏差，种植时意外穿通下牙槽神经管及下颌下窝，将可能导致下颌永久性感觉异常、出血及感染等严重并发症。另外，牙根的长度（根分叉到根尖的长度）将决定安全种植的骨高度或深度。

后牙区即刻种植的最终决策是在牙齿拔除后，评估牙槽窝的解剖形态和可利用骨量后做出的。拔牙前，通过临床检查和放射学特别是CBCT评估；拔牙后，重点评估拟种植区的骨质和骨量，并对种植体植入后的初期稳定性和预后做出预估。根据术前的评估，可以基本确定后牙拔除后可否即刻种植，以及选择合适种植系统、型号以及负荷方式。

四、后牙拔除后拔牙窝形态的分类

拔牙窝的形态取决于牙根的解剖结构，拔牙窝的形态又决定牙拔除后可否采用即刻种植技术，以及技术的复杂程度。上颌磨牙与下颌磨牙牙根数量及形态有很大差异，同一牙位的不同个体之间也存在差异。

Smith和Tarnow根据种植体在拔牙窝内获得初期稳定性的情况将后牙拔牙窝分为A型、B型和C型。

（1）A型拔牙窝：种植体可按理想的三维位置完全植入牙槽间隔骨内，牙槽间隔骨完全包绕种植体（图5-3-2）。

（2）B型拔牙窝：牙槽间隔骨部分包绕种植体，植入的种植体可获得良好的初期稳定性，但骨组织不能完全包绕种植体，在种植体的一个或多个表面和拔牙窝骨壁之间存在间隙（图5-3-3）。

（3）C型拔牙窝：拔牙窝几乎没有牙槽间隔骨，牙槽间隔骨不能包绕种植体，如果植入标准直径种植体（4mm左右），种植体与拔牙窝骨壁不接触（图5-3-4）。

A型和B型拔牙窝种植体植入可以获得良好的初期稳定性，没有牙槽间隔骨的C型拔牙窝，常规种植较难获得初期稳定性。通常至少需向拔牙窝根方3~4mm植入种植体。由于存在上颌窦和下牙槽神经管以及下颌下窝，后牙区可利用骨高度常常受限。此外，为在C型拔牙窝中植入种植体获得良好的初期稳定性，也可采用超宽直径（直径>6mm）种植体，使植入的种植体与拔牙窝骨壁贴合。对于后牙拔牙窝拥有较厚的颊舌侧骨壁（>2mm）的病例，种植体植入后的牙槽嵴结构发生显著变化的可能性不高。

对牙根较短的患牙，可利用骨量充足，即刻种植难度不大，甚至近乎常规种植（图5-3-5和图5-3-6）。

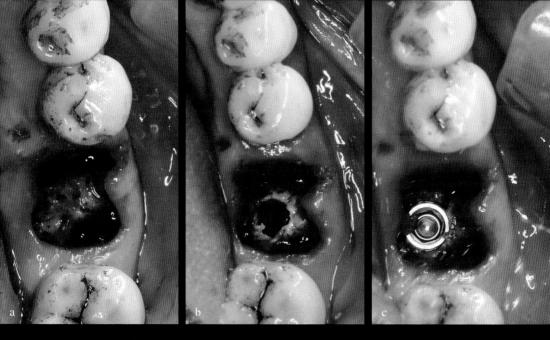

图5-3-2a~c　A型拔牙窝

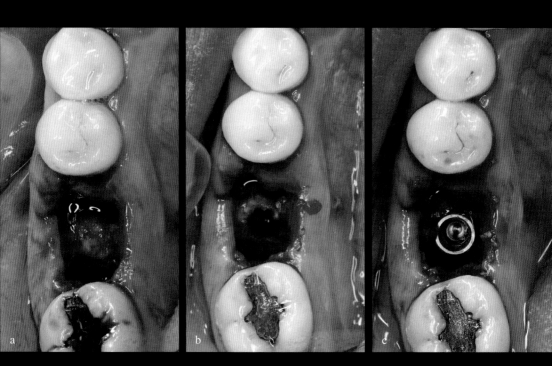

图5-3-3a~c　B型拔牙窝

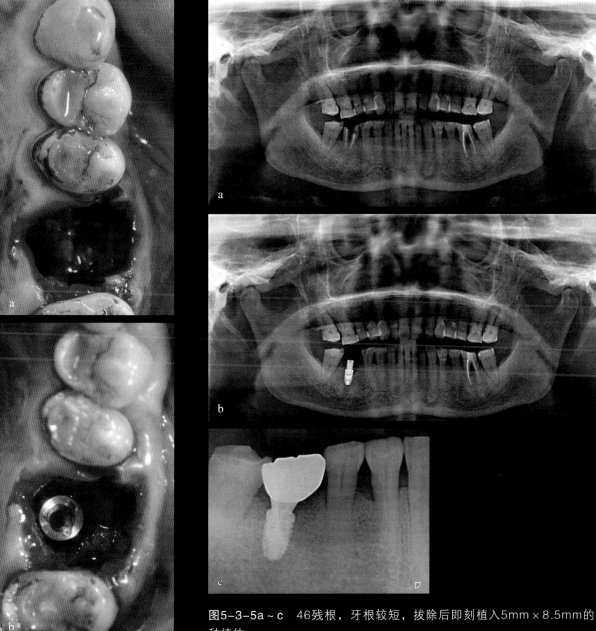

图5-3-5a～c 46残根，牙根较短，拔除后即刻植入5mm×8.5mm的种植体

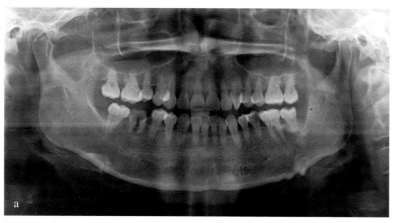

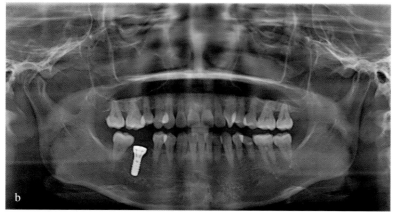

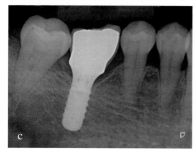

图5-3-6a~c　46残根，牙根较短，拔除后即刻植入4.8mm×10mm的种植体

五、后牙区即刻种植的技术要点

1. 微创拔牙

拔牙后牙槽骨的吸收是不可避免的，即刻种植必须遵循微创拔牙的原则，尽量实施微创不翻瓣拔牙术。即刻种植时保持拔牙窝骨壁及牙槽间隔的完整性非常重要，一旦牙槽间隔破坏或缺失，种植体更难获得良好的初期稳定性。

后牙通常为多根牙，拔除前原则上建议先采用高速涡轮钨钢裂钻或超声骨刀分根（图5-3-7），注意避免破坏牙槽间隔处的骨质及拔牙窝周围的骨壁。很多磨牙分根后常规拔牙法即可轻易拔除残根。

对有可能引起牙槽窝骨壁损伤的情况，建议使用牙周膜分离器或微创拔牙刀。牙周膜分离器和微创拔牙刀有多种工作尖，分别适用于不同的牙位和相同牙位的不同部位。使用时，使牙周膜分离器或微创拔牙刀工作尖沿牙根长轴方向楔入患牙牙周间隙，在牙根与固有牙槽窝之间，用持续轻巧的环绕动作让工作尖不断进入牙槽窝，薄而锋利的尖端可逐渐切断牙周膜，轻微压缩牙槽骨，大约要切断2/3根长的牙周膜，即可解除牙根脱位的阻力，使患牙和缓地从牙槽窝向外脱位。如果牙根还很牢固，按近中、远中、颊侧、舌/腭侧的次序重复上述步骤，逐步切断牙周膜，直到牙根松动脱位，然后，再用残根钳，依次分别拔除多个牙根。

由于拔除的患牙周围组织或多或少存在炎症，在种植窝制备前彻底清除炎性组织十分

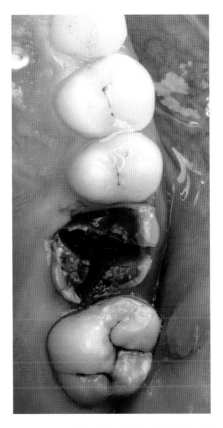

图5-3-7 拔牙前采用高速涡轮钨钢裂钻进行分根

重要，不仅可以阻止该区域组织的继续破坏，避免手术过程可能因为细菌和毒素侵入周围组织，还有利于该区域拔牙窝的正常愈合和种植体在该区域与骨组织的结合，避免种植失败的风险增加。方法为采用不同型号大小的带齿或无齿刮匙，仔细清除拔牙窝内残留组织，也可选择合适型号的肉芽组织专用清理钻种植机低速生理盐水冷却下清理感染的软组织。

术毕，生理盐水反复冲洗拔牙窝，小心地提起黏骨膜瓣观察评估拔牙窝颊舌侧骨板的完整性及其厚度，最后确定种植方案并实施。

2. 种植窝的制备

根据拔牙前的临床和放射学评估、拔牙后的临床，必要时放射学评估，制订的种植治疗计划，确定种植体植入位点、型号后，方可按治疗方案预定方向和角度制备合适的种植窝。

由于后牙牙槽窝形态复杂，牙根间隔骨呈现不规则形态，为防止种植窝制备时钻针侧滑，建议使用尽量尖锐的先锋钻定位，有条件的可以采用导板定位。先锋钻转速控制在1000～1300rpm之间，避免发生摆动。种植窝制备时采用提拉式扩孔，精确备洞，以确保种植体与受植窝密合。对骨质疏松的位点，可采用级差备洞，即小的备孔扩孔钻制备种植窝，然后植入较大直径的种植体，该技术适用于螺纹种植体。螺纹种植体的直径一般比最后一级扩孔钻直径粗0.5～0.8mm。必要时，也可采用骨挤压等特殊技术。

备孔深度及种植体直径应根据可利用牙槽骨高度、牙槽间隔骨质情况以及负荷方式灵活选择。

从组织学上看，种植体骨结合至少需要3～5mm完整的骨–种植体界面结合。初期稳定性有骨维持、稳定血凝块、防止上皮长入和防止软组织塌陷的作用，是种植体骨结合的形成必要条件。术前、在预备种植窝过程中甚至种植体植入时，发现植入的种植体无法获得足够的初期稳定性，就应该放弃即刻种植。对于可利用牙槽骨高度充足的情况，应按照负荷要求，选择植入种植体的长度。对于非即刻负荷的病例，只要确保植入的种植体的扭矩值>20Ncm，植入种植体长度10mm即可（图5-3-8）。

在上颌磨牙区进行种植窝制备及种植体植入时技术敏感性更高。上颌磨牙即刻种植应满足根尖上方至少存在3～5mm可利用牙槽骨且颊腭侧骨壁完整，近远中邻牙间距>9mm，颊腭向牙槽窝骨壁间距>9mm。种植窝制备时应充分利用根骨间隔和牙槽窝底至上颌窦底之间的牙槽骨，以实现种植体的初期稳定性。

翻瓣与否不会影响种植体的留存率、成功率及边缘骨吸收。磨牙拔除后采用即刻种植技术时，部分学者认为可不翻瓣尽量不翻瓣以减少手术创伤，而且不翻瓣的患者术后疼痛较低，并且在骨维持方面效果也较为满意。也有学者认为需要翻瓣彻底清除炎性组织，同时保证最后的无张力缝合。

3. 种植体的选择

即刻种植时植入的种植体需要获得足够的初期稳定性（机械稳定性）。种植体的机械稳定性取决于牙槽骨的密度和质量、术者的手术技巧、种植窝的制备及种植体的宏观形态和微观结构。种植体的后期稳定性是通过初期稳定性和骨重塑共同作用取得。种植的整体稳定性取决于生物和机械因素。开始时种植体的机械因素起主要作用，随时间推移，生物因素逐渐占主导地位。为获得良好的初期稳定性，除了种植窝的制备，种植体的选择同样非常重要。种植体的选择需要考虑种植体的宏观形态、微观结构，以及基台和种植体的连接方式。

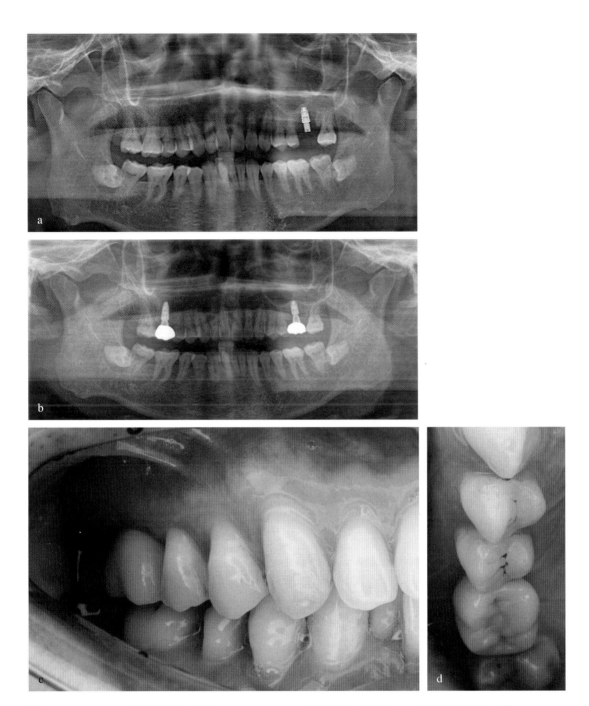

图5-3-8a～d　16纵裂拔除，植入5.0mm×10mm种植体，其中4mm左右进入基骨，跳跃间隙充填骨胶原，初期稳定性＞25Ncm，4个月后完成修复

目前，主流种植体的宏观设计主要分为锥形和柱形。研究表明锥形种植体，深螺纹设计更加有利于获得初期稳定性。锥形种植体在植入过程中可对牙槽骨产生侧向压力，深螺纹可增加接触面积、植入扭矩，同时在种植体与终末钻的直径级差0.5mm以上，可避免植入过程中过度产热而影响骨结合。此外，种植体根尖部的自攻切削、多重引导螺纹等设计均有利于获得初期稳定性（图5-3-9）。对于即刻种植而言，重点应在开始阶段改善种植体的机械性能，通过选用粗糙表面的种植体以提高种植体的微观锁结作用，选用螺纹设计的种植体以改善宏观锁结作用。

如图5-3-9所示，47根尖周炎拔除，骨质疏松，可利用骨量4mm左右。即刻植入5mm×10mm采用反向切割凹槽、根尖部有自攻切削功能的种植体，该种植系统非常容易获得初期稳定性。病例随访4年。

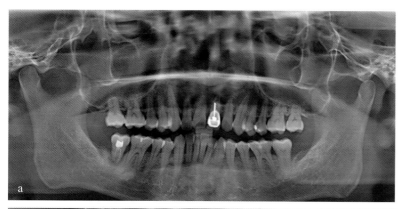

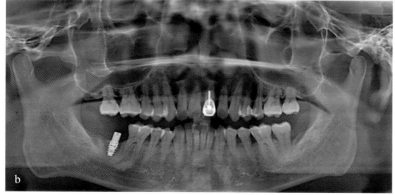

图5-3-9a 术前全景片
图5-3-9b 术后即刻全景片

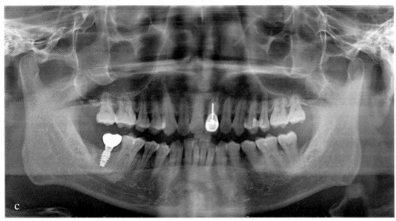

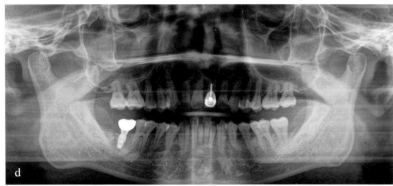

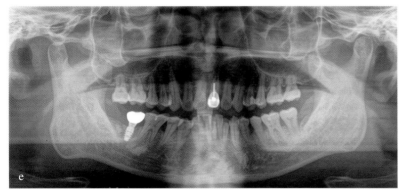

图5-3-9c　永久修复后全景片

图5-3-9d　修复后1年复查

图5-3-9e　修复后4年复查

就宏观形态而言，增加种植体的直径和长度可扩大种植体与牙槽骨的接触面积，减少种植体-骨界面的应力集中。种植体直径越小，牙槽骨内相应应力越高。但种植体直径超过一定限度时，对应力改变的意义不大。临床上，根据拔牙窝的解剖形态和根部可利用基骨的骨量、骨质以及种植体的负荷类型选择合适的种植系统及长度与直径。原则上要求种植体尽可能与根部天然基骨接触，并获得足够的初期稳定性。种植体根端一般位于拔牙窝根方3~5mm牙槽骨内。

由于种植体-骨界面的应力主要集中在种植体颈部皮质骨区，在受植区骨量允许的条件下，应尽可能使用大直径种植体以获得较好的初期稳定性，尤其当骨质较为疏松时，更宜采用宽直径种植体。应用大直径种植体可增加其颈部与皮质骨区的接触面积，利于应力分散，减少骨吸收，提高成功率。根据拔牙后拔牙窝及磨牙受力特点，目前认为磨牙区植入超大直径（>6mm）种植体对种植成功有着重要意义。能够更大面积地与周围牙槽骨结合、尽可能维持软硬组织的自然解剖结构，分散牬力；还能减少基台与种植体以及牙冠间的间隙，有助于保持清洁，避免种植体周围炎的发生（图5-3-10~图5-3-12）。

如图5-3-10所示，24、25、26因牙周炎拔除，24、26植入种植体，26位点骨质疏松，植入6mm×8mm超大直径种植体，紧贴上颌窦底，接入愈合基台。

如图5-3-11所示，37残冠，微创拔除后，常规制备种植窝，植入6mm×6mm种植体，埋入式愈合，3个月后完成修复，修复后随访1年。

如图5-3-12所示，46残冠，微创拔除后，常规制备种植窝，植入6mm×8mm种植体，接入6mm纯钛愈合基台，3个月后完成修复。

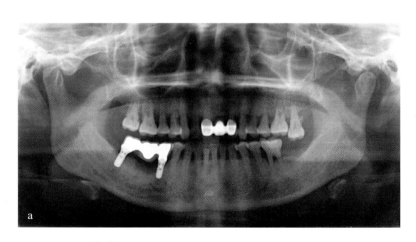

图5-3-10a 术前全景片

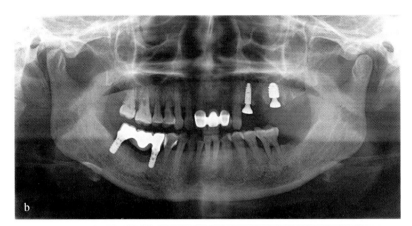

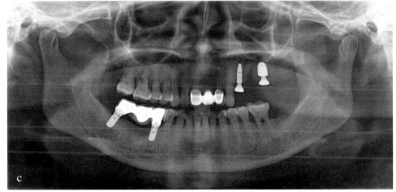

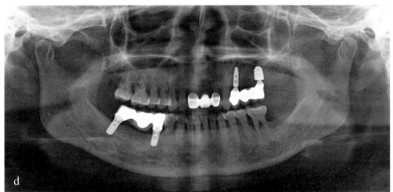

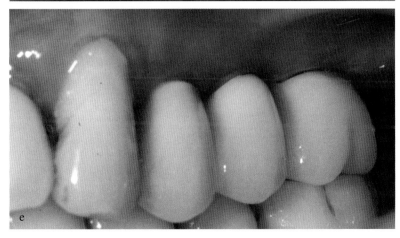

图5-3-10b 术后即刻全景片
图5-3-10c 取模前全景片
图5-3-10d 永久修复后全景片
图5-3-10e 永久修复后口内观

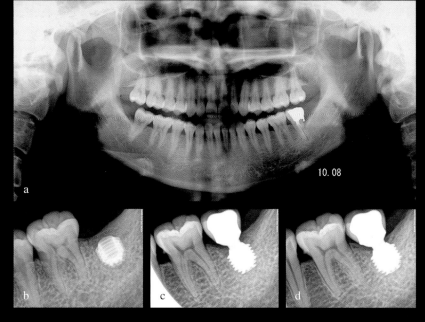

图5-3-11a 术前全景片
图5-3-11b 术后即刻根尖片
图5-3-11c 永久修复后根尖片
图5-3-11d 1年随访根尖片

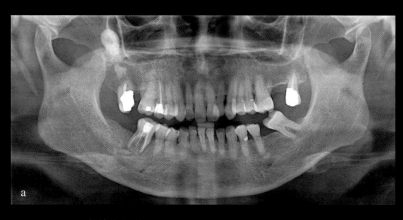

图5-3-12a 术前全景片

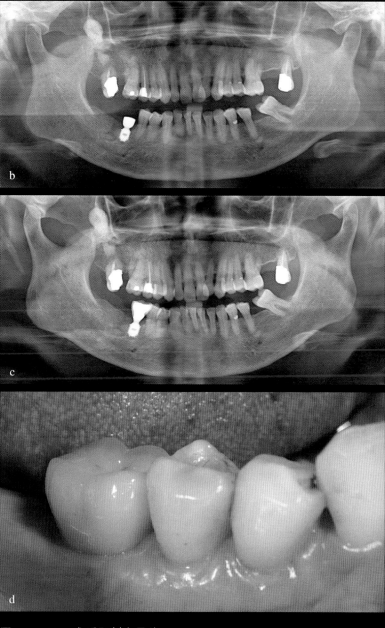

图5-3-12b 术后即刻全景片
图5-3-12c 永久修复后全景片

一般认为种植体植入扭矩＞20Ncm时，即刻种植与延期种植的预后相似且良好。如果采用即刻负荷方案时，对种植体的初期稳定性有更高的要求，用于即刻种植的种植体扭矩值应当在30～45Ncm才能获得足够的初期稳定性（图5-3-13）。此时，应尽可能选择更长的种植体。种植体的长度对应力水平大小影响相对较小，与种植体的初期稳定性呈正相关关系。为获得足够的初期稳定性，建议尽量使用长度和直径较大的种植体。

如图5-3-13所示，拔除24-27及34-37，各植入3颗种植体，上颌3颗4.3mm×13mm，下颌1颗3.5mm×13mm、2颗5.0mm×10mm，植入扭矩30～50Ncm，行即刻负荷，3个月后完成永久修复。

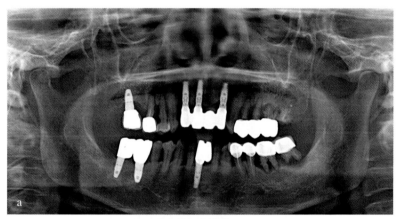

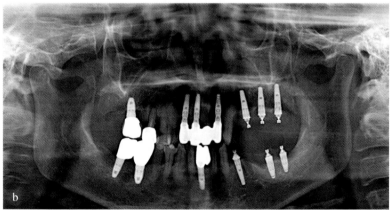

图5-3-13a　术前全景片
图5-3-13b　术后即刻全景片

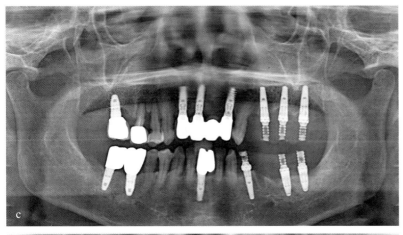

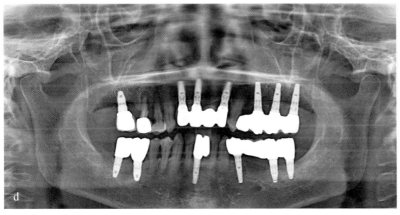

图5-3-13c　即刻负荷后全景片
图5-3-13d　永久修复后全景片

4. 精准植入种植体

种植体最好植入牙槽窝根方3～5mm的基骨内。有学者建议尽可能选择长度比拔除天然牙牙根长1～3mm的种植体，以改善种植义齿的冠根比和增加种植体的初期稳定性。种植体植入三维位置应根据3A-2B规则，即种植体顶部应在龈缘下3mm，牙槽嵴顶下1～2mm。深度根据种植体和基台的连接方式而异，某些特殊骨水平种植体系统，可偏深少许植入（图

5-3-10和图5-3-11）。有光滑表面的骨水平种植体和软组织水平种植体，应严格按照指引植入。以利于修复时牙冠对近远中龈乳头挤压诱导形成。种植体顶与颊舌侧骨壁保留2mm的跳跃间隙，以避免骨吸收后垂直向高度降低，种植体暴露。如果颊舌侧骨壁厚度超过2mm时，可选择更粗直径的种植体，对跳跃间隙宽度可不做要求。临床上常见，为了补偿手术创伤可能引起的牙槽骨的吸收，以及义齿修复时

能够获得足够的软组织和邻间隙形成美观的龈乳头和保护天然牙的牙周膜，种植体植入过深，特别平台对接的种植体，结果导致阻碍转移体就位、愈合基台接入，以及不利于上部结构修复，过厚的软组织封闭区，可能诱发各种生物学并发症，影响种植义齿长期成功率。

有研究者认为种植体植入扭矩最低不应小于20Ncm，否则骨结合失败率将会增加。即刻负荷和延期负荷对种植体植入的初期稳定性要求不同。后牙区即刻种植即刻负荷要求骨的类型为Ⅰ类～Ⅲ类。即刻负荷种植体对周围骨量维持、骨愈合和血管形成会产生一定的影响。骨细胞可以识别负荷所产生的应力和应变，并将刺激信号转导到细胞内，调节细胞的增殖分化。即刻负荷对种植体周围骨量的维持也有积极作用，表现在能促进骨形成、抑制骨吸收。由于血管内皮细胞可以分化为成骨细胞，故血管生成直接参与了骨形成的过程而生理性力学刺激在一定程度上可以促进血管的形成。即刻负荷要求植入的种植体的种植体稳定系数ISQ值＞70。通过种植体的ISQ值来评价种植体的稳定性可靠而有效。ISQ值作为一项重要的临床标准，可用以衡量种植体是否适用于即刻负荷。当ISQ值降低至40时，将大大增加即刻负荷失败的可能性。ISQ值并非唯一、可靠的标准。临床上更多是通过种植体植入时的扭矩值来确定种植体的初期稳定性。一般种植体植入的扭矩值＞30Ncm时，即可确保其良好的初期稳定性，该种植体可用于即刻负荷。

后牙区即刻种植的负荷方案可显著影响种植体的成功率。目前多数研究认为，后牙区即刻种植即刻负荷的失败率比延期负荷高，因此，多数学者倾向于后牙区即刻种植行常规负荷。种植体植入后，如无需同期植骨，建议愈合时间为2～4个月；需同期植骨，建议愈合时间为3～6个月。

后牙区即刻种植采用即刻负荷技术时，应尽可能地降低过度负荷的风险。如果多颗种植体联合修复，最好通过夹板等技术把多颗种植体连成整体，以分散𬌗力。同时，要求患者须具有良好的依从性，确保临时修复体戴入后6周之内进软食，避免用种植义齿咀嚼。当有足够多的种植体植入时，虽然部分种植体初期稳定性可能＜30Ncm，但由于邻近种植体的支持作用，稳定性稍差的种植体一样可以共同参与即刻负荷，并获得良好的骨结合。非埋入式种植技术存在一定的风险：由于基台外露，存在愈合基台松动甚至脱落误吞的可能，或口腔卫生状况不佳导致种植体周围炎的潜在风险。

5. 种植体骨缺损的处理

磨牙牙根粗壮、拔牙窝形态复杂，即刻种植面临两个难题：骨组织缺损和软组织缺损。即刻种植时种植体周围常常存在各种类型的骨缺损。一般认为，种植体植入新鲜拔牙窝后，其骨结合过程与延期种植无明显差别。由于即刻种植体周围骨缺损的存在，其愈合过程更类似于拔牙创的愈合。

种植体植入后，拔牙窝内壁与种植体之间的间隙称为跳跃间隙。种植体周围跳跃间隙的处理是即刻种植能否成功的关键所在。有学者认为即使有较大的跳跃间隙，不植入骨替代材料也可较好地形成新骨。在后牙区种植体植入后，种植体与拔牙窝骨壁间出现约2mm或更小的跳跃间隙，且无骨穿孔、骨开裂等情况者，则可直接在种植体上接入愈合基台，并使基台高于牙龈1~2mm。间隙中无需植骨，直接封闭可隔绝外界刺激，12周内新骨形成可消除间隙，种植体也可获得良好的骨结合和近期疗效。对于拔牙术后过薄的唇颊侧骨壁会发生骨吸收，需要植入骨替代材料减缓牙槽骨吸收。

即刻种植体与拔牙窝跳跃间隙＞2mm时，需要干预，充填单一或混合的植骨材料，以达到消除间隙的目的。自体骨在即刻种植中的应用具有良好的成骨效果和高成骨率（图5-3-14）；也有研究证明脱蛋白的小牛骨等骨代用品进行种植后间隙的填充，效果良好，有利于骨体积的稳定。在种植体和颊舌/腭侧骨壁之间的间隙中植入异体移植物可明显改变骨组织的建模模式，间隙区新形成的组织在很大程度上弥补了唇颊侧骨壁拔牙后失去的骨组织。

如图5-3-14所示，16残根拔除，C型拔牙窝，手动制备种植窝，术中收集自体骨进行跳跃间隙充填，植入6mm×6mm种植体，接入6mm大直径PEEK愈合基台。

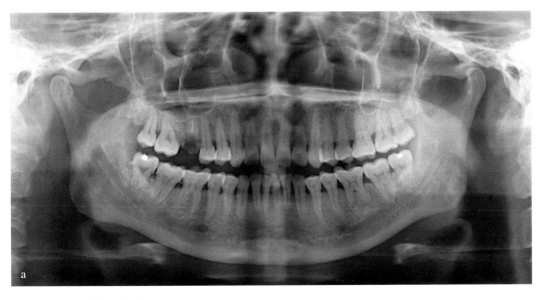

图5-3-14a　术前全景片

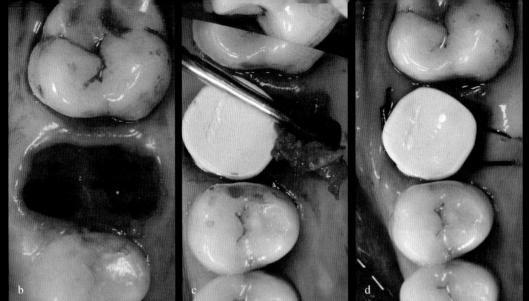

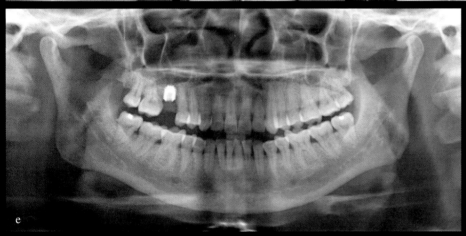

图5-3-14b　微创拔牙

图5-3-14c　自体骨碎屑行间隙充填

图5-3-14d　牙槽窝封闭

图5-3-14e　术后即刻全景片

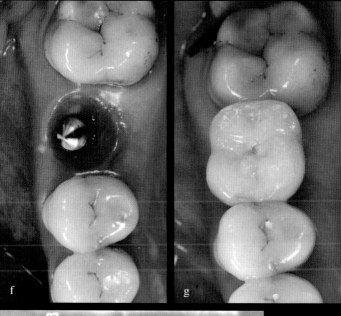

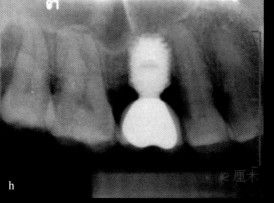

图5-3-14f　安装基台

图5-3-14g　永久修复后口内观

图5-3-14h　永久修复后根尖片

对是否应同时使用膜屏障技术现在仍有争议，多数学者认为膜屏障技术可减少术后牙槽骨的吸收，并能保持牙槽骨的高度及宽度。也有学者认为生物膜的应用不一定有很好的治疗效果，而膜暴露甚至可能产生不利的并发症。理想的植骨材料可维持稳定的骨引导环境，构成一个引导新骨形成的支架。常用的植骨材料有自体骨、同种异体骨、异种骨及人工合成材料等。自体骨没有抗原性，且有一定的骨引导和骨诱导作用，在备洞过程中获取，不增加患者额外费用及痛苦，方法简便且易操作。

目前临床上应用较为广泛的低代谢率的骨代用品是脱蛋白的小牛骨，是从牛骨骼中提取出来经过加工而来的，是一种良好的骨传导支架，且引起的炎症反应、过敏反应及免疫反应小，具有良好的生物相容性和可吸收性，是一种较理想的植骨材料。间隙内充填骨代用品后，必要时，在软组织和骨缺损植骨区之间覆盖一层生物膜，有利于防止充填材料溢出，也能阻止软组织中成纤维细胞及上皮细胞长入骨缺损区，从而促进骨愈合以及有效地减少植入物的吸收。对于种植窝周围的骨穿孔、开裂，则必须采用引导骨再生技术。

笔者在选择骨移植材料时更喜欢使用骨胶原（图5-3-15）和黏性骨（sticky bone）（图5-4-10）。骨胶原由90%的源自牛骨的无机松质骨颗粒和10%的猪胶原结合而成的呈块状的骨填充材料，有各种大小的块状，遇血液后软化，便于充填塑形，也不易移动脱落。

如图5-3-15所示，16纵裂C型拔牙窝，跳跃间隙充填Bio-Oss Collagen，覆盖胶原塞。

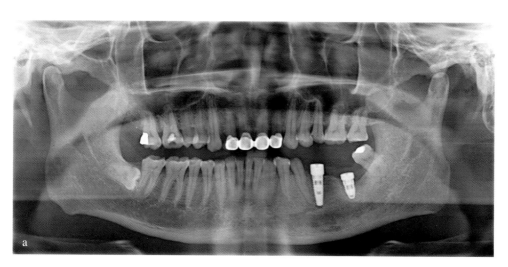

图5-3-15a　术前全景片

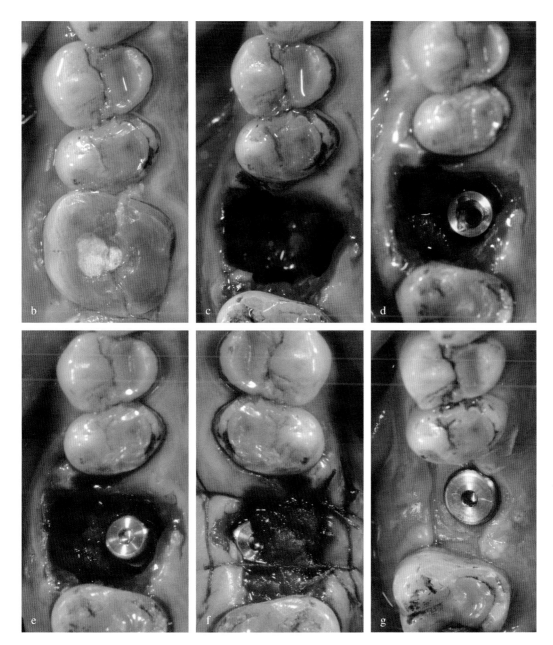

图5-3-15b　术前口内观

图5-3-15c　微创拔牙

图5-3-15d　即刻植入种植体

图5-3-15e　骨胶原充填跳跃间隙

图5-3-15f　牙槽窝封闭

图5-3-15g　取模前口内观

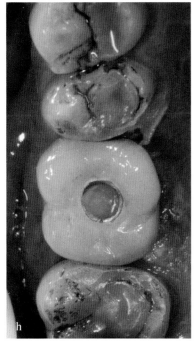

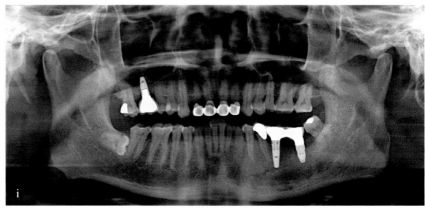

图5-3-15h　永久修复后口内观
图5-3-15i　永久修复后全景片

黏性骨2015年由Sohn首先提出，并开始临床使用，是一种操作简单、方便的骨增量技术。黏性骨形态可塑，能够适应不同骨缺损形态而进行骨增量，植入受植区后可以避免骨粉颗粒的移动，并具有一定的张力在愈合阶段维持骨粉颗粒的体积跟轮廓。黏性骨内含有的纤维网络包裹了血小板和白细胞，能释放生长因子，可以促进骨及软组织的再生，纤维网络的相互连接，还能减少软组织长入骨代用品内。

黏性骨的制作：真空负压采血管抽取的静脉血，使用专用离心机以可变转速（2400～2700rpm）离心12分钟；抽取离心所得的自体

纤维蛋白粘接剂与人工骨粉颗粒充分混合，凝固的时间为5～10分钟。为了加速黏性骨的凝固，可将CGF压膜后的萃取液加入进去，黏性骨在1分钟以内将凝固备用。

6. 软组织的处理

即刻种植术中，在种植体周围软组织量充足的情况下，种植术后可以安装大直径愈合基台采用开放式愈合（图5-3-16），也可以安装覆盖螺丝进行埋入式愈合。有研究认为，对于非埋入式种植体，在植入种植体的最初2周，边缘骨吸收最多。而对于埋入式种植体，

在二期手术后2周内牙槽骨吸收最多。埋入式愈合方式有利于牙槽骨量的保存，但需要行二期手术。后牙区即刻种植软组织充足一般只发生在牙根埋在骨内时，这种情况临床上并不常见。比较常见的是根据患者具体情况，采用原位自发性牙龈增生技术，术前把拟拔除的患牙磨短至稍低于牙槽嵴顶水平下1～2mm，使残留牙根冠部逐渐被新生肉芽组织覆盖，从而恢复上皮的完整性，6～8周后再切开黏膜翻瓣拔牙即刻种植（图5-3-17）。

如图5-3-16所示，46残根，拔除，B型拔牙窝，彻底清理拔牙窝，制备种植窝，植入1颗4.3mm×10mm的种植体，接入愈合基台，种植体周围骨缺损区植入骨胶原，拉拢缝合严密关闭创口。

如图5-3-17所示，36残根，拔除后，B型拔牙窝，植入4.5mm×8mm种植体，初期稳定性15Ncm，采用埋入式愈合，跳跃间隙充填骨移植材料，冠部覆盖胶原塞，拉拢缝合，4周复诊软组织尚未完全愈合，3个月后复诊，软组织愈合良好。修复后随访12年，种植义齿周围软硬组种植稳定。

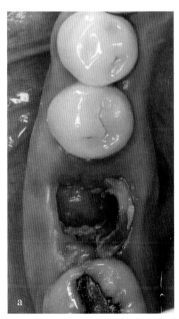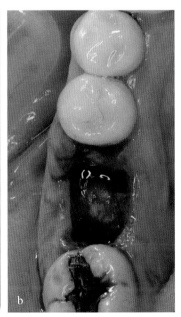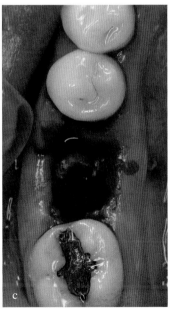

图5-3-16a　术前口内观
图5-3-16b　微创拔牙
图5-3-16c　种植体预备

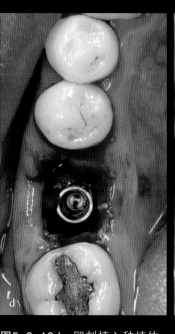
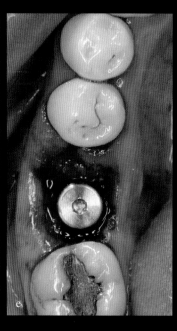
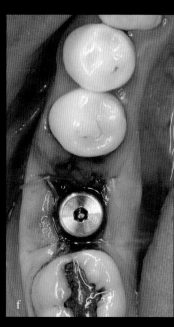

图5-3-16d　即刻植入种植体

图5-3-16e　间隙植骨

图5-3-16f　牙槽窝封闭

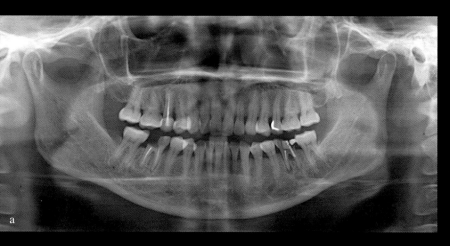

图5-3-17a　术前全景片

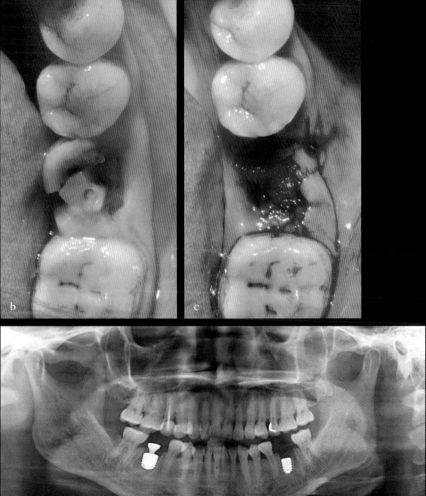

图5-3-17b　术前口内观

图5-3-17c　埋入式愈合

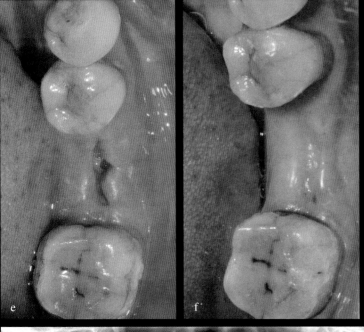

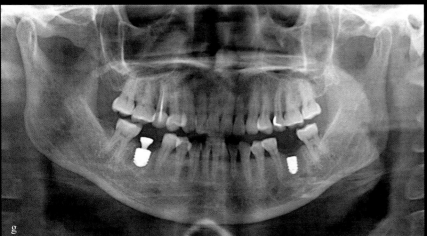

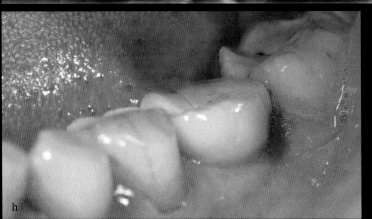

图5-3-17e　术后4周

图5-3-17f　术后3个月

图5-3-17g　术后3个月全景片

图5-3-17h　永久修复后口内观

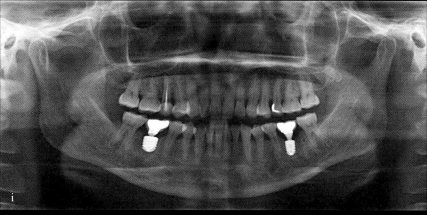

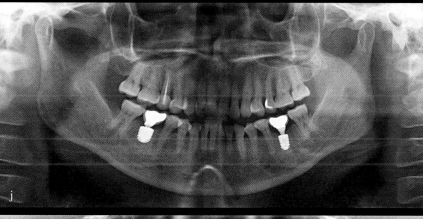

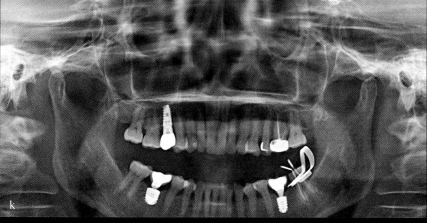

图5-3-17i　永久修复后全景片

图5-3-17j　6年复查全景片

图5-3-17k　12年复查全景片

在20世纪70年代，Schroeder等引入了非埋入式种植体的概念，只需一次外科手术，不必将种植体完全埋入骨内也可获得骨结合。大量的研究也报道了这种非埋入式种植体的成功应用。即刻种植体植入后不用覆盖螺丝而是直接安放愈合基台，愈合基台暴露于口腔内，种植体非功能性负荷，种植体骨结合后，不用二期手术即刻接入相应基台，进行上部结构修复，就是基于上述理念。非埋入式愈合的特点是简化外科操作，消除软组织愈合的问题。克服了即刻种植软组织不足时，采用其他术式可能对软组织质量、粉色美学（pink esthetics），特别是笑线（smile line）产生的不良影响，减少患者就诊次数。即刻种植，非埋入式愈合，种植体的初期稳定性非常重要，由于拔牙后不仅存在骨缺损，同时还存在软组织缺损，后牙区的软组织缺损尤其严重，即刻种植时一期关闭创口较为困难，如果种植体的初期稳定性得不到保证，就无法实现开放式愈合，术中关闭创口就成为大问题。在种植体初期稳定性>20Ncm、ISQ值>50时，接入愈合基台，拉拢缝合近远中牙龈以缩小创面。该方法有助于引流，防止感染导致种植体周围黏膜炎的发生，且适度的咀嚼力刺激有助于初期的骨结合。在种植体和软硬组织之间建立生物学封闭是保存种植体的关键。

然而即便采用非埋入式愈合，后牙即刻种植依然常常存在软组织缺损，导致黏膜瓣关闭不完全或缝合后黏膜瓣张力过大，导致种植体或骨代用品外露，对骨重建再生和种植体的

愈合过程产生不利影响。因此，种植体植入后黏膜瓣的关闭很重要。早期当软组织不足时，有学者提出通过颊侧梯形黏骨膜滑行瓣（冠向复位瓣）技术，对颊侧黏骨膜松解，拉拢缝合关闭创口。但黏骨膜滑行瓣可能导致前庭沟变浅、膜龈线退缩、附着龈缩窄，破坏软组织的解剖外形，易造成附着龈丧失。最新的观点认为即刻种植不翻瓣对于保留骨膜血供的完整性，减少软硬组织吸收均起重要作用，但不翻瓣无法在直视下彻底清除牙龈及牙槽骨表面附着的炎性肉芽组织，可能忽视颊侧骨开裂和旁穿型骨缺损的情况，也可能导致种植体的三维位置出现偏差，因此，要求临床医生经过良好的训练并充分掌握不翻瓣种植的技巧。

除了常规的减张缝合外，也有学者利用拔牙窝周围的反应性软组织关闭间隙。拔牙时尽量将反应性软组织留在拔牙窝内，于舌侧做一小切口，和骨壁分离的反应性软组织与颊侧组织瓣相连，待种植体植入后，将反应性软组织覆盖骨移植材料和愈合基台上方并与对侧缝合，类似于覆盖种植位点的"风帽"。常用的技术还有游离黏膜和/或结缔组织移植技术，即开辟第二术区，游离黏膜和/或结缔组织片覆盖于软组织缺损区关闭创口；旋转腭侧断层瓣技术及颊侧梯形瓣骨膜断离减张技术。

此外，也有学者使用胶原膜结合富血小板纤维蛋白（platelet-rich fibrin，PRF）膜，或单纯使用PRF膜初期封闭愈合基台。该方法无需增加辅助切口或大张力的拉拢缝合，利于保护血凝块及牙龈附着，在保证封闭间隙

的同时在后期取得良好的牙龈形态（图5-3-18）。PRF是法国学者Chouktroun等2000年首次提出并应用于临床。PRF内含血小板源性生长因子（platelet-derived growth factor，PDGF）、血管内皮生长因子（vascular endothelial growth factors，VEGFs）、转化生长因子（transforming growth factor-β，TGF-β）等多种细胞因子，具有促进骨组织及软组织生长作用。即刻种植采用PRF膜封闭创口在促进骨生长同时也促进了软组织的生长和创口的封闭，对促进骨的生长起了积极的作用。

如图5-3-18所示，36因近中根折裂拔除，即刻植入4.3mm×10mm种植体，使用PRF膜初期封闭愈合基台。

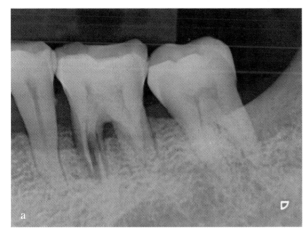

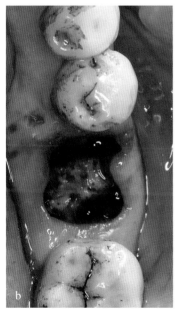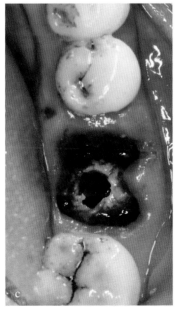

图5-3-18a　术前根尖片
图5-3-18b　微创拔牙
图5-3-18c　种植体预备

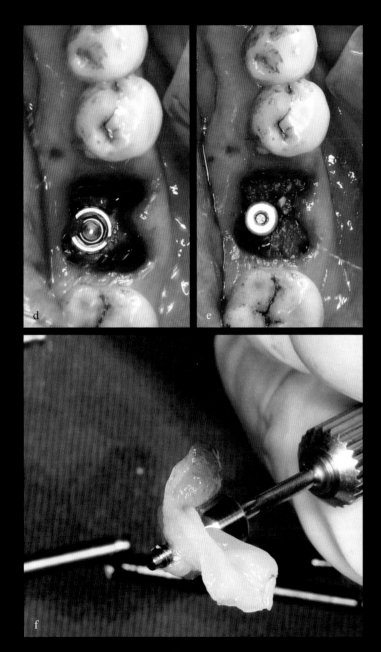

图5-3-18d　即刻植入种植体

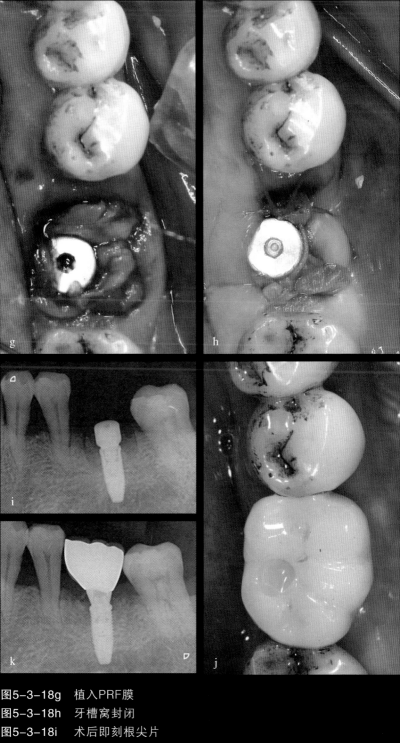

图5-3-18g 　植入PRF膜

图5-3-18h 　牙槽窝封闭

图5-3-18i 　术后即刻根尖片

图5-3-18j 　永久修复后口内观

图5-3-18k 　永久修复后根尖片

根据缺牙区的三维空间结构以及种植体植入位置和软组织缺损情况，恰当使用大直径的愈合基台，有利于颊侧软组织瓣移动复位后紧密围绕愈合基台严密缝合关闭创口并对软组织轮廓形成支撑。条件允许时建议设计个性化愈合基台，达到关闭创口目的，同时减少后期修复对周围组织造成的不良影响，是非常值得推荐的一种技术。最常采用大直径的PEEK愈合基台（图5-3-19），必要时调改至合适的大小、形态和穿龈轮廓，或者由技工室制作个性化愈合基台。也可计算机辅助设计/计算机辅助制造（CAD/CAM）个性化愈合基台（图5-4-10），能大大提高愈合基台的精度以及减少后期修复程序，适当的愈合基台高度能减少周围骨质吸收，愈合基台表面激光处理利于周围软组织的愈合。在磨牙区即刻种植术后使用个性化愈合基台可以维持或诱导龈乳头和颊舌/腭侧

轮廓形态，保护牙龈外形，牙冠修复后不宜出现"黑三角"，同时可以最大限度关闭创口，解决创口关闭困难的问题。

如图5-3-19所示，36根纵裂，拔除后即刻植入6mm×8mm大直径种植体，接入7mm大直径PEEK愈合基台，拉拢缝合关闭创口。

如图5-3-20所示，16残根，术前CBCT显示根分歧至上颌窦底可利用骨高度约4mm，分根后微创拔除，植入4.3mm×10mm种植体，跳跃间隙充填黏性骨，纯钛临时基台＋流体树脂制作个性化愈合基台。参照牙冠釉牙骨质界处的牙齿近远中和颊腭侧宽度，穿龈轮廓仿天然牙，组织面高度抛光，基台就位后因刚好关闭软组织创口，无需缝合。4个月后永久修复，软组织形态和龈乳头维持理想。（本病例由莲之花口腔的李军医生提供）

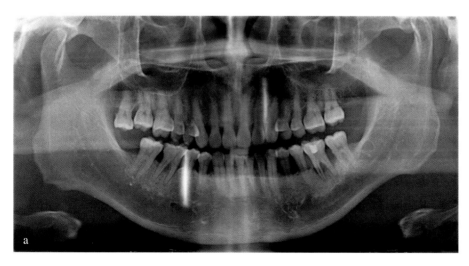

图5-3-19a 术前全景片

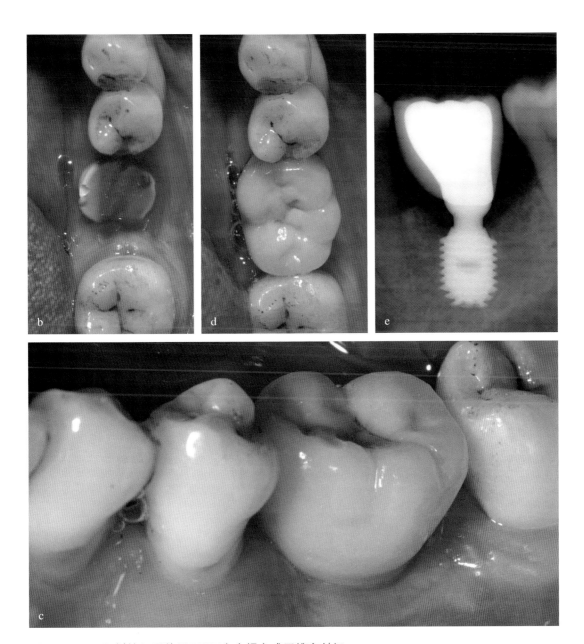

图5-3-19b　即刻植入后使用PEEK愈合帽完成牙槽窝封闭

图5-3-19c　永久修复后正面观

图5-3-19d　永久修复后𬌗面观

图5-3-19e　永久修复后根尖片

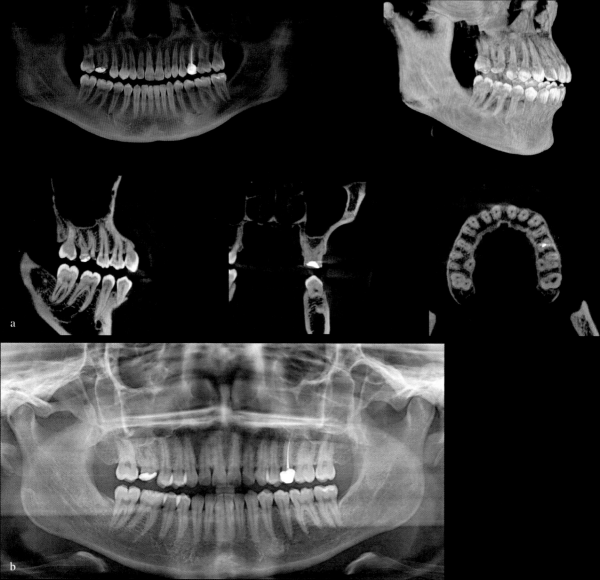

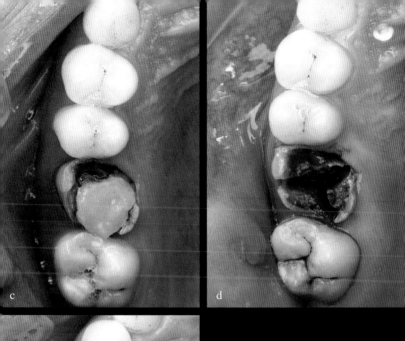

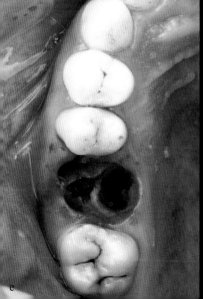

图5-3-20c 术前口内观
图5-3-20d 分根
图5-3-20e 微创拔牙

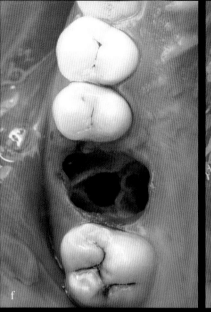
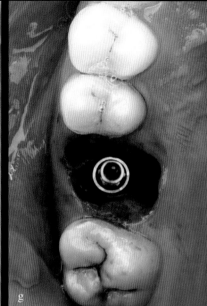

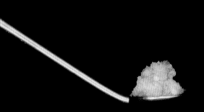

图5-3-20f　种植体预备

图5-3-20g　即刻植入种植体

图5-3-20h　制作黏性骨

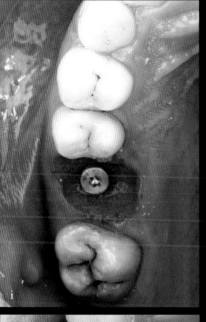

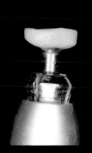

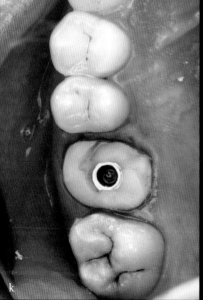

图5-3-20i　　间隙充填

图5-3-20j　　体外制作个性化愈合基台

图5-3-20k　　安装个性化愈合基台

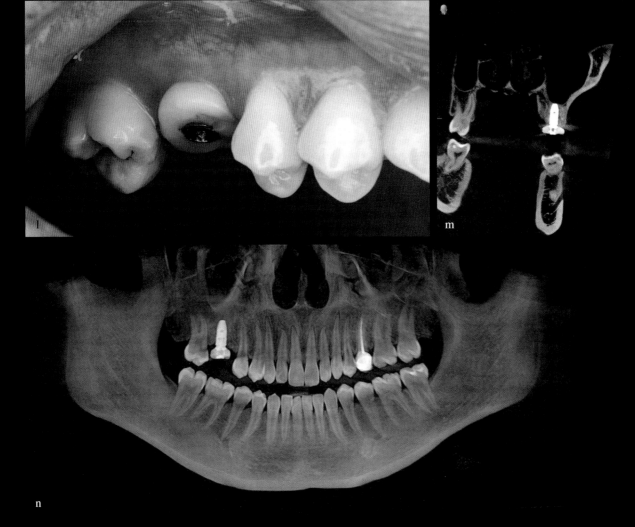

图5-3-20l　个性化愈合基台正面观

图5-3-20m　术后CBCT

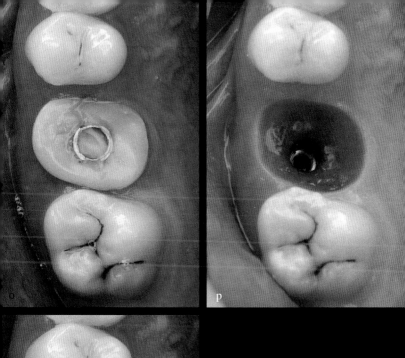

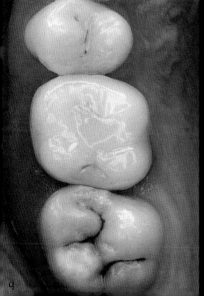

图5-3-20o 术后4个月殆面观

图5-3-20p 穿龈轮廓理想

图5-3-20q 永久修复后殆面观

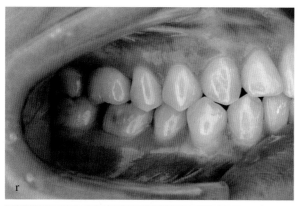

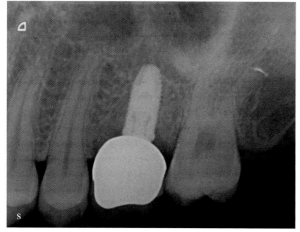

图5-3-20r 永久修复后正面观
图5-3-20s 永久修复后根尖片

种植体周围附着的角化黏膜组织和天然牙牙周组织相近，不仅在美学中起到非常重要的作用，在牙周卫生健康中同样起到非常重要的作用，能够形成一个保护内外环境的屏障，抵抗一定的机械和化学刺激。较宽的角化黏膜能够降低肌肉和系带在运动时所引起的张力，可以防止种植体附近黏膜出现退缩。较宽的角化黏膜能够改善刷牙不适感，角化黏膜缺失的患者会出现明显的牙不适感，影响患者刷牙，从而影响口腔卫生，进而加剧菌斑堆积，加上角化组织黏膜对菌斑等刺激较为敏感，便加剧了种植体周围疾病的发生率。较宽的角化黏膜能够对种植体周围组织起到稳定性的作用，同时能够改善刷牙不适的情况。由于后牙区种植体周围角化黏膜缺如引发的各种不适，临床上并不少见（图5-3-21）。

如图5-3-21a～c所示，25岁男性患者，45、46即刻种植颊侧梯形黏骨膜滑行瓣（冠向复位瓣）技术，对颊侧黏骨膜松解，拉拢缝合关闭创口，埋入式愈合。种植义齿完成修复后，反复出现颊侧软组织疼痛不适四处求医。临床检查术区愈合良好，种植体稳固，颊侧附着龈缺如。遂行右下牙槽嵴颊侧游离龈瓣移植术。术中沿膜龈联合线切开牙槽黏膜至骨膜上，锐分离形成黏膜半厚瓣，保留骨膜于骨面，将黏膜瓣根向缝合于牙槽嵴根方骨膜，再从右上腭游离约2mm×4mm×1.5mm上皮结缔组织瓣，修整后异位缝合于右下术区骨膜上。术后嘱患者用利多卡因氯己定溶液漱口。1个月后复查组织愈合良好，受植区获得3mm左右附着龈，上腭供瓣区愈合好，颊侧软组织疼痛不适消失。

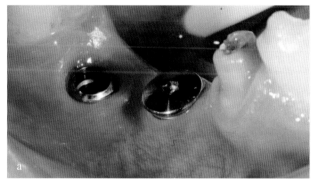
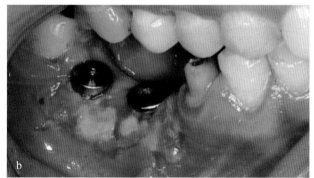
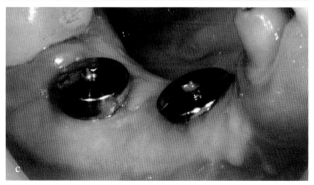

图5-3-21a　种植术后，可见种植体周围角化黏膜不足
图5-3-21b　角化龈移植术后拆线
图5-3-21c　愈合后可见角化黏膜充足

第4节　后牙位点特殊的即刻种植技术

一、上颌后牙区即刻种植同期上颌窦底提升技术

上颌后牙区根分歧距离上颌窦底的距离很多情况并不理想，不能满足拔牙后即刻植入一颗8～10mm长度的种植体，需要采用内提升技术。有研究认为，在上颌后牙区即刻种植时种植体根尖部进入或穿通上颌窦底皮质骨有利于改善应力分布，上颌窦底皮质骨和完整的牙槽间隔的骨质利于种植体获得良好的初期稳定性。如图5-4-1所示，26残根，根分歧至上颌窦底可利用骨高度约3mm，种植窝制备时行内提升，未植骨，植入5mm×10mm种植体，种植体根尖部进入约1mm，初期稳定性良好，跳跃间隙充填骨移植材料，5个月后完成修复。

大量文献支持磨牙即刻种植同时行上颌窦内提升术，在种植手术中将这两种技术结合在一起的效果是可以预见的，选择植入更长的种植体可更好地获得上颌窦底硬组织的支持，同时也可以缩短患者的治疗时间，减少手术次数。

技术要点：种植窝制备至上颌窦底1～2mm，即上颌窦底，备孔至拟植入种植体直径小1～2钻为止。采用Summers骨凿，置入窝洞内，以锤子轻轻敲击至有突破感，逐级换用大一号的Summers骨凿，轻轻敲击推上颌窦底黏膜、皮质骨、皮质骨周围组织向窦腔移位至合适位置，一直到所需直径，对提升高度超过3mm的病例，建议充填骨移植材料，然后植入种植体。后续处理流程同常规后牙区即刻种植，注意敲击时助手按住患者鼻根部，避免共振给患者造成不适（图5-4-2和图5-4-3）。

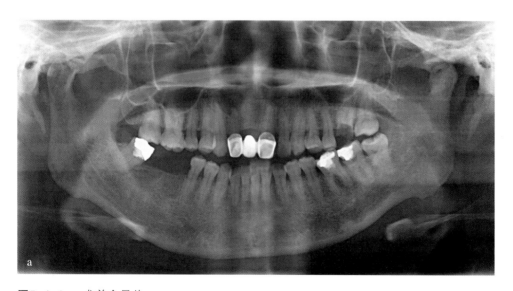

图5-4-1a　术前全景片

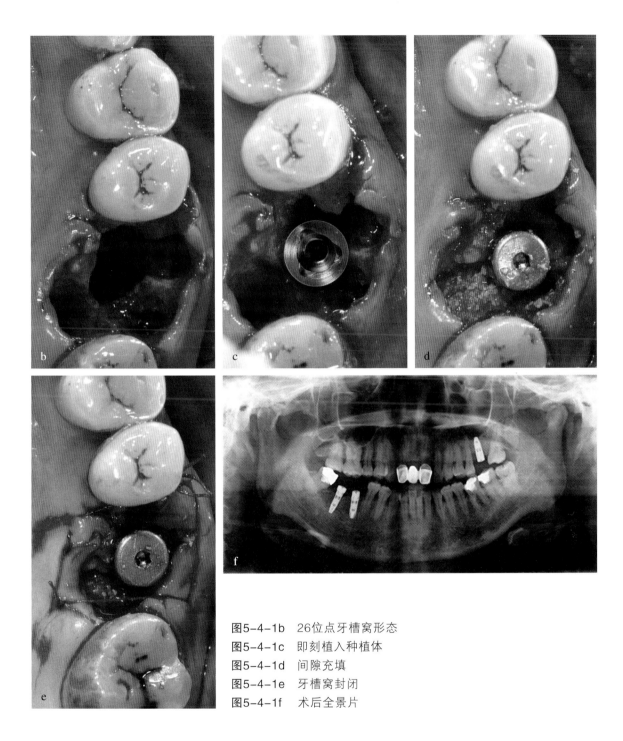

图5-4-1b　26位点牙槽窝形态
图5-4-1c　即刻植入种植体
图5-4-1d　间隙充填
图5-4-1e　牙槽窝封闭
图5-4-1f　术后全景片

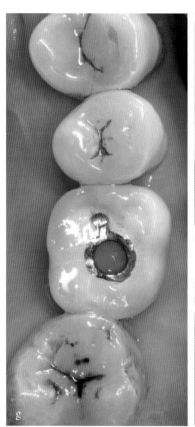

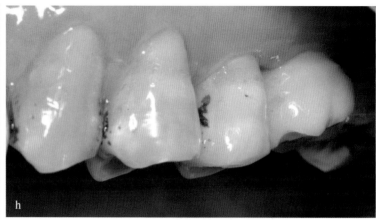

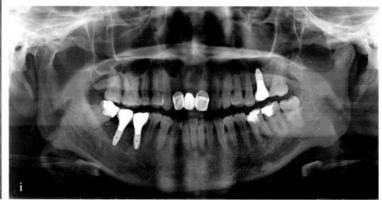

图5-4-1g　永久修复后𬌗面观
图5-4-1h　永久修复后侧面观
图5-4-1i　永久修复后全景片

如图5-4-2所示，26、27残根，微创拔除，常规预备预备种植窝，26内提升，未植骨，植入2颗5mm×10mm，5个月后完成修复。

如图5-4-3所示，拔除17，常规制备，内提升，植入5mm×8mm种植体，跳跃间隙充填骨移植材料，5个月后完成修复。

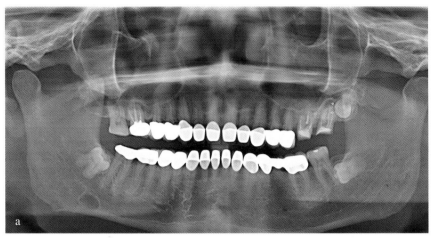

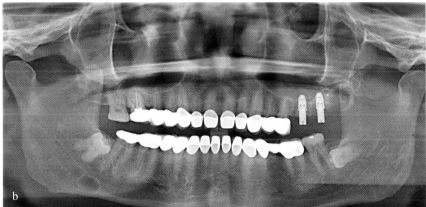

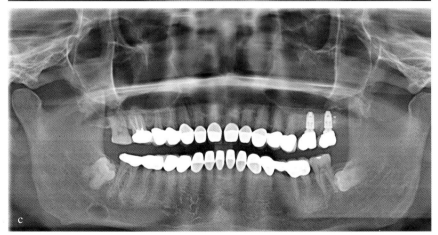

图5-4-2a　术前全景片
图5-4-2b　术后即刻全景片
图5-4-2c　永久修复后全景片

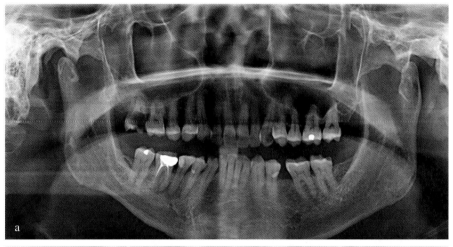

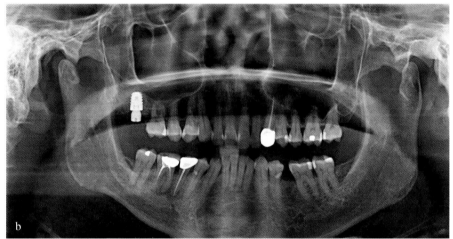

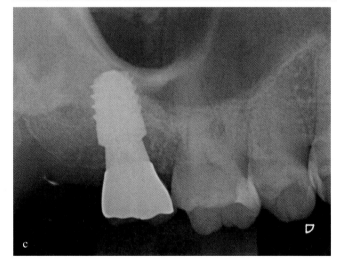

图5-4-3a　术前全景片

图5-4-3b　术后即刻全景片

图5-4-3c　永久修复后根尖片

二、近中和/或远中根即刻种植技术

种植体植入牙槽骨中的三维位置须遵循后牙殆力的长轴，因此在磨牙拔除后，将种植体植入其中一个牙根窝中，极可能会形成显著的成角度负荷，并在颊、腭、近中或远中产生悬臂，最终导致种植修复后效果不理想，增加种植体机械并发症、种植体周围炎甚至种植体松动等风险。对一些特殊情况，可以将种植体植入近中或远中根拔牙窝（图5-4-4和图5-4-5）以获得理想的修复效果。此外在需要进行多牙即刻种植时，可以跨过某个磨牙位点，采用桥体修复。如图5-4-6所示，46、47、48重度牙周炎，46远中根、47位点可利用骨量不理想，47、48间可利用牙槽骨高度＞8mm。选择在46近中根和47、48间植入2颗5mm×8mm的种植体。骨缺损区充填骨移植材料。最后以3颗减径的桥体完成修复。

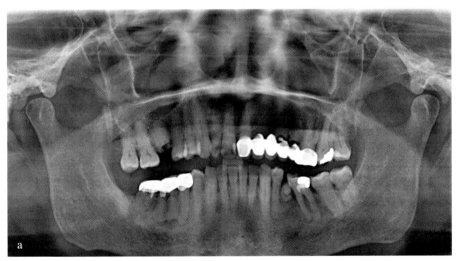

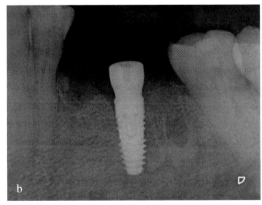

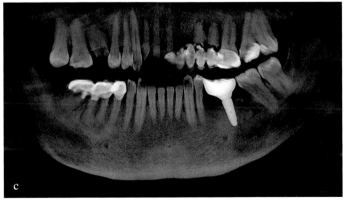

图5-4-4a　术前全景片，35龋损，36近中移位、残冠，拔除36后在近中根植入种植体

图5-4-4b　术后即刻根尖片

图5-4-4c　永久修复后影像学检查

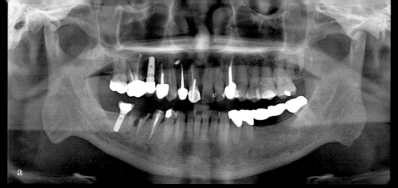

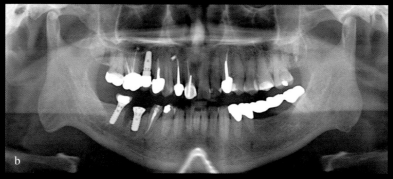

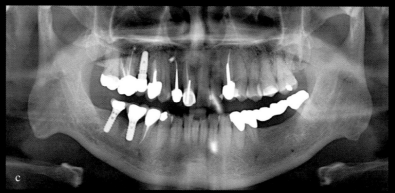

图5-4-5a　术前全景片

图5-4-5b　术后即刻全景片，在近中根植入种植体

图5-4-5c　永久修复后全景片

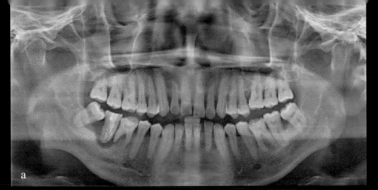

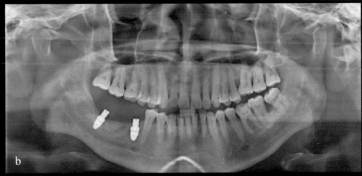

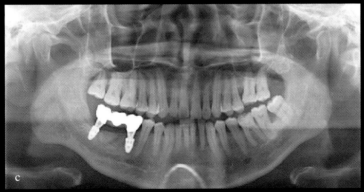

图5-4-6a 术前全景片

图5-4-6b 术后即刻全景片

图5-4-6c 永久修复后全景片

三、上颌腭侧根即刻种植技术

笔者十几年前开始尝试在上颌后牙腭侧根倾斜种植技术，部分采用单冠修复，部分采用多颗种植体联合修复，自2003年开始共完成200余例单颗种植义齿修复，目前获得的临床结果良好，但还需大样本多中心长期临床验证。

（1）病例选择：上颌拟拔除磨牙根分歧至上颌窦底可利用骨高度少于2mm，无法采用常规即刻种植技术，包括联合上颌窦底内提升技术。

（2）技术要点：微创拔除患牙，避免破坏上颌窦底，彻底清理拔牙窝，探查腭侧根拔牙窝的深度及根中部的直径，使用平行杆模拟种植体植入，确定拟植入种植体的角度。种植体植入牙槽骨中的方向须遵循后牙殆力的长轴，因此在磨牙拔除后，将种植体植入其中一个牙根窝中，难免会形成显著的成角度负荷，并在颊、腭、近中或远中产生悬臂效应，最终导致种植修复后效果不理想。将种植体植入非理想位置也为后期种植义齿的使用埋下隐患，如难以维持种植体周围清洁，增加种植体周围炎及种植体松动等风险。所以，基于安全考虑，建议种植体的倾斜角度控制在20°内，超过该角度，建议延期采用骨增量技术（上颌窦底外提升）后种植。使用合适直径的种植体终末成型钻（或前一号钻），手动或机用慢速制备种植窝，按选择种植系统不同，种植体敲击就位（必要时可内提升）或慢速旋转植入。如图5-4-7所示，26、27、36残冠，CBCT显示26、27对应上颌窦黏膜厚约3mm。根分歧至上颌窦底可以利用骨高度2mm左右。腭侧根束状骨完整。微创拔除患牙，彻底清理拔牙窝，探查26、27拔牙窝深度约12mm。拔除腭侧根根尖1/3处直径约4mm。选择2颗4.5mm×8mm种植体，敲击就位，其中27内提升少许，种植体腭侧颈部位于牙槽嵴顶下2~3mm。接入愈合基台。颊侧骨缺损区充填骨移植材料。4个月后完成修复。随访5年，骨组织稳定。

（3）技术优点：①不需要骨移植；②保持上颌窦形态；③根据上颌窦腔形态实施手术，技术敏感性不高；④结果可预期；⑤能够植入更长的种植体，初期稳定性良好；⑥明显缩短治疗周期；⑦相对于骨增量手术，倾斜种植体技术创伤更小；⑧降低治疗费用。

（4）技术注意事项：①操作过程技术要求严格精确，要求手术医生具有非常丰富的临床经验；②为避免骨组织阻挡愈合基台或转移体就位，采用倾斜种植技术时应尽量选择骨水平种植体。

倾斜种植也包括近中倾斜（图5-4-8）和腭侧倾斜种植技术多颗种植体联合修复（图5-4-7）。如图5-4-8所示，16缺失，15、17固定桥修复，基牙重度牙周炎，16上颌窦底可利用骨量2mm左右，拔除15、17。15、17位点植入种植体，其中17种植体紧贴上颌窦向远中植入，采用角度多牙基台螺丝固位完成修复。

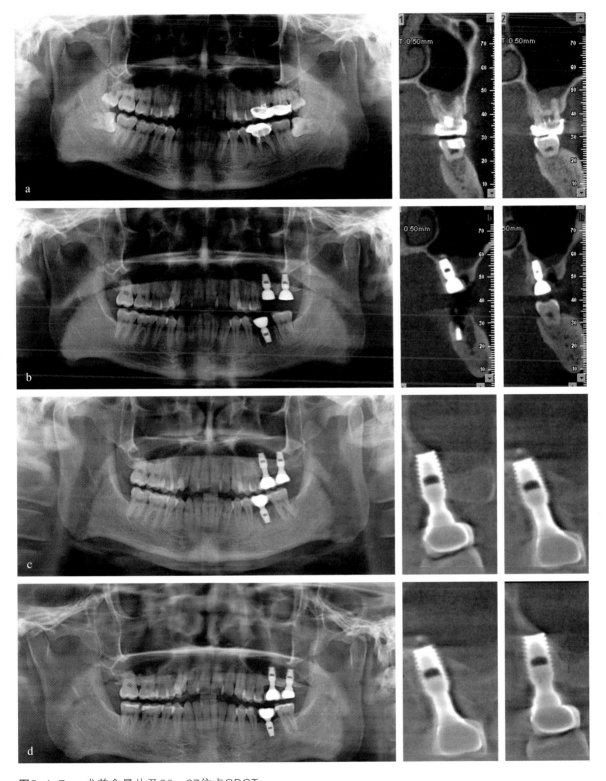

图5-4-7a　术前全景片及26、27位点CBCT

图5-4-7b　术后即刻全景片及26、27位点CBCT

图5-4-7c　永久修复后即刻全景片及26、27位点CBCT

图5-4-7d　5年随访全景片及26、27位点CBCT

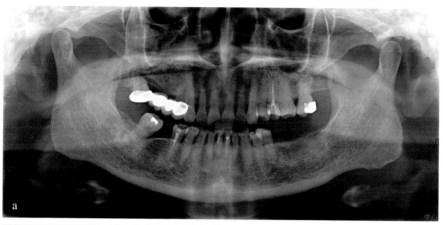

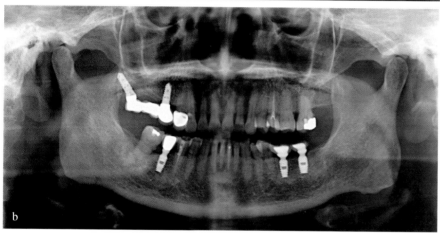

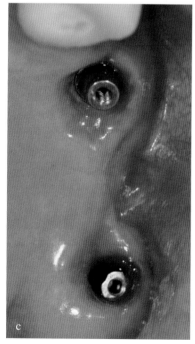
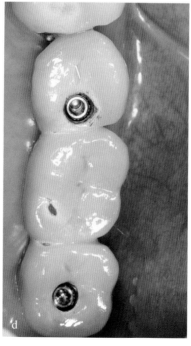

图5-4-8a 术前全景片
图5-4-8b 永久修复后全景片
图5-4-8c 口内安装修复基台
图5-4-8d 永久修复体安装

四、数字化静态导板技术

磨牙多为多根牙，拔牙窝结构复杂不规则，对种植窝的预备和种植体植入存在一定的技术敏感性和挑战，极易导致种植体植入三维位置不理想（图5-4-9）。

如图5-4-9所示，27近远中纵裂，截冠分根后微创拔除，制备种植窝植入4.5mm×13mm种植体。种植体周围充填骨胶原，覆盖PRF膜，软组织对位拉拢缝合。4个月后修复。由于视野的限制种植体根尖位置向近中偏移。一定程度上的轴向误差可以通过基台与修复等方法进行纠正，而种植位点一旦确定，后期修正是非常困难的。在临床上，视野的限制常常会导致后牙区即刻种植较难准确确定种植位点与轴向，若医生经验不够丰富，则较容易造成种植位点与轴向的偏差。通过牙支持式数

字化全程外科导板辅助磨牙区即刻种植，可以控制种植体三维位置的精准度，取得良好的效果。此外，种植动态导航技术的应用使得种植更加安全精准，对即刻种植的广泛开展起到积极作用。

如图5-4-10所示，36残根，术前拔牙术前3Shape按导板规划生成即刻修复Ti-base支持个性化牙龈成型器，3D打印静态导板和个性化牙龈成型器，粘固Ti-base备用。微创拔牙，清理拔牙窝，静态导板引导下完成种植窝洞预备，按照术前设计，植入5mm×10mm种植体，跳跃间隙植入黏性骨。个性化牙龈成型器套入CGF膜，安装，封闭拔牙创。3个月后完成修复。（本病例由友睦口腔的陈钢医生提供）

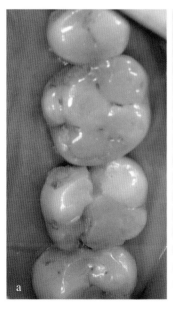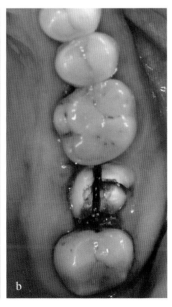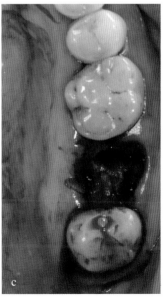

图5-4-9a　术前𬌗面观
图5-4-9b　分根
图5-4-9c　微创拔牙

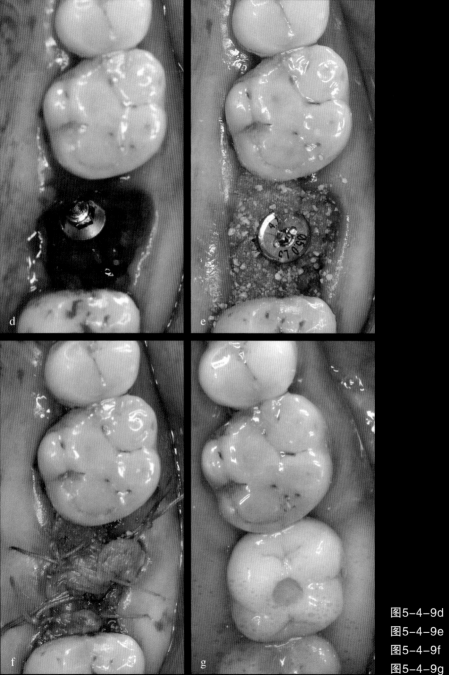

图5-4-9d　即刻植入
图5-4-9e　牙槽窝充
图5-4-9f　牙槽窝封
图5-4-9g　永久修复

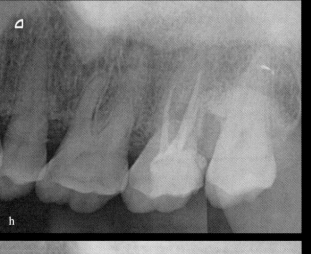

h

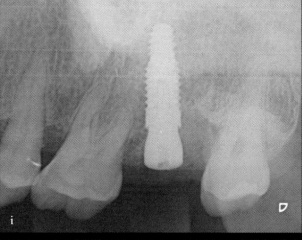

i

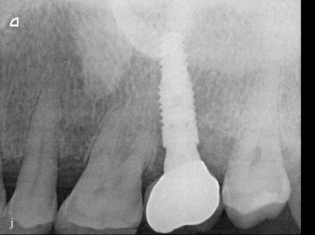

j

图5-4-9h　术前根尖片
图5-4-9i　术后即刻根尖片
图5-4-9j　永久修复后根尖

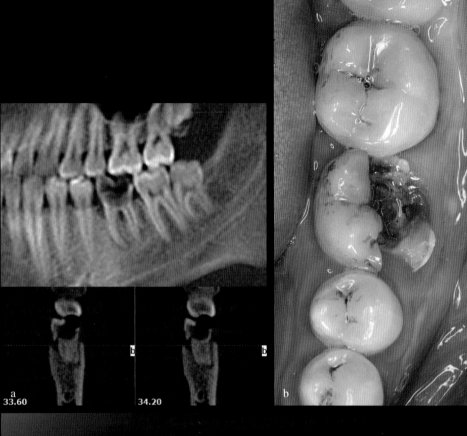

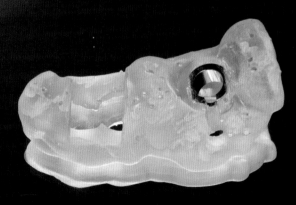

图5-4-10a　术前CBCT

图5-4-10b　术前𬌗面观

图5-4-10c　设计并打印牙支持式导板

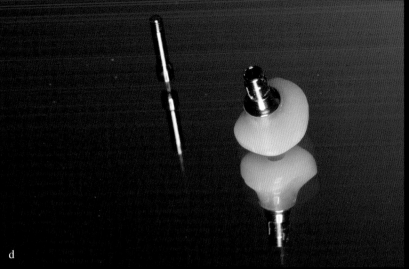

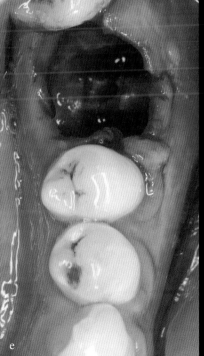

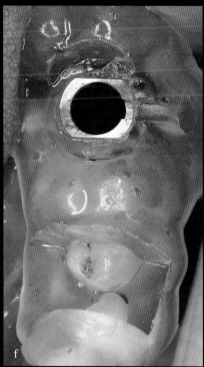

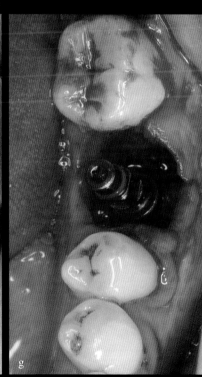

图5-4-10d　预成个性化牙龈成型器

图5-4-10e　微创拔牙

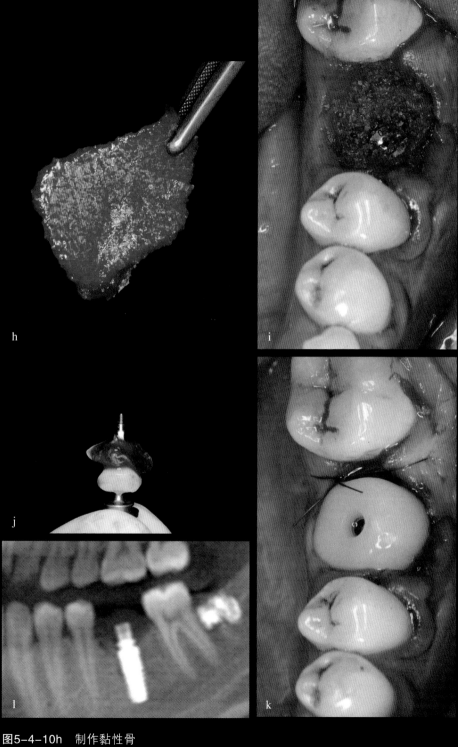

图5-4-10h　制作黏性骨

图5-4-10i　间隙充填

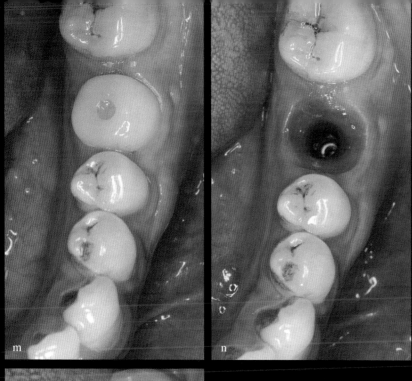

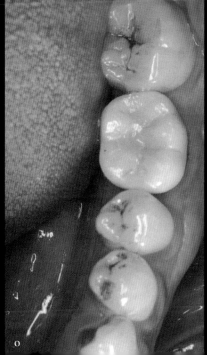

图5-4-10m　术后3个月𬌗面观

图5-4-10n　良好穿龈轮廓

图5-4-10o　永久修复后𬌗面观

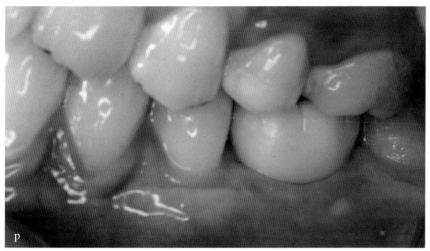

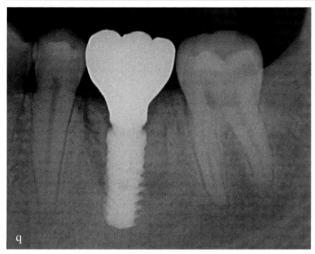

图5-4-10p　永久修复后侧面观
图5-4-10q　永久修复后根尖片

五、利用残根定位辅助种植窝预备技术

借助患牙牙根可引导稳定种植窝扩孔钻，从而使种植体获得理想的三维位置及初期稳定性。

技术要点：将拟拔除牙齿磨除冠部组织以及龋损组织，使用裂钻完全分离颊腭侧牙根或近远中牙根。确定种植体植入位置，利用残留牙根辅助种植定位，逐级扩大种植窝，植入种植体后尽量无创拔除残根，完整利用牙槽间隔获得种植体的初期稳定性。也可在种植窝预备到最后一钻之前拔除残根，然后进行终末钻的预备，最后植入种植体。对一些特殊病例采用该技术，可以更容易获得理想的植入位置，有助于提高成功率，减少并发症（图5-4-11）。

如图5-4-11所示，46残根，确定种植体植入位置，借助患牙牙根引导稳定种植窝扩孔钻，逐级扩大种植窝，在种植窝预备到最后一

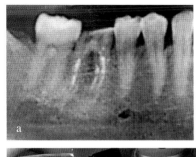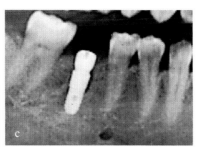

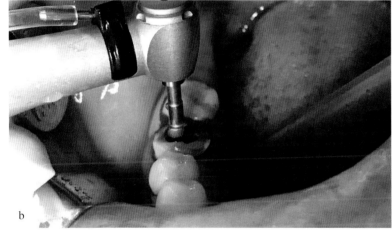

图5-4-11a 术前影像学检查
图5-4-11b 借助牙根稳定扩孔钻
图5-4-11c 术后即刻影像学检查

钻之前拔除残根，然后进行终末钻的预备，最后植入种植体，可见种植体植入位置理想。

植还需要大量的临床验证。

六、后牙区根盾技术

前牙区保留一部分牙根的根盾技术有利于防止唇侧骨板的吸收，维持良好的美学效果。后牙由于解剖形态较前牙复杂，根盾技术难度大。有学者在后牙区采用根盾技术，种植体生存率为96.1%。根盾技术应用于后牙区即刻种

参考文献

[1] 黄建生, 周磊, 宋光保. 后牙即刻种植的临床研究[J]. 现代口腔种植杂志, 2004, 18(3):251-254.

[2] 黄建生. 上颌后牙区骨量不足种植的风险与对策[J]. 华西口腔医学杂志, 2012, 30(1):1-9.

[3] 李少冰, 倪佳, 张雪洋, 等. 数字化全程外科导板在

磨牙区即刻种植的应用[J]. 口腔疾病防治, 2018, 26(8):508-513.

[4] Albiero AM, Benato R. Degidi M. Buccal plate regeneration with immediate postextraction implant placement and restoration: case reports[J]. Int J Periodont Rest Dent, 2014, 34(4):e67-e72.

[5] Araújo MG, Linder E, Lindhe J. Bio-Oss collagen in the buccal gap at immediate implants: a 6-month study in the dog[J]. Clin Oral Implants Res, 2011, 22(1):1-8.

[6] Araújo MG, Berglundh T, Lindhe J. On the dynamics of periodontal tissue formation in degree III furcation defects. An experimental study in dogs[J]. J Clin Periodontol, 1997, 24(10):738-746.

[7] Araújo MG, Lindhe J. Dimensional ridge alterations following tooth extraction: an experimental study in the dog[J]. J Clin Periodontol, 2005, 32(2):212-218.

[8] Atieh MA, Payne AG, Duncan WJ, et al. Immediate placement or immediate restoration loading of single implants for molar tooth replacement:a systematic review and meta-analysis[J]. Int J Oral Maxillofac Implants, 2010, 25(2):401-415.

[9] Babbush CA. Immediate implant placement in fresh extraction sites[J]. Dent Implantol Update, 2006, 17(12):89-93.

[10] Block MS, Kent JN. Placement of endosseous implants into tooth extraction sites[J]. J Oral Maxillofac Surg, 1991, 49(12):1269-1276.

[11] Botticelli D, Berglundh T, Buser D, et al. The jumping distance revisited: an experimental study in the dog[J]. Clin Oral Implants Res, 2003, 14(1):35-42.

[12] Botticelli D, Berglundh T, Lindhe J. Hard tissue alterations following immediate implant placement in extraction sites[J]. J Clin Periodontol, 2004, 31(10):820-828.

[13] Botticelli D, Berglundh T, Lindhe J. The influence of a biomaterial on the closure of s marginal hard tissue defect adjacent to implants. An experimental

study in the dog[J]. Clin Oral Implants Res, 2004, 15(3):285-292.

[14] Brunski JB. Avoid pitfalls of overloading and micromoion of intraosseous implants[J]. Dent Implantol Update, 1993, 4(10):77-81.

[15] Cafiero C, Annibali S, Gherlone E, et al. Immediate transmucosal implant placement in molar extraction sites: A 12month prospective multicenter cohort study[J]. Clin Oral Implants Res, 2008, 19(5):476-482.

[16] Cafiero C, Marenzi G. Soft and hard tissues healing at immediate transmucosal implants placed into molar extraction sites with collagen membrane uncovered: A 12 month prospective study[J]. Implant Dent, 2013, 22(5):474-480.

[17] Canullo L, Iurlaro G, Iannello G. Double-blind randomized controlled trial study on post-extraction immediately restored implants using the switching platform concept: Soft tissue response. Preliminary report[J]. Clin Oral Implants Res, 2009, 20(4):414-420.

[18] Chen ST, Wilson TGJr, Hämmerle CH. Immediate or early placement of implants following tooth extraction:Review of biologic basis, clinical procedures, and outcomes[J]. Int J Oral Maxillofac Implants, 2004, 19(Suppl):12-25.

[19] Chen ST, Buser D. Clinical and esthetic outcomes of implants placed in postextraction sites[J]. Int J Oral Maxillofac Implants, 2009, 24(Suppl):186-217.

[20] Choukroun J, Adda F, Schoeffler C, et al. Une opportunitéen paro-implantologie: Le PRF[J]. Implant Odontie, 2001, 42:55-62.

[21] Cosyn J, Eghbali A, De Bruyn H, et al. Immediate single-tooth implants in the anterior maxilla: 3-year results of a case series on hard and soft tissue response and aesthetics[J]. J Clin Periodontol, 2011, 38(8):746-753.

[22] Covani U, Crespi R, Cornelini R, et al. Immediate implants supporting single crown restoration :a 4-year prospective study[J]. J Periodontol, 2004,

75(7):982-988.

[23] Crespi R, Capparé P, Crespi G, et al. Immediate implant placement in sockets with asymptomatic apical periodontitis[J]. Clin Implant Dent Relat Res, 2017, 19(1):20-27.

[24] de Vicente JC, Peña I, Braña P, et al. The use of piezoelectric surgery to lateralize the inferior alveolar nerve with simultaneous implant placement and immediate buccal cortical bone repositioning: A prospective clinical study[J]. Int J Oral Maxillofac Surg, 2016, 45(7):851-857.

[25] Degidi M, Piattelli A, Carinci F. Parallel screw cylinder implants:comparative analysis between immediate loading and two-stage healing of 1,005 dental implants with a 2-year follow up[J]. Clin Implant Dent Relat Res, 2006, 8(3):151-160.

[26] Dogglass GL, Merin RL. The immediate dental implant[J]. J Calif Dent Assoc, 2002, 30(5):365.

[27] Evian CI, Emling R, Rosenberg ES, et al. Retrospective analysis of implant survival and the influence of periodontal disease and immediate placement on long-term results[J]. Int J Oral Maxillofac Implants, 2004, 19(3):393-398.

[28] Fugazzotton PA, Hains FO. Immediate implant placement in posterior areas, Part 2:the maxillary arch[J]. Compend Cont Edu Dent, 2014, 34(7):518-528.

[29] Guidi R, Danza M, Carinci F. Spiral family implants inserted in postextraction bone sites[J]. Implant Dent, 2009, 18(3):270-278.

[30] Hämmerle CH, Chen ST, Wilson TGJr. Consensus statements and recommended clinical procedures regarding the placement of implants in extraction sockets[J]. Int J Oral Maxillofac Implants, 2004, 19(Suppl):26-28.

[31] Hattingh A, De Bruyn H, Vandeweghe S. A retrospective study on ultra-wide diameter dental implants for immediate molar replacement[J]. Clin Implant Dent Relat Res, 2019, 21(5):879-887.

[32] Hu C, Gong T, Lin W, et al. Immediate implant placement into posterior sockets with or without buccal bone dehiscence defects: a retrospective cohort study[J]. J Dent, 2017, 65:95-100.

[33] Iasella JM, Greenwell H, Miller RL, et al. Ridge preservation with freeze-dried bone allograft and a collagen membrane compared to extraction alone for implant site development: A clinical histologic study in humans[J]. J Periodontol, 2003, 74(7):990-999.

[34] Jaffin RA, Berman CL. The excessive loss of Brånemark fixtures in type VI bone: A 5-year analysis[J]. J Periodontol, 1991, 62(1):2-4.

[35] Khzam N, Arora H, Kim P, et al. Systematic review of soft tissue alterations and esthetic outcomes following immediate implant placement and restoration of single implants in the anterior maxilla[J]. J Periodontol, 2015, 86(12):1321-1330.

[36] Koh RU, Rudek I, Wang HL. Immediate Implant Placement: Positives and Negatives[J]. Implant Dent, 2010, 19:98-108.

[37] Lang NP, Pun L, Lau KY, et al. A systematic review on survival and success rates of implants placed immediately into fresh extraction sockets after at least 1 year[J]. Clin Oral Implants Res, 2012, 23(Suppl 5):39-66.

[38] Langer B. Spontaneous in situ gingival augmentation[J]. Int J Periodont Rest Dent, 1994, 14(6):524-536.

[39] Lazzara RJ. Immediate implant placement into extraction sites: surgical and restorative advantages[J]. Int J Periodont Rest Dent, 1989, 9(5):332-343.

[40] Liu Y, Chen Y, Chu C, et al. A prospective cohort study of immediate implant placement into posterior compromised sockets with or without primary wound closure of reactive soft tissue[J]. Clin Implant Dent Relat Res, 2020, 22(1):13-20.

[41] Lucarelli E, Beccheroni A, Donati D, et al. Platelet-derived growth factors enhance proliferation of human stromalstem cells[J]. Biomaterials, 2003,

24(18):3095-3100.

[42] Mayer TM, Hawley CE, Gunsolley JC, et al. The single-tooth implant: A viable altenative for single-tooth replacement[J]. J Periodontol, 2002, 73(7):687-693.

[43] Meijer HJ, Kuiper JII, Starmans FJ, et al. Stress distribution around dental implants:Influence of superstructure, length of implants, and height of mandible[J]. J Prosthet Dent, 1992, 68(1):96-102.

[44] Meijer HJA, Raghoebar GM. Immediate implant placement in molar extraction sites: a 1-year prospective case series pilot study[J]. Int J Implant Dent, 2020, 6(1):3.

[45] Meredith N, Alleyne D, Cawley P. Quantitative determination of the stability of the implant-tissue interface using resonance frequency analysis[J]. Clin Oral Implants Res, 1996, 7(3):261-267.

[46] Meredith N, Book K, Friberg B, et al. Resonance frequency measurements of implant stability in vivo. Across-sectional and longitudinal study of resonance frequency measurements on implants in the edentulous and partially dentate maxilla[J]. Clin Oral Implants Res, 1997, 8(3):226-233.

[47] Meyer U, Joos U, Mythili J, et al. Ultrastructural characterization of the implant/bone interface of immediately loaded dental implants[J]. Biomaterials, 2004, 25(10):1959-1967.

[48] Monje A, Blasi G. Significance of keratinized mucosa/gingiva on peri-implant and adjacent periodontal conditions in erratic maintenance compliers[J]. J Periodontol, 2019, 90(5):445-453.

[49] Nemcovsky CE, Artzi Z, Moses O, et al. Healing of marginal defects at implants placed in fresh extraction sockets or after 4-6weeks of healing[J]. Clin Oral Implants Res.2002, 13:410-419.

[50] Novaes AB, Marcaccini AM, Souza SLS, et al. Immediate Placement of Implants into Periodontally Infected Sites in Dogs: A His-tomorphometric Study of Bone-Implant Contact[J]. Int J Oral Maxillofac Implants, 2003, 18(3):391-398.

[51] Papandreou A, Papantonatou L, Leotsakou L, et al. Keratinized peri-implant mucosa: literature review and case report[J]. Clin Oral Implants Res, 2019, 30:533-533.

[52] Perussolo J, Souza AB, Matarazzo F, et al. Influence of the keratinized mucosa on the stability of peri-implant tissues and brushing discomfort: A 4-year follow-up study[J]. Clin Oral Implants Res, 2018, 29(12):1177-1185.

[53] Purushotham S, Raveendran AM, Kripalani BK, et al. Direct sinus lift and immediate implant placement using piezo-surgical approach-A case report[J]. J Clin Diagn Res, 2016, 10(1):ZD20-ZD22.

[54] Raes F, Cosyn J, Crommelinck E, et al. Immediate and conventional single implant treatment in the anterior maxilla:1-year results of a case series on hard and soft tissue response and aesthetics[J]. J Clin Periodontol, 2015, 38(4):385-394.

[55] Rasmusson L, Meredith N, Kahnberg KE, et al. Stability assessments and histology of titanium implants placed simultaneously with autogenous onlay bone in the rabbit tibia[J]. Int J Oral Maxillofac Surg, 1998, 27(3):229-235.

[56] Rieger MR, Adams WK, Kinzel GL. A finite element survey of eleven endosseous implants[J]. J Prosthet Dent, 1990, 63(4):457-465.

[57] Romanos GE, Toh CG, Siar CH, et al. Histologic and histomorphometric evaluation of peri-implant bone subjected to immediate loading: An experimental study with Macaca fascicularis[J]. Int J Oral Maxillofac Implants, 2002, 17(1):44-51.

[58] Rungcharassaeng K, Kan JY, Yoshino S, et al. Immediate implant placement and pro-visionalization with and without a connective tissue graft:an analysis of facial gingival tissue thickness[J]. Int J Periodont Rest Dent, 2012, 32(6):657-663.

[59] Sanz-Sanchez I, Sanz-Martín I, Figuero E, et al. Clinical efficacy of immediate implant loading

protocols compared to conventional loading depending on the type of the restoration:& systematic review[J]. Clin Oral Implants Res, 2015, 26(8):964-982.

[60] Schincaglia GP, Marzola R, Scapoli C, et al. Immediate loading of dental implants supporting fixed partial dentures in the posterior mandible:A randomized controlled split-mouth study machined versus titanium oxide implant surface[J]. Int J Oral Maxillofac Implants, 2007, 22(1):35-46.

[61] Schulte W, Heimke G. The Tübinger immediate implant[J]. Quintessenz, 1976, 27(6):17-23.

[62] Schulte W, Kleineikenscheidt H, Lindner K, et al. The Tübingen immediate implant in clinical studies[J]. Disch Zahnarzil Z, 1978, 33(5):348-359.

[63] Schwartz-Arad D, Gulayev N, Chaushu G. Immediate versus non-immediate implantation for full-arch fixed reconstruction following extraction of all residual teeth: a retrospective comparative study[J]. J Periodontol, 2000, 71:923-928.

[64] Schwartz-Arad D, Yaniv Y, Levin L. et al. A radiographic evaluation of cervical bone loss associated with immediate and delayed implants placed for fixed restorations in edentulous jaws[J]. Periodontol, 2004, 75:652-657.

[65] Sennerby L, Meredith N. Resonance frequency analysis:Measuring implant stability and osseointegration[J]. Compend Contin Educ Dent, 1998, 19(5):493-498.

[66] Shropp L, Wenzel A, Kostopoulos L, et al. Bone healing and soft tissue contour changes following single-tooth extraction:a clinical and radiographie 12-months prospective study[J]. Int J Periodont Rest Dent, 2003, 23(4):313-323.

[67] Sivolella S, Botticelli D, Prasad S, et al. Evaluation and comparison of histologic changes and implant survival in extraction sites immediately grafted with two different xenografts: a randomized clinical pilot study[J]. Clin Oral Implants Res,

2020, 31(9):825-835.

[68] Smith RB, Tarnow DP. Classification of molar extraction sites for immediate dental implant placement: technical note[J]. Int J Oral Maxillofac Implants, 2013, 28(3):911-916.

[69] Tadi DP, Pinisetti S, Gujjalapudi M, et al. Evaluation of initialslability and crestal bone loss in immediate implant placement:An invivo study[J]. J Int Soc Prev Community Dent, 2014, 4(3):139-144.

[70] Tsai ES, Crohin CC, Weber HP. A five-year evaluation of implants placed in extraction sockets[J]. J West Soc Periodontol Periodontal Abstr, 2000, 48:37-47.

[71] Urban T, Kostopoulos L, Wenzel A. Immediate implant placement in molar regions: Risk factors for early failure[J]. Clin Oral Implants Res, 2012, 23(2):220-227.

[72] Urban T, Kostopoulos L, Wenzel A. Immediate implant placement in molar regions: A 12 month prospective, randomized follow-up study[J]. Clin Oral Implants Res, 2012, 23(12):1389-1397.

[73] Vellis J, Kutkut A, Al-Sabbagh M. Comparison of xenogeneir collagen matrix vs. free gingival grafts to increase the zone of keratinized mucosa around functioning implants[J]. Implant Dent, 2019, 28(1):20-27.

[74] Vinnakota DN, Akula SR. Krishna Reddy VV, et al. Astaged approach of implant placement in immediate extraction sockets for preservation of peri-implant soft and hard tissue[J]. J Indian Soe Periodontol, 2014, 18(2):267-271.

[75] Wagenberg B, Froum SJ. A retrospective study of 1925 consecutively placed immediate implants from 1988 to 2004[J]. Int J Oral Maxillofac Implants, 2006, 21(1):71-80.

[76] Worthington P. Injury to the inferior alveolar nerve during implant placement: A formula for protection of the patient and clinician[J]. Int J Oral Maxillofac Implants, 2004, 19(5):731-734.

6

→

CHAPTER

第 6 章

牙槽嵴的
维持与重建

MAINTENANCE AND
RECONSTRUCTION
OF THE ALVEOLAR
RIDGE

在本章中我们将介绍主要用于HV2类位点牙槽嵴维持的游离结缔组织移植和根盾技术，用于HV3类位点牙槽嵴重建的骨屏障技术和用于HV3类和HV4类位点牙槽嵴重建的轮廓增量技术。合理地运用这些临床技术可以扩大美学区即刻种植的适应证，实现在高美学风险位点可预期的治疗效果。

第1节　游离结缔组织移植

我们在第3章（美学区临床分类与决策）中初步介绍了游离结缔组织移植在HV2a类、HV2b类、HV3类和HV4类中的应用。在美学区即刻种植中，由于不可避免的唇侧骨板改建等原因，患者术后仍面临较大的唇侧轮廓塌陷及龈缘退缩风险，而薄龈生物型、种植前已存在的软组织缺损等因素都会加大这些美学风险。在美学区即刻种植时，使用去上皮的游离龈移植物（free gingival graft，FGG）、上皮下结缔组织移植物（subepithelial connective tissue graft，SCTG）用于改变种植体周围黏膜表型和轮廓美学，是一种可预期的治疗方式。而随着生物材料的不断进步，各种移植组织替代物也被应用于即刻种植的软组织增量。本节内容旨在总结游离结缔组织移植应用于美学区即刻种植的方法及相关循证依据，为此项技术的临床应用提供参考依据。

一、软组织增量的意义

近年来，随着种植技术的不断发展，成功率已经不再是临床医生追求的唯一目标，无论是医生还是患者，都对种植修复体的美学效果有了越来越高的要求。种植修复体的美学效果很大一部分取决于软组织的形态与轮廓，稳定的骨水平也与良好的软组织附着相互依赖。与天然牙相比，种植体周相对缺少血供的软组织对于外界刺激的抵御能力较差；而不同于天然牙周围的胶原纤维分布，种植体周围胶原纤维平行种植体呈环绕分布，容易受机械损伤而破坏。因此，即刻种植时尤其需要关注软组织状态，在经典观念中厚龈生物型被认为是美学区即刻种植的适应证之一。牙龈生物型可分为薄龈生物型、中厚龈生物型、厚龈生物型。Claffey和Shanley将牙龈厚度不足1.5mm的定义为薄龈生物型，薄龈生物型的牙龈薄而脆，是引起牙龈退缩的高危因素，美学风险较中厚龈及厚龈生物型更高。而与薄龈生物型相比，厚龈生物型具有更强抵御唇侧龈缘退缩的能力，更利于龈缘水平及软组织的长期稳定效果。

游离结缔组织移植是一种美学区即刻种植时常用的手段，不仅可以改变牙龈的表型，增加种植体周围黏膜厚度，从而减少唇侧黏膜退缩的风险，而且可以补偿牙槽嵴改建后引起的根面凸度的改变，重塑轮廓美学。

二、游离结缔组织移植的方法与取材

制取游离结缔组织常用的方法有：①直接取游离牙龈后去除表层上皮组织（FGG）；②保留表层上皮组织，直接分离上皮下结缔组织（SCTG）。1968年，Sullivan和Atkins首先报告了利用FGG进行软组织增量；1980年，Langer和Calagna报告了从腭侧获得SCTG，用于局部牙槽嵴增量。

获得游离结缔组织的区域有上颌结节、后腭区、前腭区、磨牙后区等。美学区种植相关的软组织移植最多的取材部位是腭侧，一般将第一前磨牙、第二前磨牙腭侧作为供区，供区大小可根据临床需求向尖牙及第一磨牙区延伸。从上腭获取软组织进行增量时，目前研究普遍建议需去除外侧上皮及内侧腺体组织，主要保留固有层。上颌结节也被认为是种植体周围软组织增量手术的潜在供区，来自上颌结节区域的软组织较厚且致密，与来自上腭的软组织相比，它似乎含有更多的胶原蛋白和更少的脂肪及腺体组织，因此，有学者认为此区域的软组织有更小的收缩。Dellavia等在临床和组织学上比较了两种组织，移植同样厚度的SCTG时，与腭侧供区相比，上颌结节SCTG获得了更多的软组织厚度增加，组织学检查也发现上颌结节SCTG具有更少的金属蛋白酶与更多的胶原交联，认为软组织来源和组成可能会影响软组织移植物的整合。临床医生可以根据自身的技术特点和具体病例的需求决定自体软组织的供区。

三、游离结缔组织移植的风险

Suryavanshi等研究发现进行腭部游离结

缔组织移植术时，脂肪组织会影响扩散和血管化作用，残留上皮有导致上皮囊肿的概率，因此在制备供区移植物时，应去除残留瓣体上的脂肪组织和上皮，仅保留固有层，也因此有学者认为通过FGG去上皮后可获得质量更佳的移植物。需要注意的是，为了保证在切取最少2mm厚的结缔组织移植瓣后，还能使保留的腭侧结缔组织具有一定的厚度，以最大程度上减少其发生坏死的概率，腭侧供区的软组织最少应具有4mm的厚度；另外，去上皮FGG会导致开放性伤口的形成，可能具有更明显的术后疼痛以及出血。

不同于FGG，取SCTG后通常会形成一个闭合伤口，这被认为可以减少术后患者的不适，但如果腭黏膜没有足够的厚度，可能会由于血管化受损而导致原发性皮瓣开裂或坏死。SCTG的制备方法也在不断改良，从一个水平切口和两个垂直切口的制备方法，到逐渐有学者提出一个水平切口和一个垂直切口的"L形切口"，以及只有一个水平切口的"一字切口"。对患者的创伤更小，可确保原发性愈合并减少腭部不适。

以"一字切口"为例，选择供区切取SCTG，通常距第一前磨牙、第二前磨牙腭侧龈缘4mm处左右（至少2mm）切入，根据所需长度，用15c刀片行纵向非全厚切口至黏膜下层，然后将切口角度更改为45°左右，继续分离，按缺损部位切取所要大小；刀片的位置应保持与骨面平行；最后，切开近中、远中和内侧边界取得SCTG。

游离结缔组织移植也有其局限性。第二术区的开辟增加了手术的难度与手术时间，同时也增大了创伤和可能的患者痛苦，并可能引起供区的并发症，这些有可能导致患者接受度降低。相关并发症包括：出血、术后骨暴露、长时间疼痛/不适、腭坏死组织、意外的术后肿胀和瘀斑、感染等。因此，近年来关于移植组织替代物的研究增多，包括：血浆机制类产品［如浓缩生长因子（CGF）等］、釉基质蛋白（enamel matrix derivative，EMD）、脱细胞真皮基质（acellular dermal matrix，ADM）、胶原基质（collagen matrix，CM）等。但关于这些移植物对于软组织增量的长期效果，需要更多高质量的研究的支持。

四、循证依据

游离结缔组织移植被认为可以有效减少即刻种植唇侧黏膜退缩的风险。一项系统评价和Meta分析显示，即刻种植结合游离结缔组织移植对比不移植，垂直向软组织退缩减少了0.41mm，结果具有统计学意义；此外，在游离结缔组织移植后探诊出血也有减少的趋势。对于薄龈生物型患者，软组织增量的临床意义更为明显。有研究指出薄龈生物型患者即刻种植尤其受益于游离结缔组织移植，在接受SCTG后获得与未接受SCTG的厚龈生物型患者相似的软组织变化水平；而相比之下，未接受SCTG的薄龈生物型患者，龈缘水平退缩增加了1倍以上。因此当牙龈生物型为薄型时，龈缘可能退缩的风险显著升高，应考虑在即刻种植同期采用游离结缔组织移植。

2021年的第6届EAO共识大会提出：在即刻种植中，与没有进行软组织增量的部位相比，尽管对边缘骨水平变化的影响有限；但在即刻种植同时进行软组织增量可以获得更好的美学效果。大量文献也都支持即刻种植同期进行游离结缔组织移植可以减少唇侧龈缘退缩风险、补偿唇侧软组织体积损失，提升美学效果。

五、病例解析

图6-1-1～图6-1-4展示了一例美学区即刻种植同期结缔组织移植的病例，对于高美学预期的患者，我们通过同期的结缔组织移植，补偿唇侧牙槽嵴的吸收，获得了较为理想的美学效果。通过术前和术后的数字化印模的叠加，我们可以看到牙槽嵴轮廓维持了较好的稳定性。

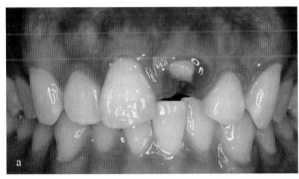

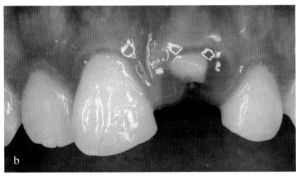

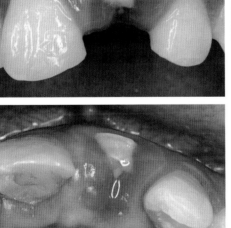

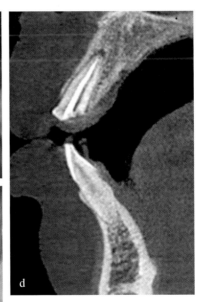

图6-1-1a 术前口内观，可见21残根，牙龈生物型为薄龈型
图6-1-1b 术前正面观
图6-1-1c 术前𬌗面观
图6-1-1d 术前CBCT

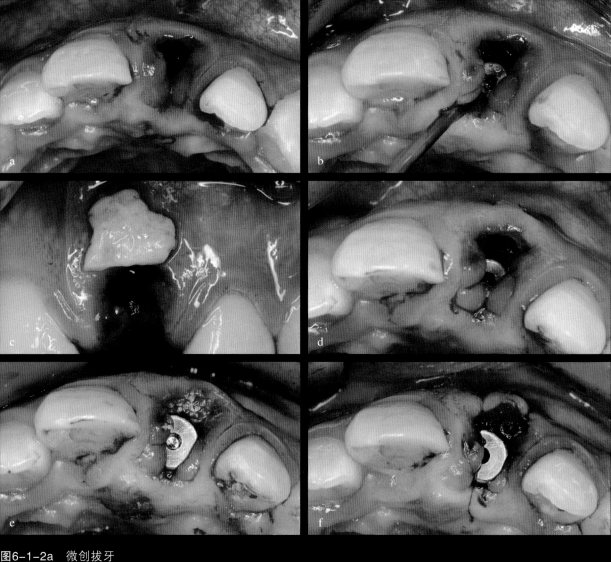

图6-1-2a 微创拔牙

图6-1-2b 紧贴腭侧骨壁植入种植体

图6-1-2c 从腭侧植入游离结缔组织瓣

图6-1-2d 固定于唇侧牙龈与骨壁之间的信封中

图6-1-2e 间隙植骨

图6-1-2f 完成牙槽窝封闭

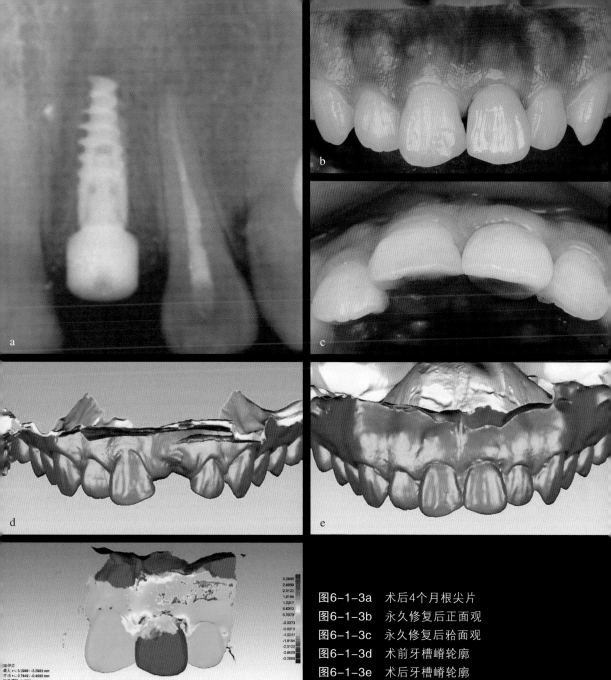

图6-1-3a　术后4个月根尖片

图6-1-3b　永久修复后正面观

图6-1-3c　永久修复后𬌗面观

图6-1-3d　术前牙槽嵴轮廓

图6-1-3e　术后牙槽嵴轮廓

图6-1-3f　牙槽嵴轮廓变化热图

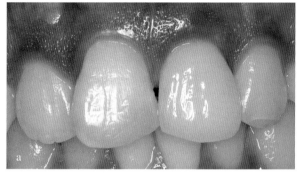

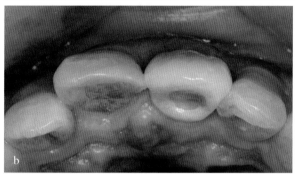

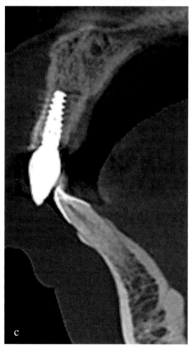

图6-1-4a 修复后1年正面观
图6-1-4b 修复后1年殆面观
图6-1-4c 修复后1年CBCT

第2节 根盾技术

除了第1节所介绍的游离结缔组织移植以外，根盾技术也是一种可以减少天然牙拔除后牙槽嵴改建的临床技术。大量动物实验以及临床研究都已证实，天然牙拔除后，由于牙周膜丧失和束状骨吸收，无论是位点保留还是即刻种植都无法完全阻止拔牙位点唇侧骨壁吸收，从而导致牙槽嵴顶区软硬组织的改建，造成不同程度的软组织轮廓塌陷。在美学区，即使遵循严格的适应证进行拔牙后即刻种植，仍不能抵消牙槽嵴改建吸收对美学效果的影响，常面临唇侧轮廓塌陷、龈缘退缩，甚至种植体唇侧暴露等美学并发症。因此，种植体周围软硬组织的稳定仍然是美学区即刻种植面临的最大挑战之一，随着即刻种植技术的不断发展，学者们不断探索维持拔牙窝唇侧软硬组织稳定的方法，以期尽可能完整的保留唇侧软硬组织。为了更好地维持唇侧软组织外形，2010年，Hürzeler提出保留唇侧根片的即刻种植技术，从而保存唇侧牙槽嵴顶区的牙周膜和束状骨，更好地维持牙槽骨高度和软组织轮廓。本节内容旨在总结根盾技术应用于美学区即刻种植，特别是HV1类和HV2a类位点，及其循证依据，为临床医生在临床上使用此项技术提供参考依据。

一、根盾技术的提出与发展

多项研究表明，保留骨内的牙根有助于维持牙槽骨骨量，甚至在埋入牙根的冠方有新骨形成。Salama等曾报道通过牙根埋入技术（root submerged technique，RST）维持桥体部位的牙槽嵴丰满度，提升连续多牙缺失种植修复的美学效果。而Davarpana等报道了接触固连牙根（ankylosed root）植入种植体的系列病例，负荷后12～42个月的随访期内无任何相关并发症发生。Buser等进行的动物实验证明，接触牙根植入的种植体表面会形成牙骨质，并有胶原纤维穿入其中，而在牙根的牙本质表面会形成新的牙骨质和牙周膜。

在此基础上，Hürzeler等最早于2010年提出了根盾技术，即对无法保留牙齿去冠，行近远中向分根，拔除腭侧牙根，保留并修整唇侧根片后即刻植入种植体。其团队首先在比格犬的下颌第三前磨牙和第四前磨牙位置制备唇侧根片，将种植体分别以接触或不接触唇侧根片的方式植入。其研究结果与Buser等类似，在种植体唇侧表面及根片的牙本质表面发现了新生牙骨质和穿插的胶原纤维，而在种植体的根方则有新的编织骨形成。Hürzeler等同时报道了该技术的首次临床应用，制备上前牙唇侧根片后即刻植入种植体，并采用了即刻修复的方式，最终修复时软组织形态良好，避免了唇侧骨壁塌陷。

近年来，有学者提出了各自的改良术式，并引入了新的术语，拓展了根盾技术的应用场景。Gluckman等将根盾技术应用于桥体部位，防止桥体部位的唇颊侧骨壁塌陷，命名为桥体根盾技术（pontic-shield technique），并与根盾技术、牙根埋入技术共同命名为部分牙拔除术（partial extraction therapies，

PET）。此外，有些学者认为根盾技术本质是保护牙周膜及相关血管，更倾向于将该方法命名为"根膜技术"（root-membrane technique）。为了更好地保留种植位点的龈乳头形态，有学者提出唇腭向分根后将根片留置于种植体的近远中位置，以维持近远中牙槽骨高度，防止龈乳头退缩。而Castle更是提出了"圆盾技术"（castlewall surgical technique，CWST），即制备围绕拔牙窝的根片后拔除根尖，即刻植入种植体；作者认为相较于传统根盾技术，圆盾技术可更好地保留拔牙窝周围的软硬组织，并且所制备根片具有更大的表面积，稳定性更强，降低了因根片移位而导致相关并发症的风险。

传统根盾技术仅适用于牙槽窝无明显感染、唇侧牙周与牙体组织健康的病例。垂直向纵折的牙齿并未采用根盾技术，因为细菌可通过人体免疫系统无法作用的纵折线导致感染。而Bäumer等提出的改良根盾技术，在纵折线的位置将唇侧根片一分为二，从而达到消除纵折线的目的。除此以外，有学者通过唇侧开窗技术，处理根尖周感染后制备唇侧根片，在全程数字化导板引导下植入种植体，一定程度上扩大了根盾技术的适应证。

二、根盾技术的临床过程

1. 术前诊断和评估

术前应检查患牙牙周牙体组织是否健康、有无急性炎症，以及拔牙窝根尖是否有充足骨

量完成种植体植入。牙周与牙体组织健康、厚龈生物型、唇颊侧骨壁完整的病例预后通常较好；牙齿松动、现存牙周炎或有牙周炎病史应视为根盾技术的禁忌证。

2. 根片制备

根盾技术的根片制备过程主要包括：截冠后分根、拔除腭侧牙根、修整唇侧根片。而目前关于所制备根片的尺寸要求尚无定论。Tan等进行的动物实验发现，保留根片的厚度与骨吸收之间呈负相关。而此后的临床研究也证实，根片厚度越厚牙槽骨吸收量越少。结合现有文献资料和临床经验，根片厚度保持在1～2mm较为合适，以保证根片具有一定的机械强度且不妨碍种植体的植入。关于根片高度，即根片与唇侧骨板顶端之间的位置关系，早期学者认为根片应制备到唇侧骨水平1mm，以防止上皮向下长入，并可保留更多的牙周膜利于软组织的稳定。但近年来有学者认为，根片制备过高可能会增加根片暴露及断裂的风险，建议将根片制备至平齐唇侧牙槽骨，并将锐利边缘调磨圆钝；同时应在根片冠方2mm内制备成凹面状，使得修复体的龈下部分与根片之间有更多的软组织充填，减少根片内暴露的风险并可取得更好的美学效果。关于根片冠根向长度，Huang等将根片制备至4～6mm，取得了较好的临床效果；而Calvo-Guirado等进行的动物实验表明，仅保留牙根冠方1/3长度，相较于保留牙根2/3长度和全长，具有更少的牙槽骨吸收。Roe等则认为根片保留过

长，将会妨碍种植窝洞制备，使得种植体的植入发生偏移。

最初Hürzeler等在根片内表面应用具有防止上皮细胞增殖和抗菌能力的釉基质蛋白（EMD），但此后的学者认为EMD的作用效果尚不确切，且有可能诱导种植体表面形成牙骨质结合而非骨结合，故并未用其处理根片。

目前，大部分报道采用的是金刚砂车针和长柄裂钻进行根片制备。有学者在改良术式中提到可采用超声骨刀修整根片，因超声骨刀具有选择性切割的优点，制备根片过程中不易伤及周围软组织；且切割速度相对缓慢，有利于精细制备，一定程度上降低了技术敏感性，但增加了操作时间。此外，有学者提出采用取骨环钻进行根片的制备，简化了操作流程，腭侧牙根所带自体骨可用于填塞种植体与唇侧根片之间的间隙。现今市场上还出现了根盾技术的专用工具盒，特殊设计的钻头和器械有利于降低操作难度。需要注意的是，术后应拍摄CBCT以确认保留的根片与唇侧骨壁紧密相连，若在术中及术后检查发现根片出现松动和移位，则建议拔除根片。

3. 种植体的植入

Hürzeler等在提出根盾技术时，按种植体是否与根片接触分为两组，组织学切片显示两组种植体与根片之间都形成了牙骨质而非骨结合，有学者认为这与EMD的使用有关。近年来，越来越多的学者提倡将种植体与根片之间留出间隙，以利于种植体表面形成骨结合，

同时可预防种植体植入过程中挤压根片。而目前对种植体与根片的间隙处理存在不同观点。Siormpas等认为无需对间隙做任何处理，间隙内形成血凝块自然愈合即可。这一观点与Gluckman等相反，其认为应该在间隙内填塞骨移植材料，以进一步维持唇侧骨壁厚度。Guo等则在种植体与根片间隙内填入富血小板纤维蛋白，在18个月的随访时间内，种植体周围的软硬组织都得到了很好的保存。而Moury等进行的系统评价指出，间隙内植入材料种类对预后影响不大，且只有当间隙宽度 > 1mm时才应填充材料。总体而言，种植体与根片之间的间隙处理尚存争议，需要更多临床研究证据和组织学研究支持各自观点。

4. 数字化手段的应用

有学者提出将数字化手段与根盾技术相结合，减少根盾技术的操作复杂性，避免根片松动脱落、种植体植入三维位置不佳及邻牙损伤等并发症。Chen等通过术前数字化设计的理想根片形态，制作的根片预备导板有效地提升了操作效率、手术安全性和根片尺寸的可预测性。除此以外，采用数字化导板及动态导航辅助植入种植体，有利于提升种植体植入精度，降低技术敏感性。

三、根盾技术的循证依据

自Hürzeler等提出根盾技术以来，有关该技术的文献报道逐年增加，其中以病例报告为主，回顾性研究多见，而前瞻性研究较少。

在Siormpas等进行的一项长达10年的回顾性研究中，纳入了250颗种植体，种植体留存率达到了96.5%，在考虑到机械和生物学并发症后，种植体成功率为87.9%，其主要并发症包括根片感染后导致的种植体周围黏膜炎或种植体周围炎。而Han等进行的前瞻性队列研究，纳入了30位患者，在1年的随访期限内，种植体留存率为100%，仅有2.5%的修复体发生了机械并发症，无生物学并发症的发生。近年来有关根盾技术的随机对照试验（randomized controlled trial，RCT）数量呈上升趋势，Zhang等进行的Meta分析纳入了10项RCT，比较根盾技术与传统即刻种植的临床疗效，结果表明根盾技术组具有更低的唇侧骨板水平向/垂直向骨吸收、更高的粉色美学评分和患者满意度，但因所纳入的RCT随访时间多为1~2年内，其长期疗效仍待进一步确定。

此外，有关根盾技术并发症的研究报道数量有限。曾有病例报道在种植体植入后第6年，唇侧根片发生了松动且种植牙出现深牙周袋，从而决定拔除根片，在种植体暴露表面植入骨粉，采用自体结缔组织移植物封闭创口。作者认为根盾技术最大的问题在于根片的移动，从而导致根片的暴露而拔除根片。Gluckman等对128位患者进行为期4年的回顾性研究中，出现了5位种植体骨结合失败，3位根片感染，16位根片暴露和1位根片移位。作者采取了降低根片高度、结缔组织移植、引导骨再生和拔除感染根片/种植体等应对措施，但这些措施的长期效果仍待进一步观察。目前来看，仍需更多研究对根盾技术并发症的发病率、危险因素和处理措施等问题进行探索。

总体而言，目前有限的文献证据表明根盾技术具有较为出色的治疗前景，但考虑到其作为一项技术敏感性较高的治疗手段，并且循证依据多局限于较低等级的临床研究，在更多长期随访的高等级临床研究证据出现以前，临床实践中使用这项技术仍需保持谨慎。

四、病例解析

图6-2-1~图6-2-3展示了一例联合使用根盾技术（SST）的即刻种植病例，通过保留唇侧的天然根片和牙周膜，保存唇侧骨壁及软组织，维持唇侧丰满度，以克服拔牙后唇侧骨吸收所带来的问题。术前检查患牙牙周及牙体组织基本健康，无急性炎症。完成种植术前准备后分根，拔除腭侧牙根，保留并修整唇侧根片，保证根片具有一定的机械强度且不妨碍种植体的植入。根片应制备到唇侧骨水平上1mm，以防止上皮向下长入，并可保留更多的牙周膜利于软组织的稳定，按即刻种植手术规范植入种植体，预留2mm以上跳跃间隙，并在跳跃间隙内填塞低替代率骨移植材料，以进一步维持唇侧厚度。手术完成后立即取模制作临时修复体，利用临时修复体更好地关闭拔牙创口并维持软组织稳定。术后4个月可见唇侧龈缘及龈乳头水平稳定，牙槽嵴轮廓较术前也无明显变化，取下临时修复体后，可见穿龈轮廓塑形良好，无明显炎症。之后完成最终修复，戴入最终修复基台及全瓷修复体。本病例结合SST，取得了令人较为满意的修复效果，结合现有的文献报道，SST确实具有维持牙槽骨形态、减少唇颊侧软组织退缩和提升修复美学效果等优势，在美学区即刻种植的应用中展现了不错的前景。但相较于传统即刻种植，SST的操作过程更为复杂，且需要更多长期随访的大样本高质量临床研究证明其长期疗效及并发症等问题。临床医生应结合自身经验和病例特点，选择相应的治疗方案。（本病例由武汉大学口腔医院的晏奇医生提供）

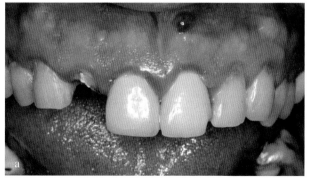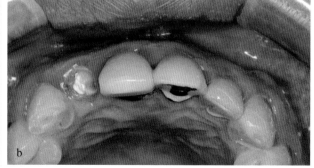

图6-2-1a 术前口内观
图6-2-1b 术前𬌗面观

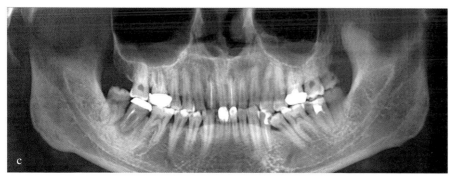

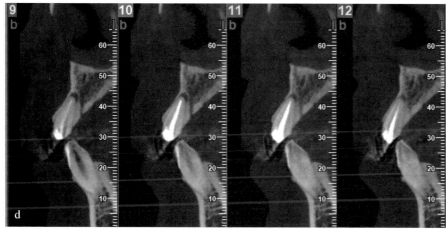

图6-2-1c　术前全景片

图6-2-1d　术前CBCT，可见12唇侧骨板完整，但较为菲薄，根尖有小范围暗影

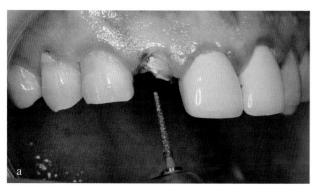

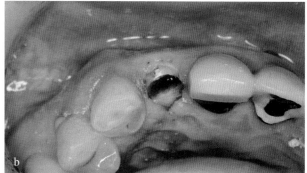

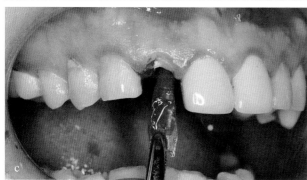

图6-2-2a　近远中向分根

图6-2-2b　分根后𬌗面观

图6-2-2c　拔除腭侧牙片，保留唇侧牙片

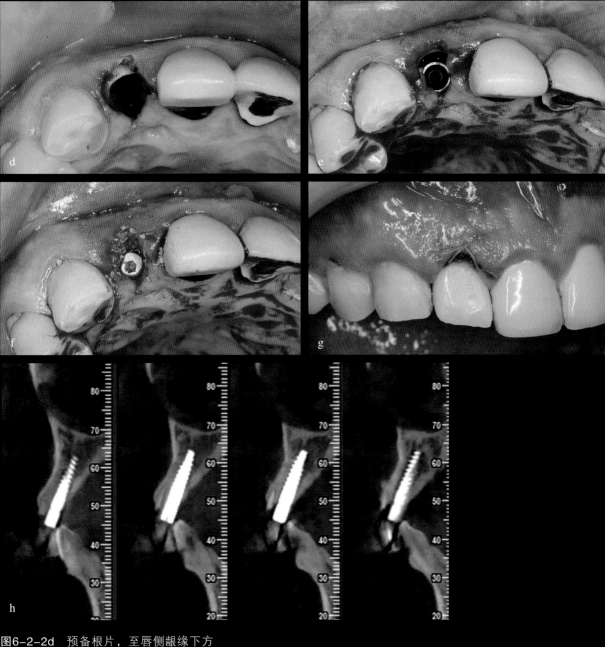

图6-2-2d　预备根片，至唇侧龈缘下方

图6-2-2e　植入种植体

图6-2-2f　跳跃间隙植骨

图6-2-2g　完成即刻修复

图6-2-2h　术后即刻CBCT

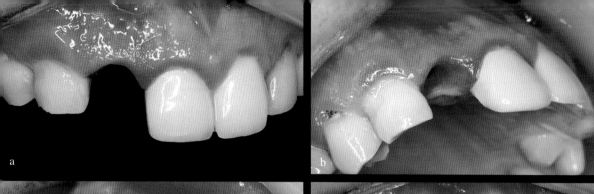

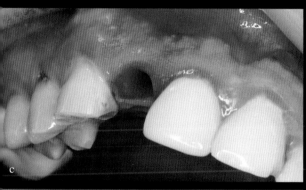
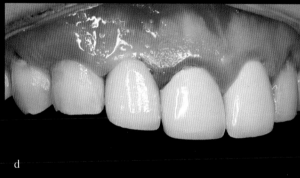

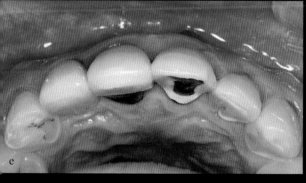

图6-2-3a 术后4个月正面观

图6-2-3b 穿龈轮廓右侧观

图6-2-3c 穿龈轮廓左侧观

图6-2-3d 永久修复后正面观

图6-2-3e 永久修复后殆面观，可见牙龈边缘稳定，软组织轮廓无明显改变

第3节　骨屏障技术

我们在第3章（美学区临床分类与决策）中初步介绍了骨屏障（bone barrier，BB）技术，我们的初步研究结果显示，利用同种异体皮质骨片进行HV3类（即颊侧骨板开裂距离龈缘>6mm）位点的颊侧骨板的修补，用以支撑颊侧软组织塌陷的压力，同时可以隔绝软组织细胞的长入，保护牙槽窝内植入的骨替代材料，实现稳定和快速的成骨，联合同期的结缔组织移植可以尽可能微创地实现可预期的美学区即刻种植。

一、生物学原理

经典的观点认为即刻种植的"美学适应证"包括：厚龈生物型和完整且厚度>1mm的颊侧骨板。随后2019年提出的骨再生共识对即刻种植的禁忌证做出了新的描述，即当牙槽窝的一壁或多壁存在超过50%的缺损时不应进行即刻种植。可以发现新的共识将即刻种植的适应证放宽到了一侧骨壁存在少于50%的缺损，这一变化的原因是基于一系列新发表的临床研究的结果。

从生物学角度考量，牙槽窝的骨壁起到了双重作用：提供"种子细胞"来加速新骨生成；提供机械支撑并隔绝软组织，保护牙槽窝内的血凝块或者植骨材料成骨。在HV3类位点，颊侧骨板有较大的骨开裂（垂直向>3mm），此时近远中和腭侧骨壁并未受损，所以仍然可以提供较多的"种子细胞"以确保

位点的成骨能力，但是这会导致颊侧的机械支撑能力严重受损，造成软组织的快速塌陷和牙槽嵴的吸收率增加，并破坏牙槽窝内的植骨材料的成骨速度和质量。此外，当颊侧骨板的缺损是由于非外伤原因造成时，颊侧牙龈黏骨膜侧通常会有较多的炎性的肉芽组织，因此，彻底的清创和炎症区的隔离是实现可预期治疗的前提。

理想的颊侧骨板修补材料应满足以下条件：

- 具有良好的生物相容性
- 具有良好机械性能以支撑颊侧软组织、保护牙槽窝
- 能隔绝炎症区和软组织细胞
- 具有较低的降解速率

二、IDR技术

那么是否有办法消除HV3类位点的不利因素，进行颊侧骨板的修补呢？Rosa等提出了即刻牙槽修复（immediate dentoalveolar restoration，IDR）技术，即从上颌结节制取带有皮质骨和松质骨的自体骨块，修整成能适应骨缺损的形态，用以进行颊侧骨板缺损的修补。作者对18位接受了IDR技术的患者进行了58个月的随访，结果显示颊侧的黏膜水平维持稳定，无明显的软组织退缩。随后Slagter等发表了5年随机对照临床试验比较了在颊侧骨缺损位点使用IDR技术进行即刻种植和延期种植的临床疗效，研究共纳入了40位患者，结果显示，在5年随访时两组的边缘骨吸收〔（-0.71±0.35）mm vs（−0.54±0.41）mm］和颊侧牙龈退缩［（−0.27±0.57）mm vs（−0.45±0.59）mm］均无显著性差异。这些研究成功实现了颊侧骨板缺损下的可预期的美学区即刻种植，极大地拓展了即刻种植的"美学适应证"。

但是该项技术也存在一定的局限性：

- 皮质骨量不足：上颌结节处骨质较为疏松，并不总是能制取到所需要的皮质骨量，若所制取的均为松质骨，则吸收速度较快，无法提供牙槽窝成骨所需机械支撑的时长
- 增加手术创伤：需要在上颌结节开辟第二术区，增加了患者额外的手术创伤
- 技术敏感性高：自体骨块的制取、修整和移植都具有较高的技术敏感性

那么是否有合适的生物材料替代自体骨块来完成颊侧骨板缺损的修补呢？这样的生物材料能否获得令人满意的临床疗效呢？这样的生物材料具有哪些局限性呢？带着这些临床问题，我们提出了骨屏障技术以进一步践行我们的治疗理念：以尽可能微创的方式实现美学区的即刻种植。

三、骨屏障技术的适宜材料

在本节的第一部分我们提出了理想骨板修补材料应具有的特性，通过生物学原理的分析、一系列的体外测试和进一步的临床研究，我们发现同种异体皮质骨片是一种适宜的生物材料，它具有良好的生物相容性、理想的机械强度和出色的屏障效果，我们认为这是现阶段国内市场能找到的最适宜修补颊侧骨板缺损的材料。然而，它也存在一定的局限性：①该材料仅能制备成厚度1mm的骨片，无法制备成适应牙槽骨形态的弧形骨片；②骨片质地坚硬，缺乏配套修型工具；③同种异体骨的生物材料价格较为昂贵。因此，我们有必要研发一种能通过CAD/CAM或者3D打印方式制备的适宜生物材料，提高骨屏障技术的临床疗效和可操作性。

图6-3-1～图6-3-4展示了一例使用同种异体松质骨环（湖北联结）进行骨屏障技术的病例，可以看到术后6个月种植体唇侧植入的生物材料大量吸收，这提示即使松质骨环的临床可操作性较强，技术敏感性低，但是由于较快的吸收速率无法起到良好的屏障效果。因此，在后续病例中我们摒弃了该类材料而选择了操作难度较大但能获得良好屏障作用的皮质骨片。值得一提的是，在本病例中虽然唇侧的骨板发生了显著的吸收，但是通过游离结缔组织移植进行改型后仍然维持了唇侧黏膜的水平稳定，这从侧面印证了进行软组织增量的重要性。虽然其长期疗效仍然存疑，但是根据现有的文献证据，需要确保患者良好的口腔卫生以保证软组织封闭不被破坏，我们也将继续随访观察本病例的临床疗效变化。

如图6-3-1所示，可见右上中切牙冠向、唇向移位，远中龈乳头退缩，唇侧牙龈未退缩。CBCT显示11牙根唇倾，唇侧骨板缺损，初步诊断为HV3类位点。

如图6-3-2所示，微创拔牙后，使用牙周

探针再次行骨形态测量，可见唇侧骨板缺损，垂直向骨开裂约8mm。带上皮切取角化龈瓣，可见部分脂肪腺体组织，去除上皮后清理多余脂肪腺体组织，通过定位缝合逐步牵引，使得移植物精准固定于唇侧龈缘。取出同种异体松质骨块（湖北联结），切开后获得半圆形骨环以精准适配唇侧骨缺损形态，紧贴腭侧骨壁植入Nobel Active种植体3.5mm×11.5mm一颗，植入半圆骨环修补唇侧骨壁，并使用Bio-Oss Collagen进行间隙植骨，最终使用明胶海绵完成牙槽窝封闭。术后CBCT可见种植体唇侧被生物材料所包裹。

如图6-3-4所示，术后6个月CBCT可见唇侧植入的生物材料大量吸收，但种植体骨结合尚可。永久修复后可见近远中龈乳头充盈不佳，但唇侧黏膜水平与对侧同名牙基本一致，牙槽嵴轮廓较为丰满，PES评分为7分。

四、操作流程

HV3类位点的术前设计、微创拔牙和种植体植入基本原则与其他类型位点相似，在此不再赘述。需要注意的是，临床医生需要仔细地清理牙槽窝中炎性的肉芽组织，尤其是需要在不损伤颊侧牙龈的情况下尽可能将颊侧的炎性组织清理干净。随后我们应当确认颊侧骨板缺损的范围，并根据缺损的范围选择合适的隧道制备并完成皮质骨片植入。

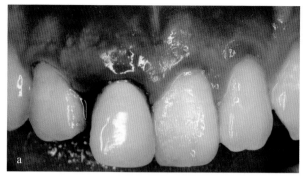

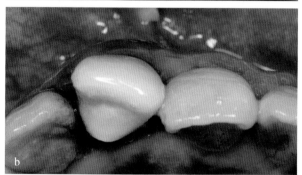

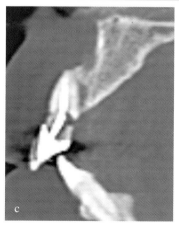

图6-3-1a 术前正面观
图6-3-1b 术前𬌗面观
图6-3-1c 术前CBCT

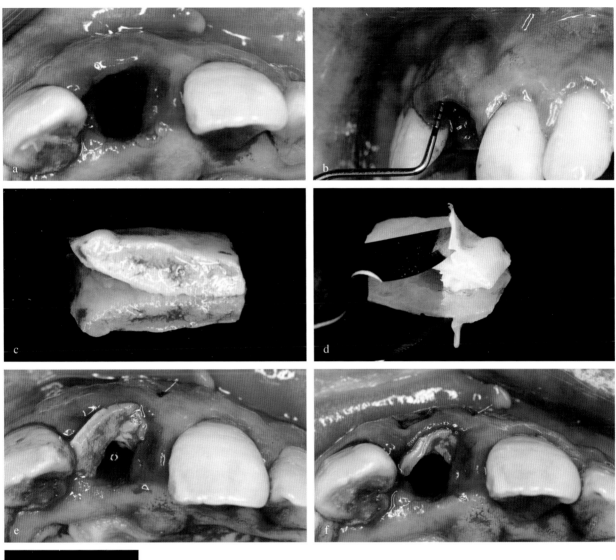

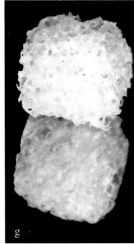

图6-3-2a　微创拔牙

图6-3-2b　骨形态测量

图6-3-2c　游离结缔组织

图6-3-2d　去上皮

图6-3-2e　近中定位缝合

图6-3-2f　3针定位缝合固定移植物

图6-3-2g　同种异体松质骨环

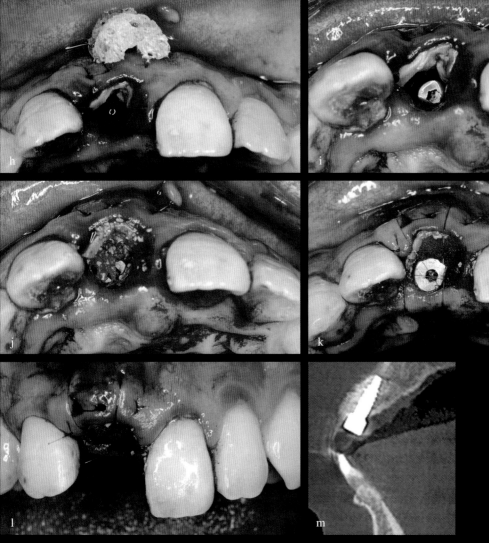

图6-3-2h　　制取半圆骨环

图6-3-2i　　植入种植体

图6-3-2j　　植入半圆骨环保护间隙内骨胶原

图6-3-2k　　用明胶海绵完成牙槽窝封闭

图6-3-2l　　交叉褥式缝合固定明胶海绵

图6-3-2m　　术后即刻CBCT

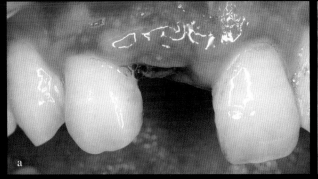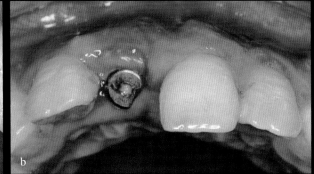

图6-3-3a　术后2周正面观
图6-3-3b　术后2周拾面观

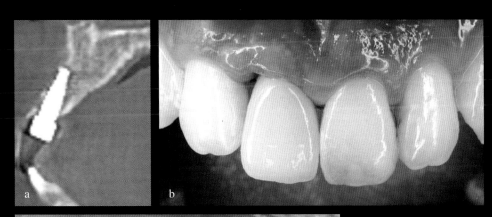

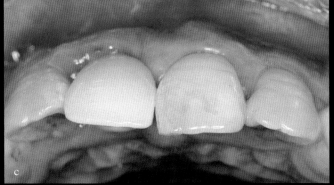

1. 经龈缘隧道

在使用骨形态测量技术测量颊侧骨缺损形态后，若发现颊侧骨缺损的最大宽度小于种植位点近远中距离1/2时，通常建议使用经龈缘隧道。经龈缘隧道可以避免在颊侧做附加切口，进一步减少手术的创伤，但是不适宜用于骨缺损范围较大的病例，容易造成同种异体骨片缺乏稳定的支撑。

临床医生可以使用隧道刀从颊侧龈缘入手，仔细地分离颊侧牙龈和颊侧剩余骨板，制备可容纳骨片的信封袋，其范围应确保延伸至骨缺损的根尖向和近远中向至少2mm，从而确保植入的骨片有充分的骨壁支撑，不会发生翘动。在植入骨片之前，如临床医生觉得有必要进行同期的结缔组织移植（强烈建议在薄龈生物型位点采用），则先行完成结缔组织移植物的固定后（固定方法详见本章第1节）再行植入骨片。推荐的移植物厚度为1.5～1.8mm，宽度为4～6mm，而长度与信封瓣的近远中距离一致，临床医生应确保移植物有尽可能多的软组织瓣提供的血供。骨片通常应植入龈缘下3mm的深度，可与结缔组织移植物有一定的重叠，这可以帮助重建较为饱满的牙槽嵴轮廓，在确保骨片植入稳定后按HV1类的方法完成牙槽窝充填和牙槽窝封闭。

图6-3-5～图6-3-7展示了一例HV3类位点应用经龈缘隧道植入皮质骨片完成即刻种植的病例。我们选择经龈缘隧道植入皮质骨片，但是植入深度不足，所以造成了骨片冠方受牙龈压迫向腭侧塌陷，没有起到完全的支撑

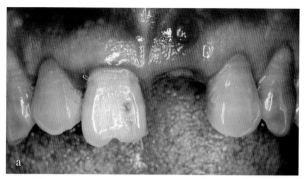

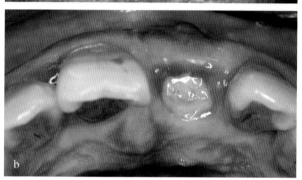

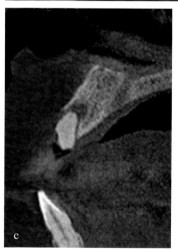

图6-3-5a 术前正面观
图6-3-5b 术前𬌗面观
图6-3-5c 术前CBCT

作用。因此，我们强调在后续应用经龈缘的骨屏障技术时需要确保骨片植入骨缺损根方至少2mm，以提供稳定的支撑，避免翘动。

如图6-3-5所示，可见左上中切牙残根，唇侧牙龈未退缩，但唇侧可见瘘管，口腔卫生差，CBCT显示21唇侧骨板缺损＞3mm，根尖阴影，初步诊断为HV3类位点。

如图6-3-6所示，局麻后使用牙周探针行骨形态测量，可见垂直向骨缺损约6mm，微创拔除患牙后彻底清理牙槽窝，使用隧道刀制备唇侧牙龈和唇侧骨壁之间的信封瓣，制取游离结缔组织并固定于唇侧龈缘，选取同种异

质皮质骨片（湖北联结）修整后，经龈缘隧道插入进行唇侧骨板修补。随后使用Bio-Oss Collagen进行间隙植骨，使用交叉褥式缝合完成牙槽窝封闭。术后CBCT可见唇侧骨片植入深度不足，因此受软组织压迫向腭侧倾斜。

如图6-3-7所示，术后6个月CBCT提示种植体骨结合尚可，皮质骨片发生吸收，在牙槽嵴顶处存在塌陷，但仍然维持部分牙槽嵴轮廓。安装ASC修复体后，可见唇侧黏膜水平与对侧同名牙相似，牙槽嵴轮廓尚可，近远中龈乳头充盈不全，PES评分为6分。

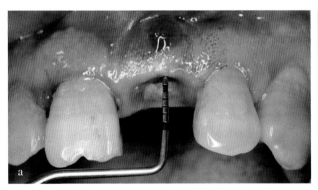
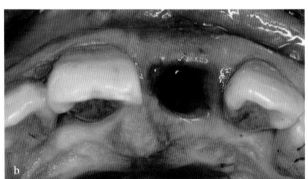
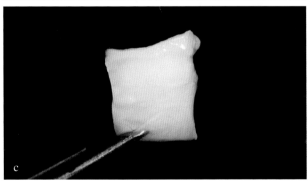

图6-3-6a 骨形态测量
图6-3-6b 微创拔牙
图6-3-6c 制取结缔组织

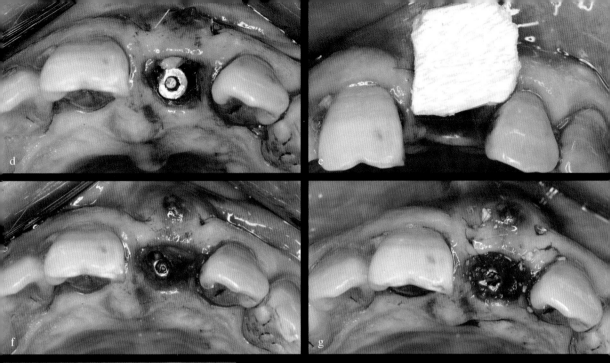

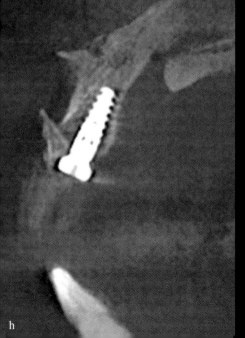

图6-3-6d　种植体植入与移植物固定

图6-3-6e　修整皮质骨片

图6-3-6f　植入骨片修补唇侧骨缺损

图6-3-6g　交叉褥式缝合完成牙槽窝封闭

图6-3-6h　术后即刻CBCT

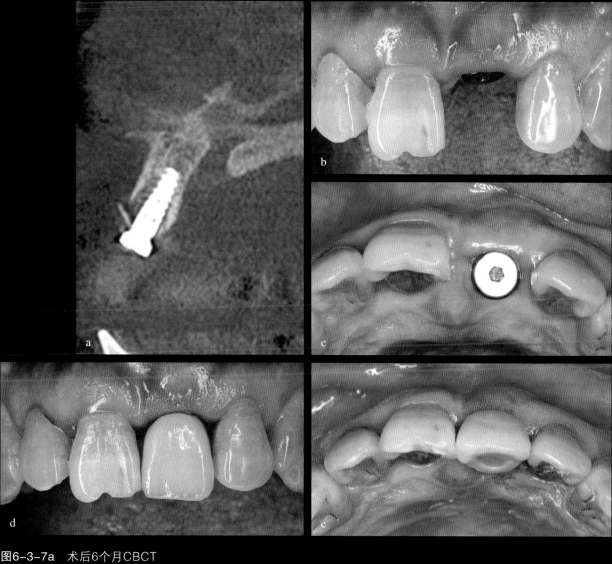

图6-3-7a　术后6个月CBCT

图6-3-7b　术后6个月正面观

图6-3-7c　术后6个月殆面观

图6-3-7d　永久修复后正面观

2. 前庭隧道

在测量颊侧骨缺损形态后，若发现颊侧骨缺损的最大宽度大于种植位点近远中距离1/2时，可以考虑使用前庭隧道，即在种植位点的近远中位点颊侧各做一个垂直切口（图6-3-9g），垂直切口冠方距种植位点龈缘3~4mm，根方通常越过膜龈联合，与颊侧骨缺损深度保持一致。随后应当使用隧道刀（图6-3-9g）仔细贯通种植位点龈缘和近远中切口制备信封瓣以容纳骨片。此时由于有近远中充足的骨壁支持能确保骨片稳定，通常不需要将信封瓣制备得过深，以确保骨片不会根向移动。结缔组织移植的方式与经龈缘隧道一致，随后可以用镊子牵引并确保骨片精确就位。最后完成近远中隧道切口的间断缝合并完成牙槽窝充填和牙槽窝封闭。

图6-3-8~图6-3-11展示了一例HV3类位点应用经前庭隧道植入皮质骨片完成即刻种植的病例。我们选择前庭隧道植入皮质骨片，通过隧道切口位置的选择可以更好地控制植入皮质骨片的位置，避免前庭隧道植入可能产生的翘动，获得更良好的支撑作用。然而，将皮质骨片精准植入预定位置具有一定的技术敏感性，可以使用我们设计的专用前庭隧道镊减少对颊侧黏骨膜瓣的压力。

如图6-3-8所示，可见左上中切牙嵌入，牙冠唇侧移位，近远中距离宽于对侧同名牙，CBCT显示21唇侧骨板缺损＞3mm，初步诊断为HV3类位点。

如图6-3-9所示，21位点微创拔牙后测量

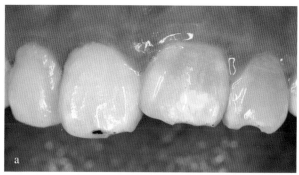
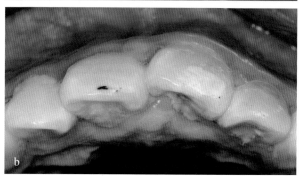
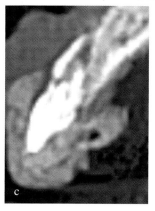

图6-3-8a　术前正面观
图6-3-8b　术前𬌗面观
图6-3-8c　术前CBCT

唇侧垂直向骨缺损约8mm，在导航引导下植入Straumann BLT种植体3.3mm×12mm一颗，在21位点唇侧做隧道切口，使用隧道刀打通近远中隧道切口和龈缘入路。从腭侧制取游离结缔组织固定于唇侧龈缘，从隧道切口处植入皮

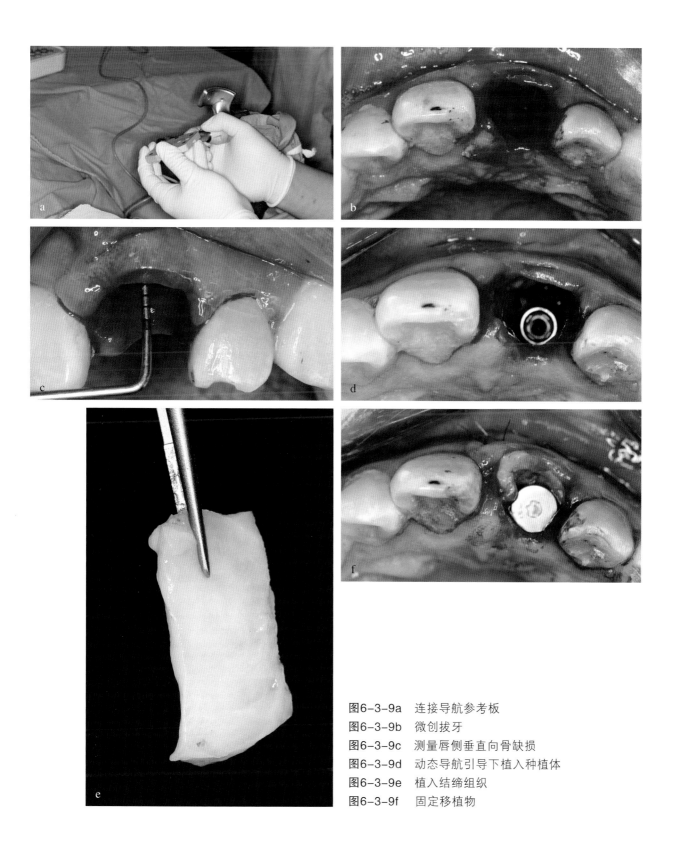

图6-3-9a　连接导航参考板
图6-3-9b　微创拔牙
图6-3-9c　测量唇侧垂直向骨缺损
图6-3-9d　动态导航引导下植入种植体
图6-3-9e　植入结缔组织
图6-3-9f　固定移植物

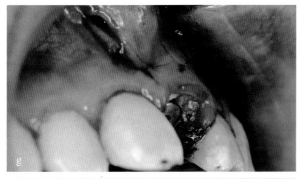

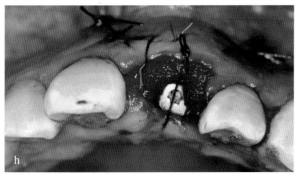

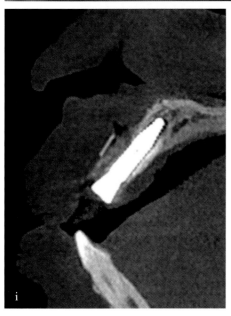

图6-3-9g 前庭隧道植入皮质骨片
图6-3-9h 跳跃间隙植骨并用明胶海绵完成牙槽窝封闭
图6-3-9i 术后即刻CBCT

质骨片（湖北联结）修补唇侧骨板缺损，Bio-Oss Collagen进行间隙植骨，明胶海绵完成牙槽窝封闭，最后通过间断缝合关闭隧道切口。术后即刻CBCT提示皮质骨片对间隙中植入的骨胶原起到了屏障作用。

如图6-3-10和图6-3-11所示，种植术后6个月可见唇侧黏膜无明显退缩，牙槽嵴凸度理想，永久修复体戴入后稍压迫牙龈，与同名牙牙龈轻度不协调，待1年复查时唇侧黏膜冠向移位，与同名牙牙龈边缘协调。修复后1年CBCT显示同种异体骨片完成吸收，唇侧骨量可，根尖片显示颈部无边缘骨吸收。

3. 临床数据分析

虽然通过生物学原理的分析认为骨屏障（BB）技术可以获得可预期的临床疗效，但是在进行临床推广或推荐前必须通过严格的临床研究的验证。我们团队对BB技术的临床效果进行了预实验研究，共纳入了5例HV3类病例（垂直向骨开裂范围：3~8mm），分别使用经龈缘隧道和前庭隧道技术植入同种异体皮质骨片进行颊侧骨板修复，联合同期的结缔组织移植和牙槽窝充填，术后6个月完成最终修复。CBCT检查显示最终修复时所有位点的颊侧骨板厚度均>1.5mm（1.70~2.41mm），PES评分≥8分（8~9分），初步结果显示BB技术具有一定的可行性，具体数据可参见表6-3-1。

虽然预实验的结果证实了BB技术在HV3类位点进行即刻种植可能获得可预期的临床效

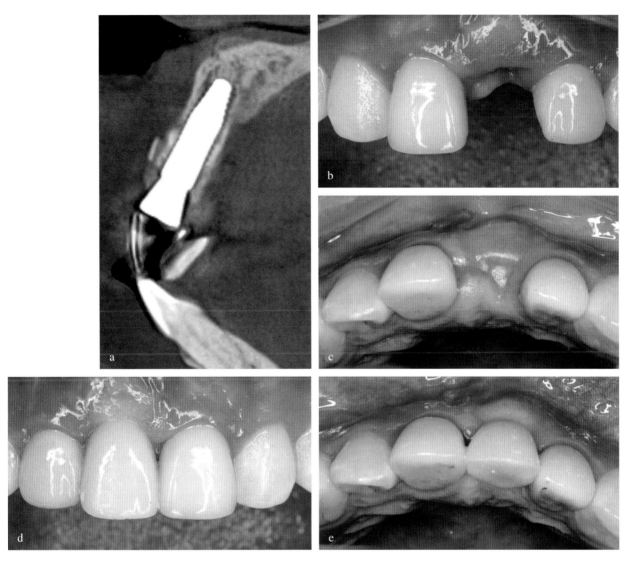

图6-3-10a　术后6个月CBCT
图6-3-10b　术后6个月正面观
图6-3-10c　术后6个月殆面观
图6-3-10d　永久修复后正面观
图6-3-10e　永久修复后殆面观

果，但仍然缺乏大样本、长随访时间和高证据级别的临床研究的证实，同时在初步验证完成后也需要与目前HV3类位点的常规治疗方案（2型种植）进行随机对照试验的对比。因此，现阶段我们并不能向各位临床医生推荐其作为临床诊疗的常规方案。但是我们也希望并鼓励各位有志于践行微创即刻种植理念的同道共同进行相关的临床研究，积累更多的临床数据，最终验证BB技术的长期可预期性。

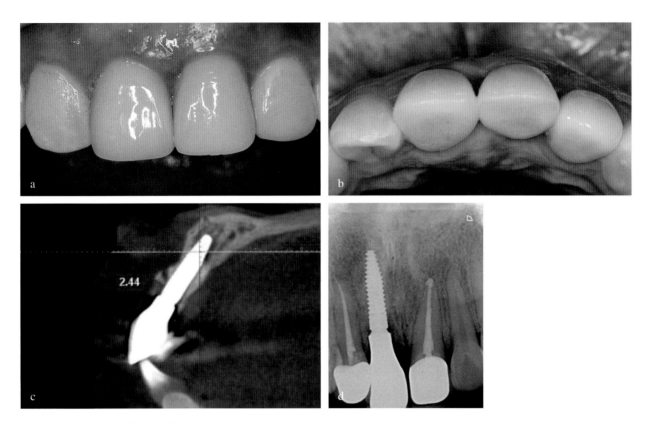

图6-3-11a　1年复查正面观
图6-3-11b　1年复查殆面观
图6-3-11c　1年复查CBCT
图6-3-11d　1年复查根尖片

表6-3-1　5例HV3类位点使用BB技术进行即刻种植的临床数据汇总

编号	性别	年龄（岁）	位点	骨开裂（mm）	隧道方式	BB（mm）T0	BB（mm）T1	PES
1	男	42	11	5	经龈缘	2.65	2.25	8
2	男	31	21	4	前庭	2.64	2.41	9
3	女	27	12	3	经龈缘	3.17	1.70	8
4	女	27	21	8	前庭	2.65	2.10	8
5	男	50	21	5	经龈缘	3.25	1.77	9

第4节　轮廓增量技术

我们在第3章（美学区临床分类与决策）中初步介绍了轮廓增量技术在HV3类和4类位点的应用。相比于BB技术，轮廓增量技术需要进行翻瓣和冠向复位瓣的操作，从而造成较大的手术创伤，因此我们仅推荐在HV3类位点无法进行充分清创时选择。对于HV4类位点，由于颊侧牙龈已经发生了退缩，翻瓣和冠向复位瓣是治疗的首选方案，因此可以常规选用轮廓增量技术。

一、生物学原理

轮廓增量技术，即使用引导骨再生（GBR）技术进行骨增量，并使用结缔组织移植（CTG）技术进行软组织增量来补偿天然牙拔除后牙槽嵴的吸收。大量的文献证实，GBR技术是一项可预期的骨增量技术，在牙槽嵴愈合的位点遵循一定的外科原则（PASS原则）可以获得可靠的骨增量效果，联合CTG技术可以塑造理想的牙槽嵴轮廓。对于即刻位点应用轮廓增量技术的临床文献较少，青岛大学团队对45位颊侧骨开裂的患者进行了即刻种植同期翻瓣GBR的治疗，结果显示，在1年随访时颊侧黏膜退缩为（0.59±0.71）mm，在种植体平台的水平向骨吸收量为（0.94±0.51）mm、垂直向骨吸收为（0.41±0.21）mm，PES评分为10.58±2.47，患者满意度（VAS）高达87.9%（75%～100%）。可以看到，虽然该

技术获得了较高的患者满意度，但是与牙槽嵴愈合位点的GBR相比，仍然存在着一定的颊侧软组织退缩。

从生物学原理分析，HV3类或HV4类位点的骨缺损形态通常为三壁的有利型骨缺损，非常有利于颗粒状骨粉的稳定和快速成骨，因此，有理由认为此位点的GBR效果是可预期的。相比于传统愈合位点的病例，即刻位点由于牙槽窝的存在导致软组织量较少，这可能是导致唇侧软组织退缩较高的原因。因此，我们考虑在GBR同期联合使用CTG技术来增加软组织量，希望能增加即刻位点的软组织稳定性以获得更佳的美学效果。

二、临床数据

目前在颊侧骨开裂的即刻位点应用GBR联合同期结缔组织移植的文献较少，我们团队设计了一项前瞻性研究，利用轮廓增量技术（翻瓣GBR+同期CTG）完成HV3类位点即刻种植。研究共纳入了12位患者，所纳入患者至少存在大于3mm的颊侧骨开裂，平均骨开裂深度为（5.08±1.73）mm，在1年随访时颊侧正中黏膜退缩为（-0.03±0.17）mm，PES评分为9.17，在种植体平台处颊侧骨板平均厚度为（2.01±0.31）mm。这一研究显示，至少在1年随访时轮廓增量技术可以实现HV3类位点可预期的临床效果，虽然这一结果有待于更长随访时间的研究的证实，但是充足的颊侧骨厚度（>1.5mm）和较厚的黏膜表型（CTG改型）均是美学效果长期稳定的有力保证。

三、操作流程

相比于不翻瓣的BB技术，轮廓增量技术需要通过额外的手术切口辅助翻瓣和减张，因此，需要特别注意切口的设计与缝合以减少术后瘢痕和获得更可预期的伤口愈合。此外，由于牙槽窝的存在导致种植位点的软组织量不足，选择合适的软组织增量和牙槽窝封闭技术尤为关键。因此，我们将在此重点介绍轮廓增量技术的切口设计、结缔组织移植物的处理和牙槽窝封闭的选择。

1. 切口设计

在经典GBR中通常设计一侧或两侧的垂直切口，此时，垂直切口通常位于种植位点相邻的一个或两个牙位的远中转角（图6-4-1），这样的设计可以确保组织瓣有充足的血供且术者有良好的视野。也有临床学者提出采用保留龈乳头的连续沟内切口，这样的设计在即刻位点的收益更为明显，因为即刻位点的龈乳头通常并未发生退缩，利用保留龈乳头切口设计最大程度避免对龈乳头的损伤，同时结合即刻修复体为龈乳头提供支撑，有助于获得理想的龈乳头充盈。然而，当两道垂直切口过于靠近，即黏骨膜瓣的龈端过窄时是具有一定美学风险的，当完成冠向复位后，过窄的组织瓣宽度加上缝线的存在会导致血供受到一定影响，容易发生术后瘢痕和软组织退缩。因此，我们应当特别注意两道垂直切口之间的距离应不小于该位点近远中间距的2/3（图6-4-5a），同时对于间距较小的位点，如上颌侧切牙等应当

避免使用两道垂直切口。在确保清创彻底的情况下，优先选择使用一道垂直切口或保留龈乳头连续沟内切口（图6-4-2和图6-4-3）的设计。此外，在设计垂直切口方向时应注意确保组织瓣的根尖向有足够的宽度以维持充足的血供。

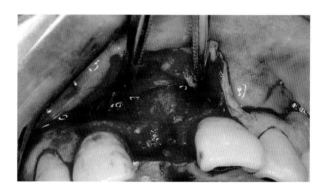

图6-4-1　J形切口

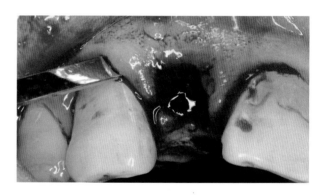

图6-4-2　使用显微刀片做沟内切口

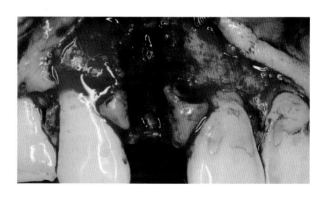

图6-4-3　即刻位点的保留龈乳头连续沟内切口

图6-4-4~图6-4-8展示了一例HV4类位点应用轮廓增量技术完成即刻种植的病例。可以看到本病例唇侧骨板具有宽U形缺损，轮廓增量技术可以有效纠正唇侧牙龈退缩并重建牙槽嵴轮廓，但是该技术也具有一定的敏感性。在本病例中完成冠向复位瓣缝合时，远中切口处部分结缔组织未被翻起的黏骨膜瓣完全覆盖（图6-4-5j），这将导致其由于缺血而吸收，从而可见2周拆线时的远中切口二期愈合（图6-4-6），并最终表现为永久修复时的瘢痕（图6-4-7f）。此外，保留龈乳头的切口虽

然保证了相对良好的龈乳头充盈，但也造成了两道垂直切口之间间距过窄，这也是组织愈合的风险因素，我们需要通过进一步的临床试验来确认最佳的切口选择。可以看到在本病例3年随访时软组织瘢痕已经基本愈合，长期效果极为稳定。

如图6-4-4所示，可见左上中切牙冠修复，唇侧牙龈退缩约1mm，21唇倾，CBCT显示21唇侧骨板缺损完全缺损，初步诊断为HV4类位点。

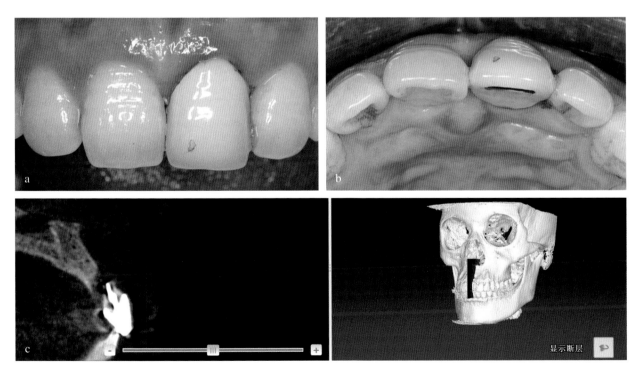

图6-4-4a 术前正面观
图6-4-4b 术前𬌗面观
图6-4-4c 术前CBCT

如图6-4-5所示，在21位点做保留龈乳头的双侧垂直切口，翻瓣拔除患牙后彻底清创，安装Nobel Guide全程导板，在导板引导下进行种植体预备和植入，可见种植体唇侧暴露约6mm，从腭侧制取游离结缔组织并固定于唇侧黏骨膜瓣。在种植体唇侧植入Bio-Oss骨粉0.25g，使用即刻修复体固定屏障膜（Bio-Gide），冠向复位封闭创口。

如图6-4-7所示，术后6个月完成ASC冠永久修复，可见种植体骨结合良好，唇侧黏膜无明显退缩，牙槽嵴轮廓饱满，21位点远中可见垂直切口瘢痕，PES评分为8分。

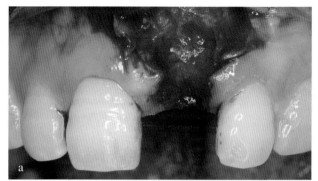

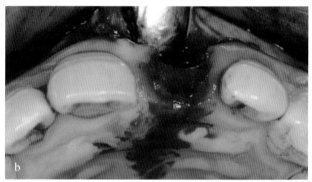

图6-4-5a　双侧垂直切口辅助翻瓣
图6-4-5b　彻底清创

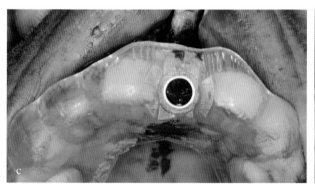

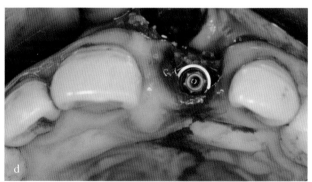

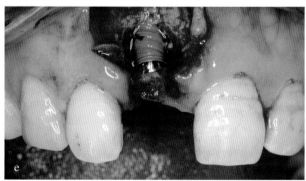

图6-4-5c　安装Nobel Guide全程导板
图6-4-5d　导板引导下植入种植体
图6-4-5e　可见唇侧种植体暴露约6mm

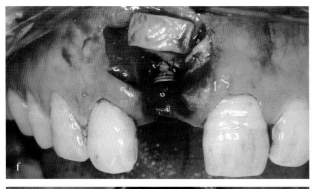

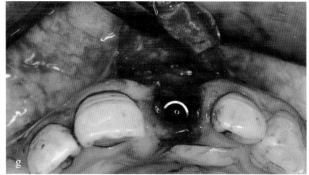

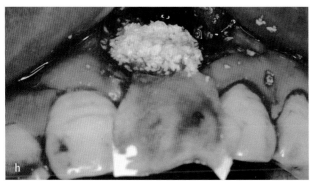

图6-4-5f　制取游离结缔组织

图6-4-5g　将移植物固定于唇侧黏骨膜瓣

图6-4-5h　唇侧植骨

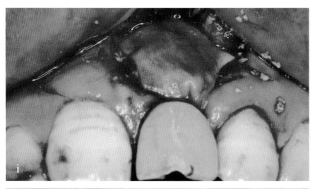

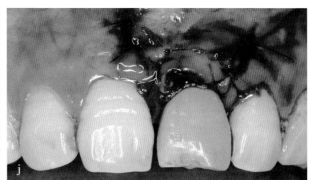

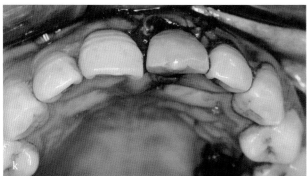

图6-4-5i　利用临时修复体固定腭侧屏障膜

图6-4-5j　冠向复位

图6-4-5k　术后即刻𬌗面观

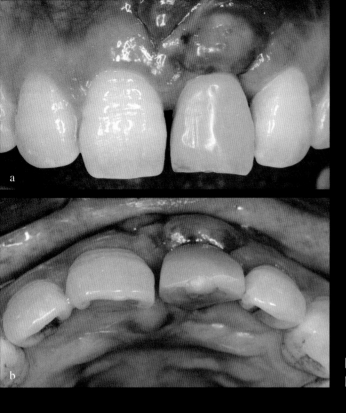

图6-4-6a　术后2周拆线
图6-4-6b　远中切口二期愈合

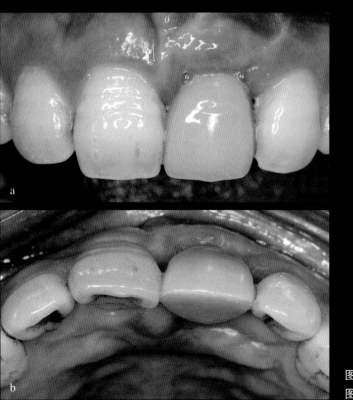

图6-4-7a　术后4个月，重新制作临
图6-4-7b　临时修复后殆面观

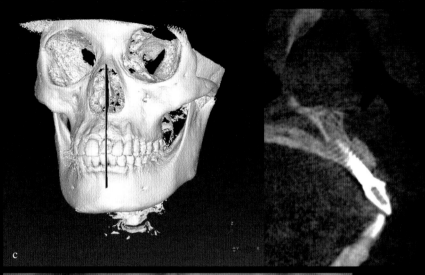

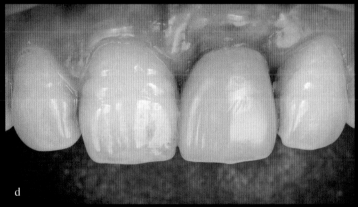

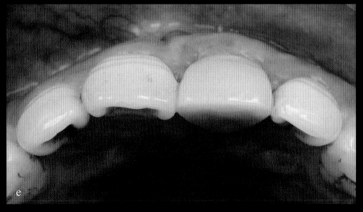

图6-4-7c 术后6个月CBCT

图6-4-7d 术后6个月正面观

图6-4-7e 术后6个月𬌗面观

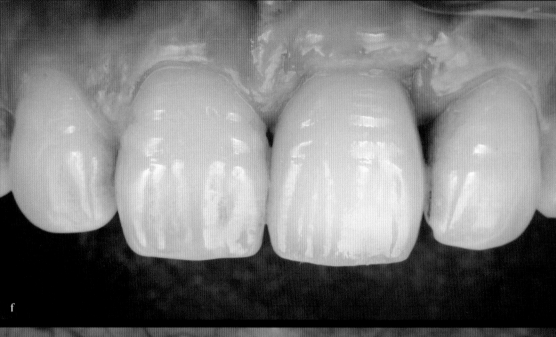

f

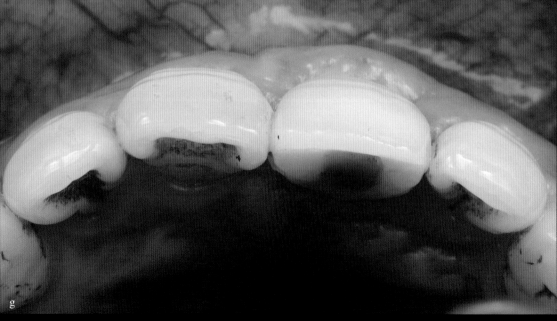

g

图6-4-7f　永久修复后正面观
图6-4-7g　永久修复后𬌗面观

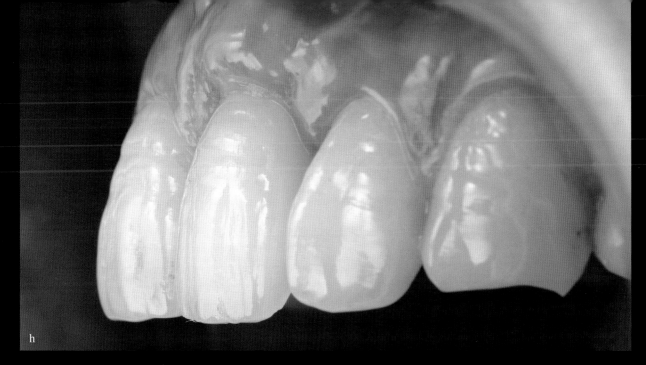

图6-4-7h　永久修复后侧面观

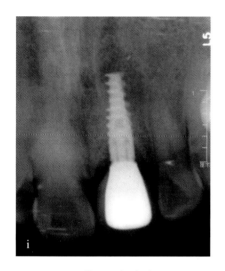

图6-4-7i 戴牙后根尖片

如图6-4-8a～c所示，戴牙1年后可见软组织进一步愈合，瘢痕组织进一步愈合，龈乳头充盈良好，唇侧黏膜水平维持稳定，牙槽嵴轮廓略吸收但丰满度仍优于对侧同名牙，PES评分为9分。

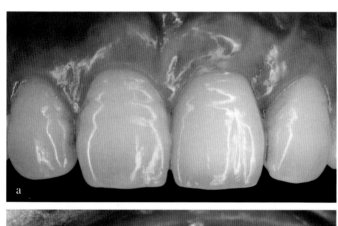

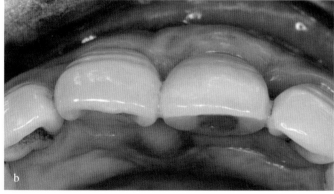

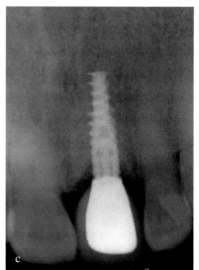

图6-4-8a 随访1年正面观
图6-4-8b 随访1年殆面观
图6-4-8c 随访1年根尖片

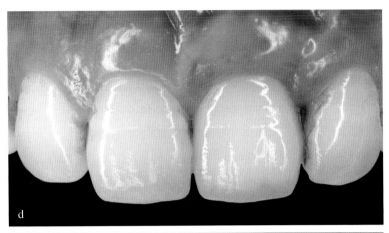

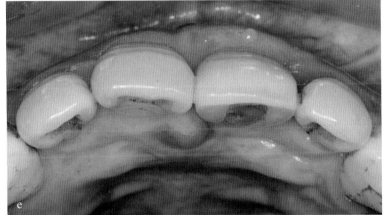

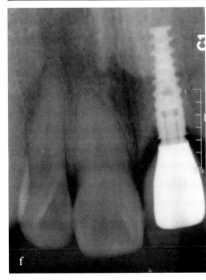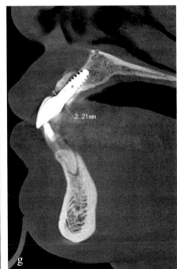

图6-4-8d　随访3年正面观

图6-4-8e　随访3年𬌗面观

图6-4-8f　随访3年根尖片

图6-4-8g　随访3年CBCT，可见唇侧骨板厚度为2.21mm

2. 结缔组织移植物的处理

在不翻瓣的即刻位点，临床医生通常需要分离颊侧牙龈和颊侧骨板制备信封瓣以容纳结缔组织移植物并通过缝线固定。而当完成颊侧翻瓣后，可以通过缝线将结缔组织移植物固定于翻起的黏骨膜瓣上。在完成冠向复位的缝合时，应当特别注意黏骨膜瓣必须对移植物进行完全的覆盖，由于移植物的下面通常为愈合帽或屏障膜无法提供血供营养，因此移植物所有的血供都将由外侧覆盖的黏骨膜瓣提供。所有暴露的区域都将因为缺血而导致二期愈合（图6-4-6），增加术后瘢痕产生的可能。因此，对结缔组织移植物良好的固定与黏骨膜瓣精准的冠向复位缝合是轮廓增量术的关键要点，同时也具有较高的技术敏感性。

图6-4-9～图6-4-12展示了一例HV3类位点应用轮廓增量技术完成即刻种植的病例。可以看到本病例唇侧骨板具有深V型缺损，轮廓增量技术对于不波及种植位点近远中牙槽嵴的唇侧骨板缺损均具有良好的临床表现。在本病例中我们尽可能扩大了两道垂直切口之间的间距，并做了过量的冠向复位，可以发现修复后的瘢痕和美学效果是可接受的。

如图6-4-9所示，可见患者先天缺失一颗中切牙，仅剩的一颗中切牙不良修复体，龈缘红肿，中切牙唇侧倾斜，11唇侧骨板垂直向缺损约5mm，初步诊断为HV3类位点。

如图6-4-10所示，在种植位点做保留龈乳头的双侧垂直切口，翻瓣拔除患牙后彻底清创，可见深V形骨缺损，紧贴腭侧骨壁植入

Nobel Active种植体3.5mm×13mm一颗，在种植体唇侧植入Bio-Oss骨粉0.25g，使用愈合帽固定Bio-Gide膜，冠向复位封闭创口。

如图6-4-11所示，术后6个月完成永久修复，可见患者口腔卫生不佳，种植体骨结合良好，唇侧黏膜无明显退缩，右侧垂直切口略有瘢痕形成，右侧龈乳头充盈不佳，PES评分为8分。

如图6-4-12所示，戴牙1年后患者口腔卫生有所进步，可见软组织进一步愈合，瘢痕组织进一步愈合，龈乳头充盈良好，唇侧黏膜水平维持稳定，牙槽嵴轮廓轻微塌陷，PES评分为9分。

3. 牙槽窝封闭的选择

由于即刻位点牙槽窝的存在会导致黏膜瓣冠向复位完成一期关闭的难度增加，尤其是在HV4类位点颊侧软组织本来就存在一定程度的退缩，因此，我们推荐使用愈合帽进行穿黏膜愈合（图6-4-10f）或利用即刻修复体完成牙槽窝封闭（图6-4-5k）。相比于埋入式愈合，这样的方式不仅可以减少冠向复位的距离，减少颊侧黏骨膜瓣减张量和膜龈联合冠向移位量，同时愈合帽和即刻修复体也可以起到固定屏障膜的作用。

通过这些临床病例可以看到，轮廓增量技术存在一定的技术敏感性，我们仍应当通过一定的临床研究（如借助激光多普勒血流仪等），探寻最佳的切口方式和缝合方式，以获得可预期的临床效果。

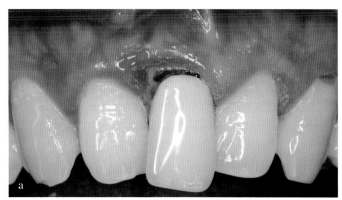

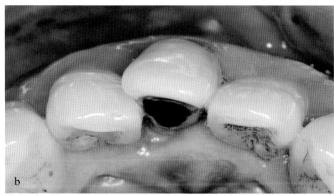

图6-4-9a　术前正面观

图6-4-9b　术前殆面观

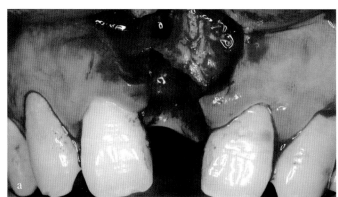

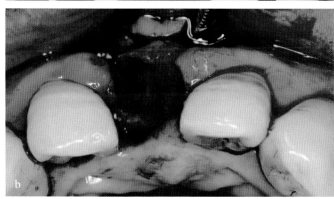

图6-4-10a　做双侧垂直切口，可见深V形缺损

图6-4-10b　彻底清创

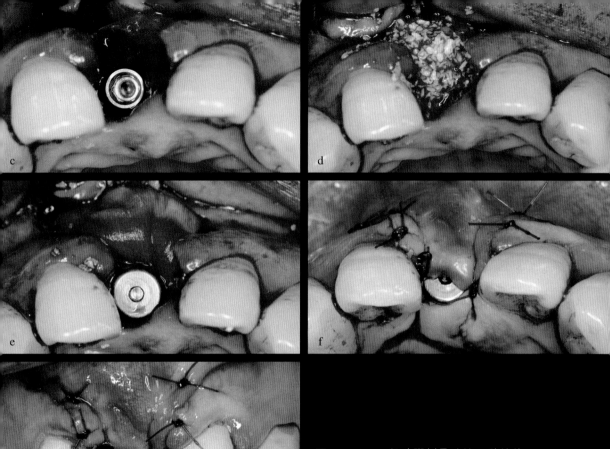

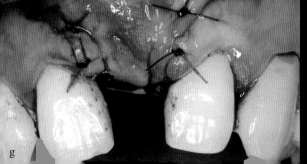

图6-4-10c　紧贴腭侧骨壁植入种植体

图6-4-10d　唇侧植骨

图6-4-10e　愈合帽固定腭侧屏障膜

图6-4-10f　冠向复位

图6-4-10g　间断缝合关闭创口

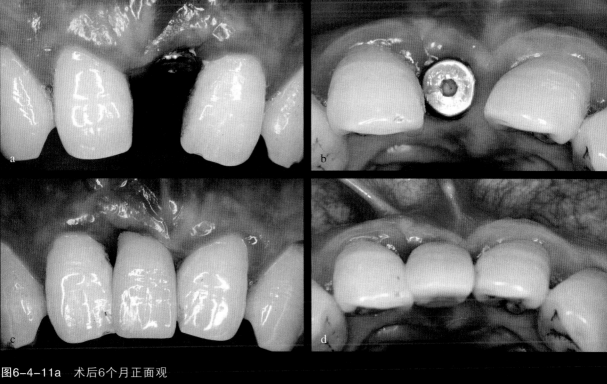

图6-4-11a 术后6个月正面观

图6-4-11b 术后6个月𬌗面观

图6-4-11c 永久修复后正面观

图6-4-11d 永久修复后𬌗面观

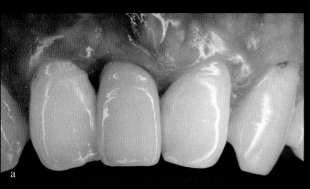

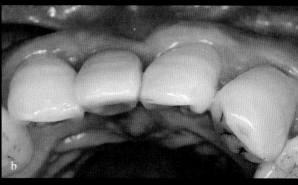

图6-4-12a 随访1年正面观

图6-4-12b 随访1年𬌗面观

第5节　总结

　　稳定的牙槽嵴形态和颊侧骨量是获得可预期的即刻种植治疗的核心，在本章中笔者提出了基于HV分类的牙槽嵴维持与重建技术，可以一定程度上拓展美学区即刻种植的适应证。然而不可否认的是，这些方法都存在着一定的技术敏感性，仍有待于进一步的科学研究和高质量的临床证据才能真正成为临床推荐的术式。笔者推荐有经验的医生在充分理解生物学原理的基础上可以尝试该类术式以为患者提供更好的治疗。

参考文献

[1] 史俊宇, 赖漪娆, 王蓓. CAD/CAM全程手术导板结合改良根盾技术在前牙区即刻种植中的应用[J]. 口腔材料器械杂志, 2021, 30(1):55-60.

[2] 谭震, 付刚, 文俊儒, 等. 牙根屏障技术的临床应用与评估[J]. 中华口腔医学杂志, 2020, 55(11):851-856.

[3] 姚晨阳, 梅东梅, 滕敏华, 等. 上颌前牙区根盾术即刻种植与常规即刻种植的临床效果评价[J]. 中国口腔颌面外科杂志, 2021, 19(6):511-516.

[4] Alharbi HM, Babay N, Alzoman H, et al. Bone morphology changes around two types of bone-level implants installed in fresh extraction sockets-a histomorphometric study in Beagle dogs[J]. Clin Oral Implants Res, 2015, 26(9):1106-1112.

[5] Araújo MG, Sukekava F, Wennström JL, et al. Ridge alterations following implant placement in fresh extraction sockets: an experimental study in the dog[J]. J Clin Periodontol, 2005, 32(6):645-652.

[6] Bäumer D, Zuhr O, Rebele S, et al. Socket Shield Technique for immediate implant placement-clinical, radiographic and volumetric data after 5 years[J]. Clin Oral Implants Res, 2017, 28(11):1450-1458.

[7] Bäumer D, Zuhr O, Rebele S, et al. The socket-shield technique: first histological, clinical, and volumetrical observations after separation of the buccal tooth segment-a pilot study[J]. Clin Implant Dent Relat Res, 2015, 17(1):71-82.

[8] Blaschke C, Schwass DR. The socket-shield technique: a critical literature review[J]. Int J Implant Dent, 2020, 6(1):52.

[9] Bosshardt DD. Biological mediators and periodontal regeneration: a review of enamel matrix proteins at the cellular and molecular levels[J]. J Clin Periodontol, 2008, 35(8 Suppl):87-105.

[10] Botticelli D, Berglundh T, Lindhe J. Hard-tissue alterations following immediate implant placement in extraction sites[J]. J Clin Periodontol, 2004, 31(10):820-828.

[11] Burkhardt R, Hammerle CH, Lang NP. Self-reported pain perception of patients after mucosal graft harvesting in the palatal area[J]. J Clin Periodontol, 2015, 42(3):281-287.

[12] Buser D, Warrer K, Karring T. Formation of a periodontal ligament around titanium implants[J]. J Periodontol, 1990, 61(9):597-601.

[13] Calvo-Guirado JL, Benítez-García JA, Eduardo MSDVJ, et al. Socket-shield technique: the influence of the length of the remaining buccal segment of healthy tooth structure on peri-implant bone and socket preservation. A study in dogs[J]. Ann Anat, 2019, 221:84-92.

[14] Castle C. A Novel Approach to Immediate Implants: The CastleWall Surgical Technique[J]. Dent J, 2022, 10(4):62.

[15] Chen L, Yang Z, Liu X, et al. CAD-CAM titanium preparation template for the socket-shield technique[J]. J Prosthet Dent, 2020, 123(6):786-790.

[16] Cherel F, Etienne D. Papilla preservation between

two implants: a modified socket-shield technique to maintain the scalloped anatomy? A case report[J]. Quintessence Int, 2014, 45(1):23-30.

[17] Claffey N, Shanley D. Relationship of gingival thickness and bleeding to loss of probing attachment in shallow sites following nonsurgical periodontal therapy[J]. J Clin Periodontol, 1986, 13(7):654-657.

[18] Cosyn J, Eghbali A, Hermans A, et al. A 5-year prospective study on single immediate implants in the aesthetic zone[J]. J Clin Periodontol, 2016, 8:702-709.

[19] Dary HA, Hadidi AA. The Socket Shield Technique using Bone Trephine: A Case Report[J]. Int J Dent Oral Sci, 2015:1-5.

[20] Davarpanah M, Szmukler-Moncler S. Un-conventional implant treatment: I. Implant placement in contact with ankylosed root fragments. A series of five case reports[J]. Clin Oral Implants Res, 2009, 20(8):851-856.

[21] Dellavia C, Ricci G, Pettinari L, et al. Human palatal and tuberosity mucosa as donor sites for ridge augmentation[J]. Int J Periodont Rest Dent, 2014, 34(2):179-186.

[22] Filippi A, Pohl Y, Von Arx T. Decoronation of an ankylosed tooth for preservation of alveolar bone prior to implant placement[J]. Dent Traumatol, 2001, 17(2):93-95.

[23] Fürhauser R, Florescu D, Benesch T, et al. Evaluation of soft tissue around single-tooth implant crowns: the pink esthetic score[J]. Clin Oral Implants Res, 2005, 16(6):639-644.

[24] Gluckman H, Du Toit J, Salama M. The Pontic-Shield: Partial Extraction Therapy for Ridge Preservation and Pontic Site Development[J]. Int J Periodont Rest Dent, 2016, 36(3):417-423.

[25] Gluckman H, Nagy K, Du Toit J. Prosthetic management of implants placed with the socket-shield technique[J]. J Prosthet Dent, 2019, 121(4):581-585.

[26] Gluckman H, Salama M, Du Toit J. A retrospective evaluation of 128 socket-shield cases in the esthetic zone and posterior sites: Partial extraction therapy with up to 4 years follow-up[J]. Clin Implant Dent Relat Res, 2018, 20(2):122-129.

[27] Gluckman H, Salama M, Du Toit J. Partial Extraction Therapies (PET) Part 1: Maintaining Alveolar Ridge Contour at Pontic and Immediate Implant Sites[J]. Int J Periodont Rest Dent, 2016, 36(5):681-687.

[28] Gluckman H, Salama M, Du Toit J. Partial Extraction Therapies (PET) Part 2: Procedures and Technical Aspects[J]. Int J Periodont Rest Dent, 2017, 37(3):377-385.

[29] Guo T, Nie R, Xin X, et al. Tissue pre-servation through socket-shield technique and platelet-rich fibrin in immediate implant placement: A case report[J]. Medicine (Baltimore), 2018, 97(50):e13175.

[30] Han CH, Park KB, Mangano FG. The Modified Socket Shield Technique[J]. J Craniofac Surg, 2018, 29(8):2247-2254.

[31] Huang H, Shu L, Liu Y, et al. Immediate Implant Combined with Modified Socket-Shield Technique: A Case Letter[J]. J Oral Implantol, 2017, 43(2):139-143.

[32] Hürzeler MB, Zuhr O, Schupbach P, et al. The socket-shield technique: a proof of principle report[J]. J Clin Periodontol, 2010, 37(9):855-862.

[33] Kan JY, Rungcharassaeng K. Proximal socket shield for interimplant papilla preservation in the esthetic zone[J]. Int J Periodont Rest Dent, 2013, 33(1): e24-e31.

[34] Langer B, Calagna L. The subepithelial connective tissue graft[J]. J Prosthet Dent, 1980, 44(4):363-367.

[35] Liu R, Yang Z, Tan J, et al. Immediate implant placement for a single anterior maxillary tooth with a facial bone wall defect: A prospective clinical study with a one-year follow-up period[J].

Clin Implant Dent Relat Res, 2019, 21(6):1164-1174.

[36] Malmgren B, Cvek M, Lundberg M, et al. Surgical treatment of ankylosed and infrapositioned reimplanted incisors in adolescents[J]. Scand J Dent Res, 1984, 92(5):391-399.

[37] Mitsias ME, Siormpas KD, Kontsiotou-Siormpa E, et al. A Step-by-Step Description of PDL-Mediated Ridge Preservation for Immediate Implant Rehabilitation in the Esthetic Region[J]. Int J Periodont Rest Dent, 2015, 35(6):835-841.

[38] Mourya A, Mishra SK, Gaddale R, et al. Socket-shield technique for implant placement to stabilize the facial gingival and osseous architecture: A systematic review[J]. J Investig Clin Dent, 2019, 10(4): e12449.

[39] Pozzi A, Arcuri L, Kan J, et al. Navigation guided socket-shield technique for implant and pontic sites in the esthetic zone: A proof-of-concept 1-year prospective study with immediate implant placement and loading[J]. J Esthet Restor Dent, 2022, 34(1):203-214.

[40] Qian SJ, Pu YP, Zhang XM, et al. Clinical, radiographic, and esthetic evaluation of immediate implant placement with buccal bone dehiscence in the anterior maxilla: A 1-year prospective case series[J]. Clin Implant Dent Relat Res, 2022:4.

[41] Reames RL, Nickel JS, Patterson SS, et al. Clinical, radiographic, and histological study of endodontically treated retained roots to preserve alveolar bone[J]. J Endod, 1975, 1(11):367-373.

[42] Roe P, Kan JYK, Rungcharassaeng K. Residual root preparation for socket-shield procedures: a facial window approach[J]. Int J Esthet Dent, 2017, 12(3):324-335.

[43] Rosa JC, Rosa AC, Francischone CE, et al. Esthetic outcomes and tissue stability of implant placement in compromised sockets following immediate dentoalveolar restoration: results of a prospective case series at 58 months follow-up[J]. Int J Periodont Rest Dent, 2014, 34, 199-208.

[44] Salama M, Ishikawa T, Salama H, et al. Advantages of the root submergence technique for pontic site development in esthetic implant therapy[J]. Int J Periodont Rest Dent, 2007, 27(6):521-527.

[45] Si MS, Zhuang LF, Xin H, et al. Papillae alterations around single-implant restorations in the anterior maxillae: thick versus thin mucosa[J]. Int J Oral Sci, 2012, 4(2):94-100.

[46] Siormpas KD, Mitsias ME, Kontsiotou-Siormpa E, et al. Immediate implant placement in the esthetic zone utilizing the "root-membrane" technique: clinical results up to 5 years postloading[J]. Int J Oral Maxillofac Implants, 2014, 29(6):1397-1405.

[47] Siormpas KD, Mitsias ME, Kotsakis GA, et al. The Root Membrane Technique: A Retrospective Clinical Study with up to 10 Years of Follow-up[J]. Implant Dent, 2018, 27(5):564-574.

[48] Slagter KW, Meijer HJA, Hentenaar DFM, et al. Immediate single-tooth implant placement with simultaneous bone augmentation versus delayed implant placement after alveolar ridge preservation in bony defect sites in the esthetic region: A 5-year randomized controlled trial[J]. J Periodontol, 2021, 92:1738-1748.

[49] Tan Z, Kang J, Liu W, et al. The effect of the heights and thicknesses of the remaining root segments on buccal bone resorption in the socket-shield technique: An experimental study in dogs[J]. Clin Implant Dent Relat Res, 2018, 20(3):352-359.

[50] Tonetti MS, Jung RE, Avila-Ortiz G, et al. Management of the extraction socket and timing of implant placement: Consensus report and clinical recommendations of group 3 of the XV European Workshop in Periodontology[J]. J Clin Periodontol, 2019, 46(Suppl 21):183-194.

[51] Wang Z, Liu J, Wang X, et al. Effect of CAD/CAM Guide Plate Combined with Socket-Shield Technique in Immediate Implantation of Anterior Teeth Aesthetic Area and Its Influence on

Aesthetics[J]. Front Surg, 2021, 8:833288.

[52] Zhang A, Liu Y, Liu X, et al. Could the socket shield technique be better than conventional immediate implantation? A meta-analysis[J]. Clin Oral Investig, 2022, 26(2):1173-1182.

[53] Zucchelli G, Mele M, Stefanini M, et al. Patient morbidity and root coverage outcome after subepithelial connective tissue and de-epithelialized grafts: a comparative randomized-controlled clinical trial[J]. J Clin Periodontol, 2010, 37(8):728-738.

[54] Zuhr O, Bäumer D, Hürzeler M. The addition of soft tissue replacement grafts in plastic periodontal and implant surgery: Critical elements in design and execution[J]. J Clin Periodontol, 2014, 41(Suppl. 15):S123-S142.

[55] Zuhr O, Staehler P, Huerzeler M. Complication Management of a Socket Shield Case After 6 Years of Function[J]. Int J Periodont Rest Dent, 2020, 40(3):409-415.

[56] Zuiderveld EG, Meijer HJA, den Hartog L, et al. Effect of connective tissue grafting on peri-implant tis- sue in single immediate implant sites: A RCT[J]. J Clin Periodontol, 2018, 45:253-264.

7

⟶

CHAPTER

第7章

基本修复流程

BASIC
RESTORATION
PROCESS

　　随着种植外科理念和种植体设计的不断发展，获得成功的骨结合不再是种植医生唯一的追求。如何选择合适的修复方案以确保上部结构的美观、功能和长期稳定是评价种植治疗成功的关键。

第1节　即刻修复

一、定义

　　即刻修复（immediate restoration）是指在种植体植入颌骨后立即制作并戴入临时修复体。根据ITI第四次共识研讨会指南，种植体植入手术1周以内完成修复，与对颌牙之间无咬合及功能运动的接触称之为种植即刻非功能性负荷（immediate nonfunctional loading）；与对颌牙之间建立咬合及功能运动的接触

则称之为种植即刻功能性负荷（immediate functional loading），也称作即刻负荷（immediate loading）。即刻负荷直接承受殆力，一般不适合单个修复体，常用于多个种植体支持的夹板式修复体或者全口夹板式修复体。

二、优势

　　即刻修复的主要优点是快速恢复美观、缩短治疗周期、辅助封闭拔牙创、减少软硬组织

改变，从而快速满足患者美观、发音、功能的需求。经典常规的种植修复是在完成骨结合后开始，患者在等待种植体骨结合3~4个月内只能保持缺牙状态或者行过渡义齿修复，前牙缺失的患者美观和功能尤为受限。此外，即刻修复对于种植体周围软硬组织愈合改建具有重要意义。种植体的直径较天然牙颈部窄，因此拔牙后即刻种植创口关闭困难，临时修复体龈缘根方可设计成缩窄的S形，根方留出植入骨替代材料和软组织移植物的空间，同时能够有效地封闭拔牙创，辅助创口初期稳定愈合。同时，即刻修复能够在拔牙窝龈缘位置形成有效的支撑，有利于保留天然牙近远中龈乳头和龈缘的外形轮廓。

三、主要风险及适应证

种植体植入颌骨内形成可靠的骨结合，是种植体治疗成功的基础。骨结合形成过程中，种植体保持不动，成骨细胞分泌的骨基质才能逐渐在种植体表面形成骨结合。大于150μm的微动度会导致种植体形成纤维性愈合，骨结合失败。因此，在未完成骨结合的种植体上进行即刻修复，最大的风险和难点是控制种植体的微动度。种植体微动度主要受种植体本身植入稳定性和所受外力两个方面的影响。一方面，大多数种植系统要求进行即刻修复的种植体植入扭矩要≥30Ncm，良好的初期稳定性可以一定程度上抵抗外力对种植体的影响，初期稳定性不足，即刻修复失败率增加。另一方面，由于种植体植入到完全形成骨结合期间，骨组织

存在0.5~1mm的骨改建，所以单颗种植体即刻修复需要脱离咬合接触，避免干扰骨结合过程。相邻多颗种植体同时即刻修复，建议行联冠或桥修复，使种植体之间形成刚性连接。种植体在受力时受到修复体刚性连接的制约，能避免种植体的动度。基于以上两个基本原理，需要严格把握即刻修复的适应证：

- 种植区域的理想骨质为 I 类~II 类骨，建议至少植入长10mm的种植体
- 种植体植入扭矩≥30Ncm（个别种植系统除外）
- 咬合关系基本正常，前牙深覆𬌗患者需谨慎
- 无明显口腔副功能（夜磨牙或紧咬牙等）
- 患者依从性好

四、操作方法

即刻修复在种植体植入的外科阶段结束后进行，需要获得种植体精确的位置和方向，同时还需要保证无菌、便捷、迅速，尽量减少对术区的干扰。修复体直接在口内完成制作，为直接法；修复体在口外模型上完成制作，为间接法。

1. 直接法

直接法是在种植体植入后连接临时基台，利用橡皮障隔离术区，同时利用天然牙牙冠、成型塑料、树脂等材料直接在基台上完成临时修复体外形，取下修复体后修整穿龈部分形态，抛光后戴入口内。该方法的优点是无需术中制取印模，能够快速完成临时修复体；缺点

是只适用单牙缺失简单修复体的制作，且口内临时修复体制作过程中容易污染术区，需要术者能够熟练地完成修复体成型。

2. 间接法

间接法是在种植体植入后连接转移杆，制取印模或制作种植体定位器，转移种植体的位置，在口外模型上由技师完成修复体制作。为了节约术中的椅旁操作时间，可以在术前制取全牙列的印模灌注模型，术中利用自凝树脂固定转移杆与邻牙的相对位置制作定位器，将种植体位置转移到术前准备的石膏模型上，在模型上完成修复体（图7-1-1）。近年来，随着数字化技术的发展，数字化印模技术利用光学扫描无接触式获取种植体位置，术前模型和术中种植体位置可以进行拼接，利用数字化技术直接切削加工完成临时修复体，减少椅旁操作时间。间接法需要术前制取模型，术中通过简单高效的方式精确转移种植体的位置，减少对术区的污染和椅旁操作时间（图7-1-2）。直接利用印模材料制取印模转移种植体位置对术区的污染源较多，操作时需特别注意无菌原则。

3. 数字化技术辅助法

此外，种植手术在术前进行数字化规划设计。术前设计种植体植入的位置，根据相应的种植体位置设计临时修复体；术中通过种植导板、导航技术引导种植体精确植入术前设计位置。完成种植体植入后，连接临时修复基台，

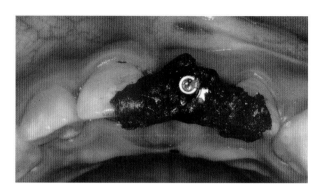

图7-1-1　术中利用GC树脂固定开窗转移杆与邻牙的相对位置制作定位器

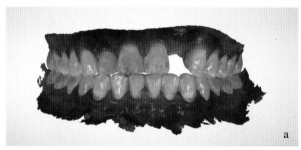

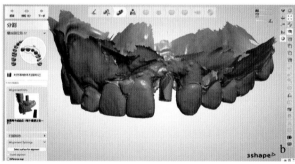

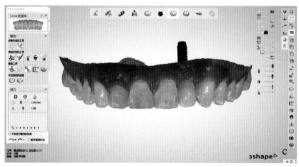

图7-1-2a　术前口扫
图7-1-2b　种植体植入后插入扫描杆口扫
图7-1-2c　即刻修复完成后口扫

试戴调整临时修复体，利用树脂材料连接临时修复体和临时基台完成即刻修复。该方法是直接法和间接法相结合的方式，减少对术前的污染，减少椅旁操作时间。

临时修复体设计成螺丝固位方便正式修复时拆除，需完全被动就位加扭矩至15Ncm避免微动。种植体植入的初期稳定性，是种植体表面和骨组织之间的机械接触获得的。此后，种植体周围由于外科操作导致的骨组织以及血管损伤开始启动修复机制。坏死组织吸收，新生组织形成，新旧交替的阶段，种植体的稳定性有下降趋势，种植体植入4～8周内是种植体早期失败率的高峰。因此，种植体植入后1～3个月内是骨改建的时期，种植体的稳定性在种植体植入后15～21天明显降低。最终正式修复通常需要在3个月后进行，并且在危险期内避免拆卸种植体上部结构。对于单颗种植体的即刻修复，要避免种植体受到任何外力，正中𬌗及功能运动时都需要脱离咬合接触，特别要嘱咐患者勿咬物使种植体受力。对于多颗种植体的即刻修复，制作强度刚性足够的夹板式修复体，应当减少悬臂梁；保证修复体的精度，实现良好的被动就位。种植体支持的修复体，正中𬌗轻咬不接触，重咬轻接触；悬臂梁去除咬合接触。前伸和侧方运动时避免或减少临时修复体的引导，种植体有邻牙天然牙时依靠邻牙引导；无天然牙时尽量降低牙尖斜度形成组牙引导分散𬌗力，运动时呈平坦的滑动曲线，避免过高的牙尖受力。特别注意，前牙骨量相

对局限，因此即刻修复时，修复体需脱离咬合接触。

第2节　穿龈设计

一、定义

种植修复体穿龈的定义为修复体与基台穿过软组织的轮廓，包含种植体颈部、基台穿龈部分和修复体穿龈部分。在美学区，穿龈轮廓应当支撑软组织并引导软组织生长，同时利于清洁，以保证种植修复体的红白美学和种植体周围软硬组织健康。由于种植体周围软组织的附着主要来源于牙槽龈组纤维（牙槽嵴顶至游离龈）和环形纤维束（环绕在种植体颈部），且种植体周围的结缔组织内细胞及血管成分较少，穿龈轮廓设计不当、对软组织产生过度压力时，可能影响血供，引起软组织退缩等美学并发症。此外，不当的穿龈轮廓还是种植体周围病的风险因素，应当引起重视。因此，理想穿龈轮廓形态与修复体的美观效果和周围组织的健康密切相关，临床医生需要熟练掌握穿龈轮廓的设计。

二、设计原则

种植修复体的穿龈设计应当关注以下3个要素：穿龈形态、穿龈角度和穿龈深度。这三者都会对种植修复的美观效果和长期稳定性造成显著的影响。

1. 穿龈形态

种植修复体的穿龈形态可以分为：凸形、凹形和平直形（图7-2-1）。理想的穿龈形态应模拟患者拔牙前状态。在美学区的天然牙中，凸形穿龈形态多见于上颌腭侧和下颌切牙舌侧，其余均为平直形。然而，由于种植体直径与牙冠直径相差较大，美学区即刻种植中种植体轴向常常很难与天然牙一致，且种植体平台位置偏深、偏腭侧，给穿龈形态的设计带来难度。

2. 穿龈角度

种植修复的穿龈角度通常在平行投照根尖片中测量，定义为种植体平台边缘到修复体外形最高点的切线与种植体长轴的夹角（图7-2-1）。本节之后提到的穿龈角度均使用此定义。但是值得注意的是，这种定义方法还需进一步讨论，首先，这种定义方法测量出的穿龈角度代表修复体偏离种植体长轴的角度，而非修复体穿出龈缘的角度，这和天然牙的定义有差异；此外，骨水平平台对接/平台转移种植体和软组织水平种植体颈部设计存在差异。

3. 穿龈深度

最终修复体需要足够的穿龈深度，以实现种植修复体从种植体平台到软组织边缘的平缓过渡。在美学区，推荐种植体的平台深度位于龈下3~4mm，以适应种植体生物学宽度的要

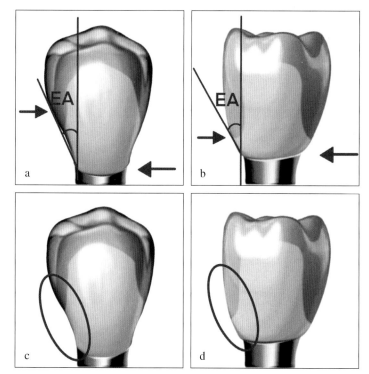

图7-2-1a，b 分别展示骨水平和软组织水平的穿龈角度的定义（EA，穿龈角度）

图7-2-1c，d 分别展示凹型和凸型穿龈形态

求。穿龈深度过浅时，穿龈角度可能增加、形成凸形穿龈轮廓，不利于软组织塑形，且影响种植体周围健康；穿龈深度过深则会增加软组织炎症和牙槽骨吸收的风险。通常修复体边缘在龈下深度不应超过1mm，否则会导致患者自洁效果降低。

三、分区

为了更好地指导临床进行穿龈轮廓的重塑和调整，临床学者提出了穿龈轮廓分区的概念。穿龈轮廓可分为关键区（critical contour）和次关键区（subcritical contour）。关键区为龈缘根方1~1.5mm的区域，直接影响龈缘位置、软组织轮廓和修复体外形。次关键区是种植体平台到关键区根方的过渡区域，利用临时过渡修复体在关键区和次关键区的形态调整可以很好地引导种植修复体周围的软组织塑形以获得理想的美学效果。

1. 临时修复体的穿龈轮廓设计

临时修复体穿龈轮廓的设计原则包括：维持已有的软组织形态，避免对软硬组织的压迫，当进行软硬组织增量后即刻修复时，应创

造稳定的再生空间，还应保证患者的舒适和美观。

对于临时修复体，关键区应当对龈缘和龈乳头有支撑作用，腭侧和邻面的关键区应当模拟天然牙的形态，而唇侧关键区的凸度应当降低0.5~1mm，让龈缘可以稍微向冠方移动。次关键区需要稳定血凝块，同时提供稳定的软硬组织再生空间，因此应尽量设计为凹形（表7-2-1）。此外，临时修复体应有平缓、光滑表面，以实现和谐过渡的穿龈形态、减少菌斑堆积。

2. 永久修复体的穿龈轮廓设计

2014年，Steigmann等提出美学区种植体的穿龈轮廓设计，当种植体位置良好时，穿龈轮廓应设计为微凹形以维持软组织高度；种植体偏腭侧时应将穿龈轮廓设计为凸形以推软组织向唇侧；种植体位置偏唇侧时则应将穿龈轮廓设计为凹形以增加唇侧软组织的厚度、避免压迫软组织。这种设计有一定的临床指导意义，但是只考虑了种植体唇侧的穿龈轮廓，且穿龈轮廓的不同部分对种植体周围软硬组织和美学效果的影响不同，这种设计方法过于笼统。

表7-2-1　临时修复体穿龈轮廓设计

穿龈轮廓区域	唇侧	邻面	腭侧
关键区	凸度降低0.5~1mm	模拟天然牙	
次关键区	尽可能设计为凹形		

2019年，Chu等将穿龈轮廓的关键区与次关键区、修复体唇侧和邻面分开讨论。在唇侧的关键区，若种植体位置适中或偏腭侧，穿龈轮廓应设计为凸形；种植体偏唇侧时，穿龈轮廓应设计为凹形或平直形。在次关键区，种植体位置适中时，唇侧应设计为凹形或平直形；种植体偏唇侧时，应设计为凹形；种植体偏腭侧时，应设计为凹形或平直形，需要支撑唇侧软组织时也可考虑设计为凸形。邻面的次关键区应当设计为微凹形或平直形。

2020年，González-Martín等将牙槽嵴形态分为过度丰满、理想形态、轻微缺损（水平向1.5～2mm的缺损）和严重缺损，并给出了相应的穿龈轮廓设计原则。唇侧关键区是首要的考量因素，若牙槽嵴轮廓过度丰满、龈缘在理想位置的冠方，唇侧关键区应较天然牙形态稍凸；若龈缘位置理想，唇侧关键区应模拟天然牙形态；若牙槽嵴轮廓欠佳、龈缘在理想位置根方，应当降低唇侧关键区的凸度。当牙槽嵴轮廓无缺损时，邻面和腭侧的关键区应模拟天然牙形态；当龈乳头高度不足时，应当适当增加邻面关键区凸度以将龈乳头推向冠方。当牙槽嵴轮廓无缺损时，唇侧次关键区应设计为凹形或平直形，避免对软硬组织的压迫；当牙槽嵴轮廓轻微缺损时，可适当增加唇侧/邻面次关键区的凸度，以补偿水平向的牙槽嵴轮廓不足/龈乳头高度不足。

2021年，我国学者综合考量愈合基台型号、取模前的龈缘位置、理想龈缘位置，针对关键区和次关键区，提出了一套更加易于临床应用的穿龈轮廓设计。若取模前的龈缘位置适中（与理想龈缘位置平齐或偏冠方<1mm），关键区可设计为微凸形，次关键区可根据愈合基台的直径与轮廓设计；若取模前的龈缘位置偏冠方（>1mm），关键区和次关键区都可设计为凸形；若取模前的龈缘位置偏根方，穿龈轮廓应设计为凹形或平直形，同时减小修复体的直径，必要时还可结合软组织移植，以增加唇侧软组织厚度。不同设计理念的总结见表7-2-2。

四、种植体三维位置的影响

修复体穿龈轮廓与种植体植入的三维位置密切相关，正如我们在第4章中所强调的以修复为导向设计种植体三维位置，其中一条设计原则就是确保修复体具有理想的穿龈轮廓。图7-2-2展示了种植体三维位置变化引起的修复体穿龈轮廓的对应变化。

考虑拔牙后牙槽窝的改建过程，理想的即刻种植体植入深度为腭侧骨板以下0.5～1mm，具体深度则应参考穿龈轮廓设计以获得足够的过渡空间。种植体植入过浅时，为了得到与对侧同名牙协调的牙冠形态，穿龈轮廓需做成凸形，穿龈角度增大，影响修复体清洁，对周围软组织造成压迫，带来美学和生物学并发症。即刻种植时为了保证种植体初期稳定性、适当代偿嵴顶骨吸收，临床医生常倾向于将种植体植入偏深，而植入位置和黏膜通道过深会增加生物学并发症发生的风险。因此，种植体深度提供了种植体和修复体之间的转换空

表7-2-2　最终修复体穿龈轮廓设计

	关键区	次关键区
Chu等，2019	唇侧 ●种植体位置适中或偏腭侧时设计为凸形 ●种植体偏唇侧时设计为凹形或平直形	唇侧 ●种植体位置适中时设计为凹形或平直形 ●种植体位置偏唇侧时设计为凹形 ●种植体位置偏腭侧时设计为凹形或平直形，需要支撑唇侧软组织时设计为凸形 邻面 ●设计为微凹形或平直形，需要支撑龈乳头时谨慎设计凸形
González-Martín等，2020	唇侧 ●龈缘位置理想时模拟天然牙 ●龈缘位置偏冠方时增加唇侧/根方凸度 ●龈缘位置偏根方时降低凸度 腭侧 ●模拟天然牙 邻面 ●模拟天然牙	唇侧 ●龈缘位置理想或偏冠方时设计为微凹形或平直形 ●龈缘位置偏根方时增加凸度 腭侧 ●模拟天然牙 邻面 ●龈乳头高度理想时模拟天然牙 ●龈乳头高度稍微不足时增加凸度
夏海斌，2021	●微凸形：种植体位置、方向适中，种植体平台位置偏浅，取模时龈缘位置适中 ●凹形或平直形：种植体位置偏唇侧或方向偏唇侧较大，薄龈型，取模时龈缘位置偏根方 ●凸形：种植体位置过度偏腭侧，取模时龈缘位置偏冠方	●微凹形或平直形：种植体位置方向适中，取模时口内是锥形愈合基台 ●凹形：种植体位置偏唇侧或方向偏唇侧较大、不宜用组合式全瓷基台，薄龈型；取模时口内是锥形愈合基台 ●凸形：种植体位置过度偏腭侧，取模时龈缘位置偏冠方

间，在即刻种植中精准的深度控制是良好穿龈形态和长期稳定效果的重要保障。

在美学区进行即刻种植时，临床医生通常会将种植体偏腭侧植入，以留出跳跃间隙进行骨粉的充填。但是需要指出的是，不应将种植体植入得过于偏腭侧，在种植体深度不变的情况下，种植体偏腭侧植入会造成穿龈角度增大，这会造成与种植体植入过浅相似的美学

和生物学并发症。此时，若穿龈轮廓设计为凹形则会增加菌斑堆积和修复体清洁的困难；若穿龈轮廓设计为凸形，则会对唇侧软组织造成一定压迫。因此，需要在种植治疗开始前进行理想三维位置的设计以确保精确的唇腭侧植入位置。

在近远中向上，为了保证稳定的种植体边缘骨水平和龈乳头高度，经典观点认为种植体

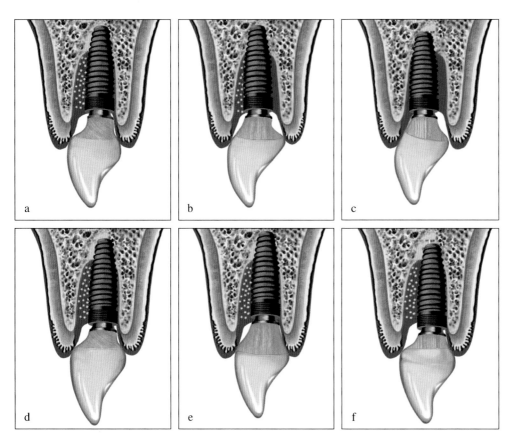

图7-2-2a~c 展示当种植体深度固定，不同的唇腭侧植入位点对穿龈轮廓的影响，可见种植体植入偏腭侧会造成唇侧穿龈角度变大，而植入偏唇侧会造成唇侧穿龈角度变小

图7-2-2d~f 展示当种植体唇腭侧植入位点固定，不同深度对穿龈轮廓的影响，可见随着种植体植入深度增加，种植体穿龈角度会逐渐变小

与邻牙的安全距离应为1.5mm，相邻种植体的安全距离为3mm。而当邻间距离过窄时，穿龈轮廓与修复体外形和塑形空间有限，给修复设计带来难度。邻面的穿龈轮廓设计应考虑天然牙冠的解剖分型、嵴顶骨高度、接触区高度。邻面穿龈轮廓的设计应当同时兼顾诱导龈乳头生长和保证修复体的可清洁性。在前牙区为了获得良好的美学效果，种植体穿出的位置应当尽量靠近牙龈顶点（zenith）。

五、临床意义

1. 早期愈合

对于选择穿黏膜愈合或即刻修复的病例，应注意穿龈轮廓的设计对种植体周围软硬组织早期愈合的影响。在一项动物实验中，研究者在比格犬的下颌前磨牙和第一磨牙位点翻瓣植入种植体，采取穿黏膜的愈合方式，分别使用高度相同、穿龈部分与种植体长轴夹角15°的窄愈合基台和夹角45°的宽愈合基台，愈合4个月后比较其影像学和组织学结果。结果显示，窄愈合基台邻面牙槽嵴顶高度更高、骨－种植体接触区更高，且有更明显的水平向骨生长（horizontal bone apposition）。研究结果表明，具有较大穿龈角度的愈合基台会导致种植体周围生物学宽度朝根方移动，这是因为穿龈角度大时愈合基台更接近牙槽嵴顶，占据了形成生物学宽度的空间。因此，设计个性化基台和临时修复体时，应考虑将其次关键区制作为凹形或平直形的，为生物学宽度的建立提供空间。

2. 种植体周围健康

合适的穿龈轮廓和修复体形态应当有利于修复体清洁，不恰当的穿龈轮廓和穿龈角度会导致修复体与邻牙之间的外展隙难以清洁，造成菌斑堆积，影响种植体周围健康。

一项横断面研究纳入了83位患者和168颗种植体（48.8%的种植体位于前牙），探究种植体周围炎与修复体因素（穿龈轮廓、穿龈角度）的相关性。结果显示：①骨水平种植体邻面穿龈角度＞30°的修复体的种植体周围炎发生率（31.3%）显著高于穿龈角度≤30°的修复体（15.1%）；②邻面穿龈形态为凸形的修复体的种植体周围炎发生率（28.8%）显著高于邻面穿龈形态为凹形的修复体（16.3%）；③软组织水平种植体，未发现上述修复体因素与种植体周围炎有显著相关性。

其后另一项横断面研究纳入了169位患者和349颗种植体（13.8%的种植体位于前牙），结果类似：与种植体周围炎显著相关的风险因素包括邻面穿龈角度≥30°、邻面凸形穿龈轮廓和种植体支持联冠修复时中间的种植体；而对于软组织水平种植体，同样未发现与种植体周围炎显著相关的修复因素。如前所述，软组织水平种植体与骨水平种植体穿龈角度的定义方法不同，软组织水平种植体的穿龈部分是预成的，而这可能是骨水平和软组织水平种植体之间差异的可能解释。

对设计不良的种植修复体的穿龈轮廓进行调整有助于改善种植体周围的软组织健康。一项随机对照试验纳入了48位患者，患者已完成种植体支持的螺丝固位单冠或联冠修复，存在至少一颗种植体诊断为种植体周围黏膜炎，同时有不良修复体外形（存在修复体凸度过大、外展隙过小、凸形穿龈轮廓等影响修复体清洁的因素）。对这些患者进行种植体周围清创，对试验组患者调整修复体形态。6个月后，试验组探诊出血指数和探诊深度的变化显著大于对照组，结果表明，调整修复体的形态与穿龈轮廓可以提高种植体周围黏膜炎的治疗效果。

穿龈轮廓过深时也会影响种植体周围健康。一项病例对照研究纳入了接受软组织水平种植体单牙修复的患者，根据黏膜通道深度（种植体冠方到软组织边缘的垂直高度）将种植修复体分为深黏膜通道（≥3mm）和浅黏膜通道（≤1mm），对种植体进行试验性种植体周围黏膜炎处理，观察炎症消退情况。研究结果表明，相比于浅黏膜通道种植体，深黏膜通道种植体周围在种植体周围黏膜炎处理结束时炎症水平显著更高，恢复期间炎症消退更慢；且对于深黏膜通道种植体，需要将修复体取下，对种植体进行专业的龈下菌斑清洁，才能完全消除种植体周围黏膜炎。

3. 美学效果

在美学区的种植修复体，应获得与对侧同名牙协调的美学效果，适当的穿龈轮廓有助于牙龈塑形，过凸的穿龈轮廓会压迫软组织、影响局部血供，导致软组织退缩，造成美学风险。

一项随机对照临床试验纳入了46位上前牙单牙缺失患者，最终修复前将患者分为3组：①戴唇侧穿龈轮廓为凸形的临时修复体，②戴唇侧穿龈轮廓为凹形的临时修复体，③不进行临时修复。最终修复完成1年后，上述3组患者中唇侧软组织退缩的发生率分别为64.3%、14.3%、31.4%；回归分析结果表明，相比凹形穿龈轮廓，凸形穿龈轮廓显著增加了唇侧软组织退缩的发生率（OR 12.6）。

第3节　种植修复印模

种植修复印模制取时主要目的是精确复制种植体位置和方向，前牙美学区的种植印模还需要确定种植体周围软组织形态，才能达到良好的粉白美学效果。因此，精确的个性化的印模是保证美学修复成功的关键环节。在前牙美学区种植体植入后，临时修复体能够对种植体周软组织形态进行调整塑形，正式修复在软组织成熟和稳定后，精确复制临时冠穿龈部分并转移至工作模型，辅助技师完成最终修复体的穿龈轮廓。临时修复后，种植体周围软组织因失去支持，在很短的时间内发生形态变化。因此，临床上需要使用一些软组织印模技术精确转移复制种植体周软组织袖口形态。常用的方法包括：个性化转移杆法印模、临时修复体转移法印模、数字化转移法印模。

一、个性化转移杆法印模

个性化转移杆利用与种植体配套的成品转移杆，在其穿龈部分制作一个有种植体周围个性化软组织形态的结构，帮助制取印模时转移种植体周软组织形态。分为口内直接制作法和口外间接制作法。

口内直接制作个性化转移杆，利用临时修复体取下后穿龈轮廓短暂张力期，插入预成转移杆，在软组织袖口内、转移杆周围注入可迅速凝固的树脂，获得个性化转移杆；再通过常规方法制取印模，即可获得软组织印模。由于临时修复体取下后软组织回弹较快，且与临时修复体支持的软组织袖口形态不完全一致，仅适用于美学要求不高的病例。

口外间接制作个性化转移杆，利用临时修复体制作一个穿龈部分的硅橡胶阴模，口外完成个性化转移杆。在口内标记临时修复体龈缘位置；取下临时修复体并与替代体相连；用硅橡胶制作包绕临时修复体龈缘水平阴模；硅橡胶固化后，取出临时修复体将成品转移杆拧至替代体上，在硅橡胶阴模内注入树脂；戴入个性化转移杆通过常规方法制取印模，即可获得软组织印模。该方法准确复制了修复体支持的软组织袖口形态，不适用于使用了非抗旋基台的联冠或固定桥等临时修复体（图7-3-1）。

二、临时修复体转移法印模

临时修复体也可以作为一种个性化转移杆，将固位螺丝更换为开窗式转移杆的长固位螺丝，制取开窗印模，将印模及临时修复体同时从口内取出，灌注模型即可获得修复体支持的软组织袖口形态。当临时修复体临床冠较短时，可在其表面制备固位沟，制取闭口式印模，而后将临时修复体从口内取下，连接替代体，插入印模内，固位沟辅助临时修复体在印模内复位，灌注石膏模型获得软组织印模。灌注模型后，将临时修复体清洁消毒后戴回，因此，患者需要等待模型完成后才能结束就诊（图7-3-2）。

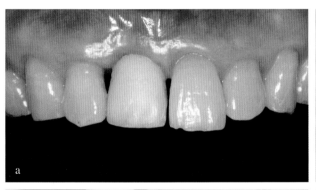
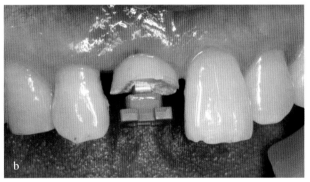
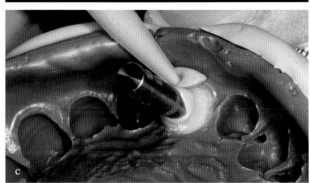
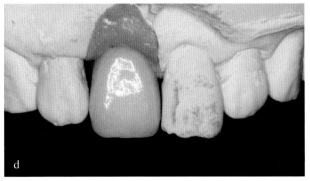

图7-3-1a　临时修复
图7-3-1b　制作个性化转移杆
图7-3-1c　个性化复制穿龈轮廓
图7-3-1d　永久修复体

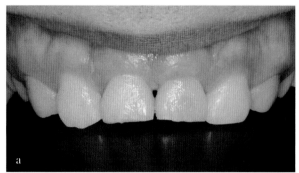

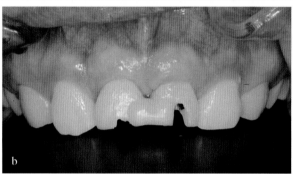

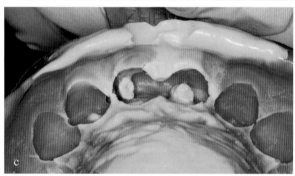

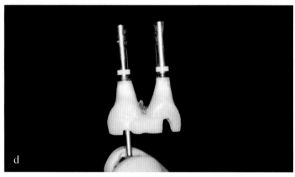

图7-3-2a 临时过渡修复
图7-3-2b 更换固位螺丝
图7-3-2c 取出印模
图7-3-2d 将临时修复体与替代体连接

临时修复时可以使用非抗旋基台的联冠或固定桥，或者对于制作临时修复体时已有初模型的患者，可以采用临时修复体间接转移穿龈袖口的方法。临时修复体在口内时，制取临时修复体、近远中邻牙及周围软组织硅橡胶印模。取下临时修复体戴入没有人工牙龈的种植石膏模型，在硅橡胶阴模内注入人工牙龈材料，就位于石膏模型上就完成了种植体周软组织形态的复制。

三、数字化转移法印模

数字化技术可以通过牙列、种植扫描杆、临时修复体的配准来完成临时修复体穿龈轮廓的复制。临时修复体在口内时口扫邻牙及临时冠，获取软组织和牙列形态；利用口扫按常规方式获取连接扫描杆的数字化种植印模，获取种植体的位置；单独对临时修复体进行扫描，获取临时修复体牙冠形态及穿龈形态在种植修复体设计软件中，将3个模型进行配准，设计种植体冠时，参考复制临时冠穿龈形态、龈缘位置及牙冠形态。随着数字化技术的不断进步，数字印模是未来的发展趋势，该方法临床操作简便，数据配准环节、配准精度可直接影响数字印模的准确性。目前，Exocade等修复设计软件已可以实现该功能。

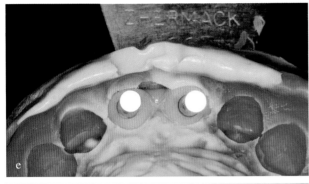
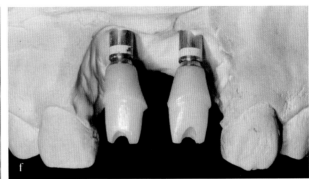
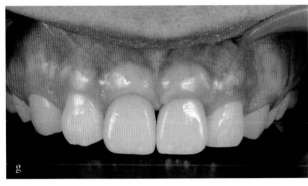

图7-3-2e　插入印模后获得穿龈轮廓
图7-3-2f　根据印模的穿龈轮廓制作个性化基台
图7-3-2g　完成永久修复

第4节　修复选择

种植体周围黏膜封闭对预防种植体周围炎起到重要作用，种植体周围的软组织封闭也包括结合上皮和其根方的一段结缔组织。由于种植修复体周围结缔组织和天然组织存在差异，支持能力比较薄弱，结合上皮更容易向根方迁移，与天然牙患牙周炎相比，种植体更容易发生种植体周围炎。种植修复的基台和修复体是形成软组织封闭的主要区域。因此，为了增强种植体周围黏膜的封闭性，基台材料和修复体材料的选择尤为重要。

一、基台材料的选择

菌斑生物膜是破坏种植体周围软组织封闭的始动因素。因此，基台材料的清洁性是种植修复基台选择的关键因素之一。常用的种植体基台材料有钛、外科级不锈钢、氧化锆、锻造金合金和聚醚醚酮（PEEK）等。钛和氧化锆是目前使用最多的基台材料。PEEK基台常用于临时修复基台或愈合基台。

此外，美学因素也是基台选择考量的重要因素之一。从美观角度考虑，如果钛基台的边缘在美学区暴露，会出现边缘灰线；在牙龈较薄的美学区会透出青灰色，影响粉色美学效果。因此，前牙区域制作个性化基台时氧化锆基台作为首选材料。此外，还可以对氧化锆个性化基台进行染色，使最终修复效果尽量接近邻牙，提高白色美学效果。非美学区个性化基台可以选择钛基台，钛基台是由整块钛合金切削制作。氧化锆个性化基台必须粘接在钛基底上，存在粘接边缘线，不是一个完全光滑完整的整体（表7-4-1）。

二、修复体材料的选择

可应用于种植修复的材料种类繁多，主流材料主要包括：氧化锆、二硅酸锂陶瓷、长石质瓷、聚醚醚酮（PEEK）、钛、金合金等。

种植修复体的不同结构部位，对材料性能的要求不同。位于龈下部位的材料要求有良好的生物相容性，能够形成和稳定种植体周围软组织封闭，此区域氧化锆是极佳的材料选择；位于龈上部位的材料需要有良好的光学和美学性能，长石质瓷是公认的模仿天然牙齿结构的"金标准"；位于𬌗面部位的材料需要与对颌牙的弹性模量硬度相当，减少对颌牙的磨耗并维持𬌗面形态。因此，最佳的修复体是根据功能特点在修复体的不同区域选择合适的材料。整体设计而言，可以采取氧化锆作为基础的材料制作种植修复体。穿龈部分高度抛光的氧化锆生物相容性优于氧化锆表面上釉处理；龈上部分可以采用回切氧化锆，进行表面长石质烤瓷；也可以在回切氧化锆修复体上设计制作二硅酸锂全瓷冠。从而保证穿龈部分形成良好的软组织封闭，龈上修复体具有良好的美观和功能。

非陶瓷类材料目前在种植修复中已经逐渐减少，除特殊情况下一般不使用。

三、修复体固位的方式

修复体的固位方式主要分类为：粘接固位和螺丝固位两种。

表7-4-1 种植修复基台材料特性

基台材料	种植体软组织周围封闭形成能力	种植体软组织周围封闭维持能力
钛（机械加工或抛光）	有良好的软组织附着	有良好的软组织封闭维持效果
激光蚀刻穿龈颈环钛基台	形成软组织附着能力最强	种植体周围封闭能力强，可提高长期软组织维持效果
氧化锆	有良好的软组织附着	清洁性能最佳，能够提供长期的种植体周围封闭维持效果
锻造金合金	没有统一结论	没有统一结论
聚醚醚酮	与钛有类似的软组织反应	与钛的清洁性能相当

1. 粘接固位

粘接固位是修复基台与口内种植体连接并加扭矩后,利用粘接剂将修复体直接粘固在基台上,类似于天然牙冠桥修复粘接修复体的过程。采用粘接固位时,控制基台边缘的深度对于清除残余粘接剂,保证种植体周围软组织健康至关重要。研究表明,粘接基台的边缘位于龈下2mm时,粘接剂外溢将无法彻底清洁。因此,粘接固位的修复体需要严格控制粘接基台的边缘位置,必要的时候要制作个性化基台;严格控制粘接剂的量防止粘接剂外溢,造成难以清洁的粘接剂残留。对于前牙区,当种植体轴向与前牙切缘唇侧穿出,无法通过角度基台将螺丝孔的穿出方向调整到舌侧时,只能选择粘接固位。对于多颗种植体,轴向不一致无法取得修复体共同就位道时,只能选择粘接固位。此时,需要使用个性化基台控制粘接边缘线位置,最佳的位置是龈下0.5mm;非美学区域也可以设计龈上边缘。此外,要把握好粘接剂的用量,粘接完成后要彻底清除残余粘接剂。

2. 螺丝固位

纯螺丝固位牙冠是一个整体,没有单独的基台,修复体直接靠螺丝固定在种植体上。纯螺丝固位最常见的缺点是难以实现完全被动就位。粘接固位的粘接剂可以代偿基台、种植体、修复体之间不匹配产生的应力,更容易获得被动就位。因此,如果螺丝固位修复体加工制作不够精准,整个种植系统会受到有害应力。螺丝固位的优点是上部结构容易拆卸,便于口腔卫生维护和修复体维修,粘接固位修复体如果出现问题拆卸较困难。因此,螺丝固位常用于修复体需要更换维护的病例中,如种植单端桥和全口种植修复中。

3. 粘接/螺丝复合固位

粘接/螺丝复合固位是目前最常用的一种复合固位修复技术,同时具有粘接固位和螺丝固位的特点。这种固位方式是将制作完成的修复体粘接在钛基底上,殆面预留螺丝孔,然后在口内完成螺丝固位。粘接剂层确保了修复体的被动就位,殆面开孔的螺丝孔方便修复体的拆卸,口外模型粘接的过程避免了粘接剂的残留。该修复方式可用于单冠和跨度较小的种植桥修复。粘接/螺丝固位对于种植体螺丝孔穿出位置要求相对较高,后牙最好的穿出位置在中央窝,前牙最好在切缘舌侧

4. 角度螺丝固位

近些年,一种新型角度螺丝通道基台逐渐在临床上广泛应用。它通过Omni-grip螺丝刀及固位螺丝顶部的特殊设计,使二者可以在0°~25°范围内具有足够的卡抱力,并可承受0~35Ncm的扭矩,从而可以选择性地将螺丝通道开孔放置在种植体长轴0°~25°之间的360°半径范围内的任意位置。这避免螺丝通道开口对美观或咬合的影响,扩大了螺丝固位的适应证,为临床医生提供了新的修复选择。国内外已有研究初步证实了角度螺丝通道基台

的临床疗效，无论在前牙区还是后牙区，其短期成功率和边缘骨吸收均令人满意。笔者团队的前瞻性队列研究显示，与前牙区即刻种植联合使用，角度螺丝通道基台不仅可以修正即刻种植中可能产生的种植体轴向偏颇，而且避免了粘接剂的相关风险，探诊出血率显著低于粘接固位的修复体，有利于种植体周围软组织健康。但笔者团队的随机对照试验显示角度螺丝固位修复体龈沟液中的TNF-α显著高于粘接固位组，这可能是由于其钛基底穿龈深度极低，修复体-基台边缘距离骨面过近造成的。值得注意的是，目前角度螺丝通道基台的研究随访周期均较短，因此，其龈沟液中高表达的TNF-α是否会对其临床效果产生影响尚缺乏长期研究数据的支持。

综上所述，如果种植体植入的三维位置理想，可以选择粘接/螺丝固位；如果种植体植入位置不理想但角度偏差在可接受范围内，可以选择基台边缘设计合理的粘接修复方式，角度螺丝固位修复可以修正25°以内的角度偏差。

参考文献

[1] 夏海斌. 前牙区种植义齿穿龈轮廓的影响因素与美学考量[J]. 中华口腔医学杂志, 2021, 56(12):7.

[2] Borges T, Lima T, Carvalho Á, et al. The influence of customized abutments and custom metal abutments on the presence of the interproximal papilla at implants inserted in single-unit gaps: a 1-year prospective clinical study[J]. Clin Oral Implants Res, 2014, 25(11):1222-1227.

[3] Chu SJ, Kan JY, Lee EA, et al. Restorative Emergence Profile for Single-Tooth Implants in Healthy Periodontal Patients: Clinical Guidelines and Decision-Making Strategies[J]. Int J Periodont Rest Dent, 2019, 40(1):19-29.

[4] de Freitas AR, Del Rey YC, de Souza Santos E, et al. Microbial communities of titanium versus zirconia abutments on implant-supported restorations: Biodiversity composition and its impact on clinical parameters over a 3-year longitudinal prospective study[J]. Clin Implant Dent Relat Res, 2021, 23(2):197-207.

[5] de Holanda Cavalcanti Pereira AK, de Oliveira Limirio JPJ, Cavalcanti do Egito Vasconcelos B, et al. Mechanical behavior of titanium and zirconia abutments at the implant-abutment interface: A systematic review[J]. J Prosthet Dent, 2022.

[6] de Oliveira Silva TS, de Freitas AR, de Albuquerque RF, et al. A 3-year longitudinal prospective study assessing microbial profile and clinical outcomes of single-unit cement-retained implant restorations: Zirconia versus titanium abutments[J]. Clin Implant Dent Relat Res, 2020, 22(3):301-310.

[7] Dixon DR, London RM. Restorative design and associated risks for peri-implant diseases[J]. Periodontol 2000, 2019, 81(1):167-178.

[8] Friberg B, Ahmadzai M. A prospective study on single tooth reconstructions using parallel walled implants with internal connection (NobelParallel CC) and abutments with angulated screw channels (ASC)[J]. Clin Implant Dent Relat Res, 2019, 21(2):226-231.

[9] González-Martín O, Lee E, Weisgold A, et al. Contour Management of Implant Restorations for Optimal Emergence Profiles: Guidelines for Immediate and Delayed Provisional Restorations[J]. Int J Periodont Rest Dent, 2020, 40(1):61-70.

[10] Linkevicius T, Vaitelis J. The effect of zirconia or titanium as abutment material on soft peri-implant tissues: a systematic review and meta-analysis[J]. Clin Oral Implants Res, 2015, 26(Suppl 11):139-147.

[11] Lops D, Stellini E, Sbricoli L, et al. Influence of abutment material on peri-implant soft tissues in anterior areas with thin gingival biotype: a multicentric prospective study[J]. Clin Oral Implants Res, 2017, 28(10):1263-1268.

[12] Lv XL, Qian SJ, Qiao SC, et al. Clinical, radiographic, and immunological evaluation of angulated screw-retained and cemented single-implant crowns in the esthetic region: A 1-year randomized controlled clinical trial[J]. Clin Implant Dent Relat Res, 2021, 23(5):692-702.

[13] Saab XE, Griggs JA, Powers JM, et al. Effect of abutment angulation on the strain on the bone around an implant in the anterior maxilla: a finite element study[J]. J Prosthet Dent, 2007, 97(2):85-92.

[14] Sanz M, Klinge B, Alcoforado G, et al. Biological aspects: Summary and consensus statements of group 2. The 5(th) EAO Consensus Conference 2018[J]. Clin Oral Implants Res, 2018, 29(Suppl 18):152-156.

[15] Sanz-Martín I, Sanz-Sánchez I, Carrillo de Albornoz A, et al. Effects of modified abutment characteristics on peri-implant soft tissue health: A systematic review and meta-analysis[J]. Clin Oral Implants Res, 2018, 29(1):118-129.

[16] Sanz-Sánchez I, Sanz-Martín I, Carrillo de Albornoz A, et al. Biological effect of the abutment material on the stability of peri-implant marginal bone levels: A systematic review and meta-analysis[J]. Clin Oral Implants Res, 2018, 29(Suppl 18):124-144.

[17] Schepke U, Meijer HJ, Kerdijk W, et al. Stock Versus CAD/CAM Customized Zirconia Implant Abutments - Clinical and Patient-Based Outcomes in a Randomized Controlled Clinical Trial[J]. Clin Implant Dent Relat Res, 2017, 19(1):74-84.

[18] Schwarz F, Messias A, Sanz-Sánchez I, et al. Influence of implant neck and abutment characteristics on peri-implant tissue health and stability. Oral reconstruction foundation consensus report[J]. Clin Oral Implants Res, 2019, 30(6):588-593.

[19] Serichetaphongse P, Chengprapakorn W, Thongmeearkom S, et al. Immuno histochemical assessment of the peri-implant soft tissue around different abutment materials: A human study[J]. Clin Implant Dent Relat Res, 2020, 22(5):638-646.

[20] Shi JY, Lv XL, Gu YX, et al. Angulated screw-retained and cemented implant crowns following flapless immediate implant placement in the aesthetic region: A 1-year prospective cohort study[J]. Int J Oral Implantol, 2020, 13(3):269-277.

[21] Steigmann M, Monje A, Chan HL, et al. Emergence profile design based on implant position in the esthetic zone[J]. Int J Periodont Rest Dent, 2014, 34(4):559-563.

[22] Wang J, Tang Y, Qiu L, et al. Influence of buccal emergence profile designs on peri-implant tissues: A randomized controlled trial[J]. Clin Implant Dent Relat Res, 2022, 24(3):329-338.

[23] Wittneben JG, Joda T, Weber HP, et al. Screw retained vs. cement retained implant-supported fixed dental prosthesis[J]. Periodontol 2000, 2017, 73(1):141-151.

8

→

CHAPTER

第 8 章

并发症
应对策略

COMPLICATIONS
AND TREATMENT
STRATEGIES

作为一种常用的临床技术，临床医生不仅应当掌握即刻种植相关的基础理论和临床技巧，更应熟悉其可能发生的各类并发症，才能更好地将这项技术灵活运用到临床诊疗当中。我们将在本章中介绍即刻种植治疗过程中的早期和美学并发症及其应对策略，希望能对广大临床医生有所帮助。

第1节 早期并发症

即刻种植早期并发症包括种植体早期骨结合失败、机械并发症、工艺并发症和术后并发症。

虽然大量的文献认为，即刻种植仍然可以获得极高的种植体短期留存率，但是，当一些对照研究进行Meta分析时可以发现即刻种植的早期留存率似乎有略低于延期种植的趋势。最新的系统综述显示，尽管未发现即刻种植的早期留存率显著低于延期种植（基于5篇对照研究），但是即刻种植早期留存率的变异区间更大（即刻组：84.6%～100%，延期组：96.5%～100%）。此外，该系统综述还显示即刻种植组的其他早期并发症（机械并发症、工艺并发症和术后并发症）是延期组的6.4倍。当比较即刻种植和位点保存的术式时，Meta分析显示即刻种植组的早期种植体留存率显著低于位点保存组［RR：0.33；95%CI（0.14；0.78），$P=0.01$］。

那么，是什么原因导致了即刻种植的骨结合失败率和早期并发症略高于延期种植呢？2019年提出的骨再生共识中同样关注了这一问题。在对473颗种植单冠（即刻种植组：233颗，延期种植组：240颗）的数据进行Meta分析后发现，即刻种植组的早期留存率（94.9%）显著低于延期种植组（98.9%）[RR：0.96；95%CI（0.93；0.99），P=0.02]。进一步的亚组分析显示，这一显著差异的趋势可能是由于术前未使用预防性抗生素造成的[RR：0.93；95%CI（0.86；1.00），P=0.07]。而当术前预防性使用抗生素时，两组间早期留存率则变得没有统计学差异[RR：0.98；95%CI（0.94；1.02），P=0.35]。这可能是由于即刻种植时部分牙槽窝会存在一定的慢性感染，同时，随着不翻瓣即刻种植的临床推广，大量即刻种植位点并未完成软组织的完全封闭，从而增加了术后感染的概率。因此，术前预防性抗生素使用可能有利于降低即刻种植后位点感染的风险，从而降低早期种植体失败率和其他并发症。根据现有的临床证据，我们似乎可以推荐在即刻种植病例中应当在术前预防性使用抗生素以避免额外的早期并发症发生。

第2节　美学并发症

一、唇侧黏膜退缩

唇侧黏膜退缩是经典即刻种植中最常见的美学并发症。Chen等认为相比于早期种植（2型和3型），即刻种植术后出现黏膜退缩的风险显著上升，其风险因素包括薄龈生物型、种植体植入偏颊侧和颊侧骨板过薄或缺损等。我们在之前的章节中介绍了这些风险因素的应对方法，如游离结缔组织移植、根盾技术、骨屏障技术、轮廓增量技术和数字化外科辅助技术等。可以看到近10年的文献中报道即刻种植中出现颊侧黏膜退缩的现象大幅下降，但是由于其对美学效果的巨大影响，临床医生仍然需要警惕这一并发症的发生。对于现代即刻种植来说，拔牙时位点软硬组织的缺损、不恰当的切口设计和不理想的种植体三维位置是造成颊侧黏膜退缩的常见原因。

病例1（图8-2-1和图8-2-2）展示了当拔牙位点软硬组织存在缺损时，未进行对应处理，仅按HV1类位点方式进行即刻种植后出现唇侧黏膜退缩的情况。患者左上中切牙残根，可见术前唇侧牙龈缺损，顶点位于距对侧同名牙根方约1mm，牙槽嵴丰满无吸收，术前CBCT显示唇侧骨板完整，根尖局限性低密度影，根尖腭侧有充足骨量以供种植体固位。按HV1类位点方式植入Straumann BL种植体4.1mm×12mm一颗。术后4个月可见唇侧黏膜退缩＞2mm，美学效果不佳，但牙槽嵴轮廓尚可。

本病例中发生的显著唇侧黏膜退缩的主要原因有：①未对术前已经存在的牙龈缺损进行结缔组织移植，单纯的间隙植骨只能减少牙槽嵴改建和维持唇侧黏膜水平而无法对已经发生的退缩进行修补；②拔牙创伤较大，由于本病例21存在部分粘连，因此拔牙时对牙槽窝造成了一定程度的损伤，导致术后的唇侧黏膜出现了进一步的退缩；③选择了大直径愈合帽穿龈愈合而非埋入式愈合，丧失了二期手术时进行软组织管理的最后机会。

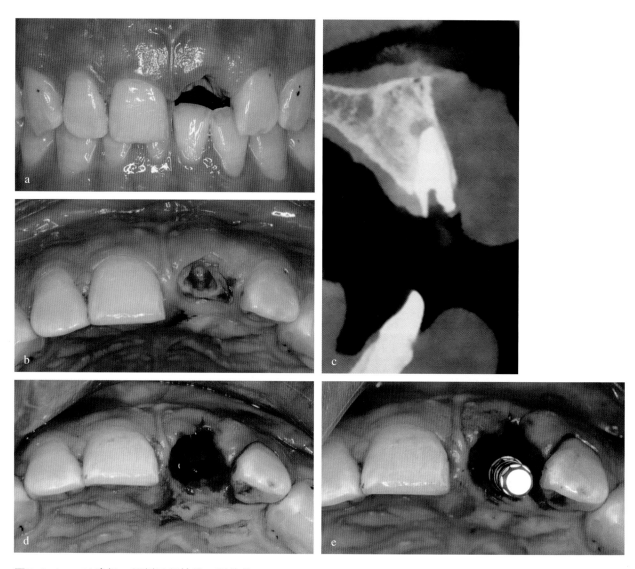

图8-2-1a　21残根，唇侧牙龈缺损，退缩约1mm
图8-2-1b　牙槽嵴丰满无吸收
图8-2-1c　术前CBCT可见唇侧骨板完整，根尖阴影
图8-2-1d　拔牙备洞
图8-2-1e　植入Straumann BL种植体

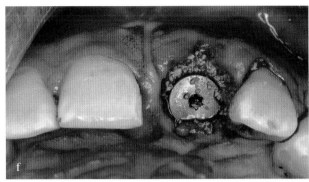
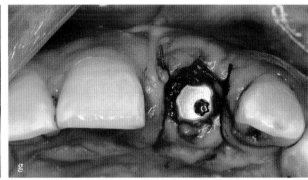

图8-2-1f 　间隙植骨
图8-2-1g 　牙槽窝封闭

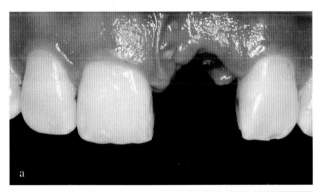

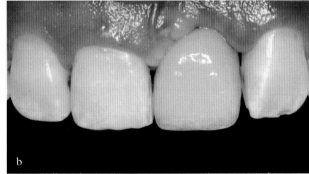

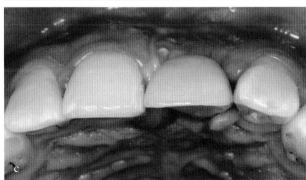

图8-2-2a 　术后4个月
图8-2-2b 　永久修复后正面观
图8-2-2c 　永久修复后𬌗面观

病例2（图8-2-3和图8-2-4）展示了一例HV3类位点应用轮廓增量技术进行即刻种植的病例，翻瓣后可见唇侧骨板有约2mm的垂直向缺损，在种植体植入后第二天将愈合帽更换为即刻修复体，术后6个月永久修复时可见唇侧黏膜水平发生了约1mm的退缩，牙槽嵴轮廓较为丰满。

本病例中发生的显著唇侧黏膜退缩的主要原因是双侧垂直切口设计不恰当，我们在第6章中强调双侧垂直切口间距应不小于该位点近远中间距的2/3，而本病例中间距仅为近远中间距的约1/2（图8-2-3c），这可能会导致组织瓣的血供受损进而引起相应的退缩和术后瘢痕。在类似本病例的中切牙位点，临床医生应尽可能利用位点的近远中宽度，切忌做过窄的双侧垂直切口，而对于本来近远中间距就较窄的位点（如上颌侧切牙等），可以考虑使用连续沟内切口或使用骨屏障技术。

病例3（图8-2-5）展示了一例HV1类位点由于手术操作导致美学效果不佳的病例。患者左上侧切牙残根，唇侧牙龈无退缩，牙槽嵴饱满。治疗计划按标准HV1类操作进行，但是由于临床经验不足，在进行先锋钻预备时钻针打滑（具体技巧详见第4章）造成了唇侧骨板穿孔，行膜龈联合处切口暴露穿孔区域。在完成Straumann BL种植体3.3mm×10mm植入后，唇侧穿孔区域行GBR修补穿孔并完成创口封闭。术后6个月可见22位点唇侧黏膜水平较对侧同名牙偏根方＞2mm，美学效果不佳，牙槽嵴轮廓尚可。

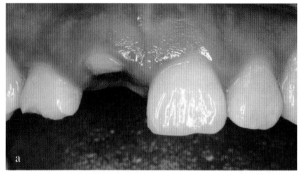

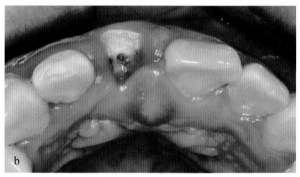

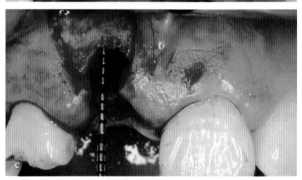

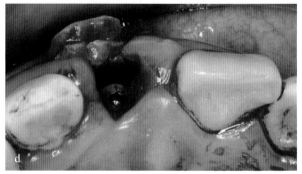

图8-2-3a 术前正面观
图8-2-3b 术前殆面观
图8-2-3c 双侧垂直切口，可见切口间距仅为近远中距离约1/2
图8-2-3d 种植体植入，唇侧结缔组织移植

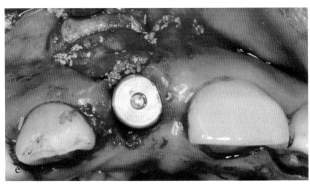
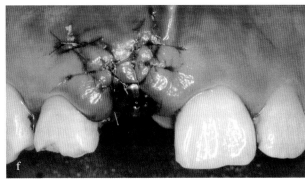

图8-2-3e　行引导骨再生

图8-2-3f　冠向复位

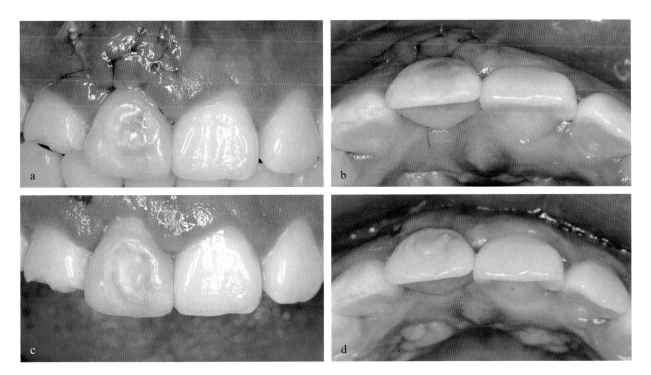

图8-2-4a　术后1天安装即刻修复体

图8-2-4b　即刻修复后𬌗面观

图8-2-4c　术后6个月正面观，可见唇侧牙龈退缩约1mm

图8-2-4d　术后6个月𬌗面观

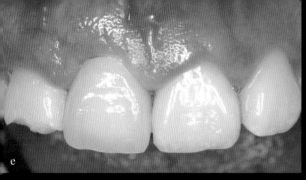

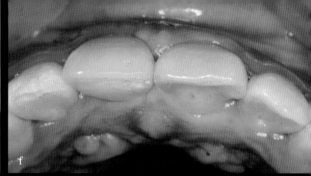

图8-2-4e　永久修复后正面观

图8-2-4f　永久修复后殆面观

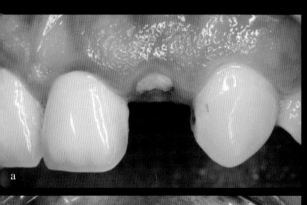

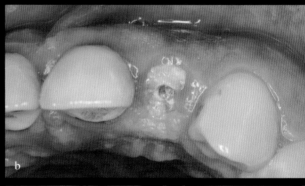

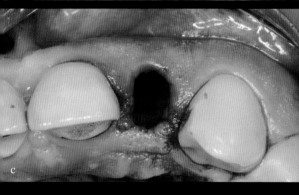

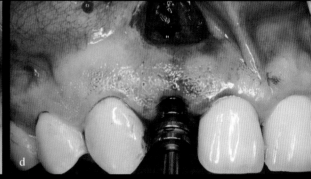

图8-2-5a　术前正面观，唇侧牙龈无退缩

图8-2-5b　术前殆面观

图8-2-5c　微创拔牙

图8-2-5d　先锋钻预备造成唇侧穿孔，翻瓣暴露

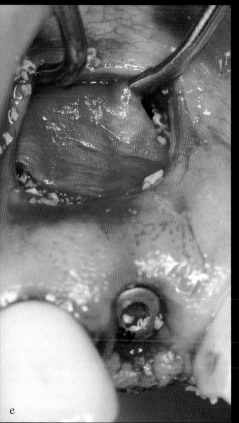

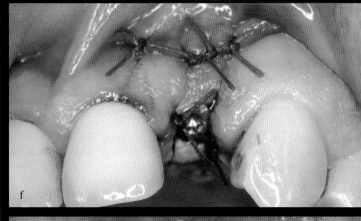

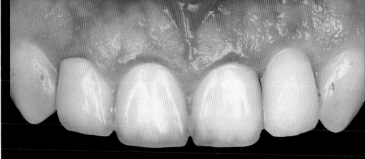

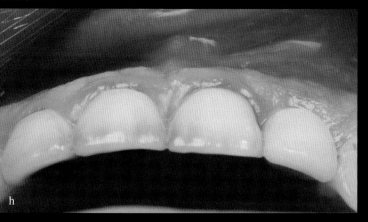

图8-2-5e　植入种植体，唇侧植骨盖膜

图8-2-5f　关闭创口

图8-2-5g　术后4个月永久修复，可见唇侧黏膜退缩 > 2mm

本病例中发生的显著唇侧黏膜退缩的主要原因有：①种植体预备时经验不足，不仅造成了唇侧骨板的穿孔，同时预备洞型不够靠腭侧，没有保留足够的跳跃间隙；②种植体长度过短，为了获得初期稳定性，植入深度距龈缘约6mm。

二、龈乳头充盈不足

与唇侧黏膜水平一样，龈乳头充盈程度也是种植修复美学效果的重要评价标准，而龈乳头缺失会导致出现"黑三角"的现象，从而导致美学并发症产生。种植体与天然牙之间的龈乳头高度取决于天然邻牙侧的临床附着水平，而两颗种植体之间的龈乳头则取决于软组织量和邻间隙的相对空间大小。Tarnow等总结了邻间隙垂直向的规律，即龈乳头充盈程度与邻面牙槽嵴顶至牙冠接触点之间的距离密切相关，当该距离<5mm时可以获得100%的龈乳头充盈，而当该距离≥6mm时获得龈乳头充盈的概率<50%。

所以我们能明确获得良好龈乳头充盈的前提有：①保护龈乳头在天然邻牙上的临床附着；②保护邻面的牙槽嵴高度。对于临床附着的最佳保护方式是使用不翻瓣的即刻种植以避免切开翻瓣对龈乳头血供的损伤，同时可以联合应用即刻修复为尚未发生退缩的龈乳头提供足够的支撑。对于邻面牙槽嵴高度的保护，则应当注意在连续多牙种植时确保两颗种植体之间间距>3mm，以避免种植体之间的牙槽骨发生进展性的吸收。因此，在即刻种植中应当尽量避免手术操作对龈乳头的损伤，同时尽可能确保在理想的三维位置植入种植体。

病例4（图8-2-6）展示了一例HV1类位点连续即刻种植出现龈乳头丧失的情况。患者右上中切牙和侧切牙外伤致冠根折，术前唇侧牙龈无退缩，牙槽嵴轮廓饱满。在拔牙过程中未做好12、11之间龈乳头的保护，可见唇腭侧龈乳头断开。种植体植入位置不佳，12位点过于靠近近中而11位点过于靠近远中。在间隙植骨时又损伤了部分13、12之间的龈乳头，在完成牙槽窝封闭时使用6-0缝线精细对位了龈乳

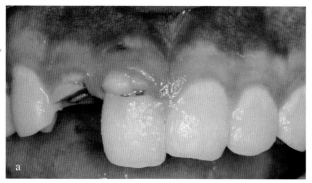
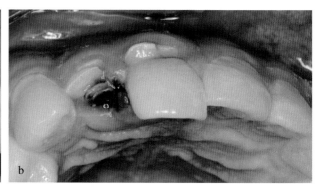

图8-2-6a　术前正面观
图8-2-6b　术前𬌗面观

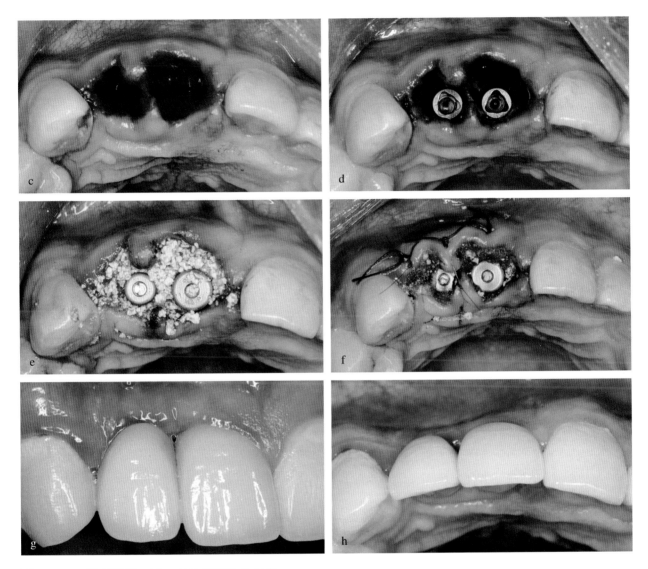

图8-2-6c　微创拔牙，12、11之间龈乳头损伤
图8-2-6d　植入种植体，12种植体过于偏近中，11过于偏远中
图8-2-6e　间隙植骨
图8-2-6f　牙槽窝封闭，注意龈乳头精细对位缝合
图8-2-6g　永久修复后正面观，可见12、11之间龈乳头退缩
图8-2-6h　永久修复后殆面观，牙槽嵴轮廓吸收

头裂开的区域。永久修复时可见修复体长轴偏斜，种植体之间龈乳头丧失，仅能通过降低接触点来避免"黑三角"问题，美学效果不佳。

本病例中发生的龈乳头丧失的主要原因有：①手术过程中未做好龈乳头的保护，导致脆弱的龈乳头组织唇腭侧裂开，尽管通过缝合进行了补救，但仍然一定程度上影响了龈乳头的充盈；②种植体植入位置不佳，通常种植体穿出位置应当位于未来修复体牙龈顶点处，侧切牙应略偏远中。

病例5（图8-2-7）同样展示了一例HV1类位点连续即刻种植出现龈乳头丧失的情况。患者两颗中切牙由于冠根折需要拔除，术前可见由于修复体侵犯生物学宽度造成龈缘红肿，龈缘高度轻微不一致，龈乳头充盈可。术中同样未做好龈乳头的保护，损伤了11、21和21、22之间的龈乳头，在完成牙槽窝封闭时也未进行对位缝合。术后4个月可见龈乳头低平，11、21和21、22之间出现"黑三角"现象，美学效果不佳。

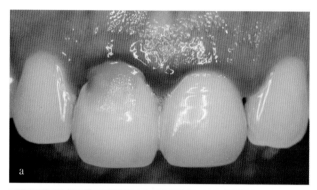

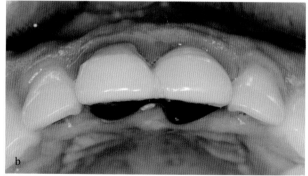

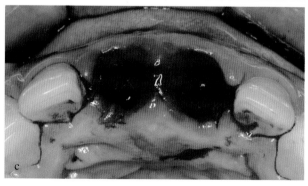

图8-2-7a 术前正面观，可见龈缘红肿
图8-2-7b 术前𬌗面观
图8-2-7c 微创拔牙，11、21和21、22之间龈乳头损伤

本病例中发生的龈乳头丧失的主要原因有：①手术过程中未做好龈乳头的保护，同时也未对位缝合进行补救影响了龈乳头的血供；②术前龈缘和龈乳头存在红肿，并未拆除修复体后让牙龈恢复正常再行种植手术；③21位点植入深度偏浅，缺乏充足转换区域进行软组织塑形。

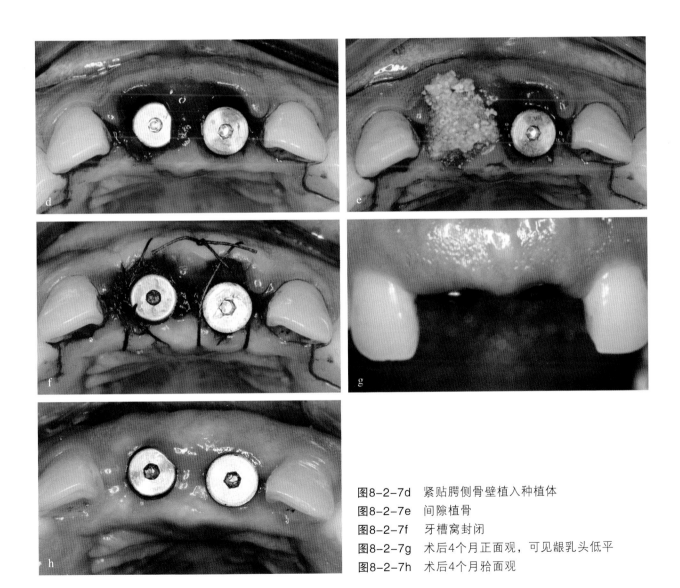

图8-2-7d 紧贴腭侧骨壁植入种植体
图8-2-7e 间隙植骨
图8-2-7f 牙槽窝封闭
图8-2-7g 术后4个月正面观，可见龈乳头低平
图8-2-7h 术后4个月殆面观

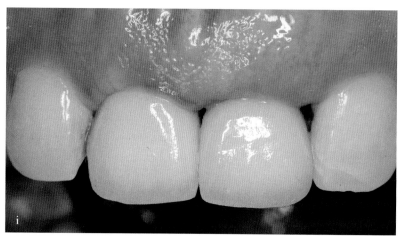

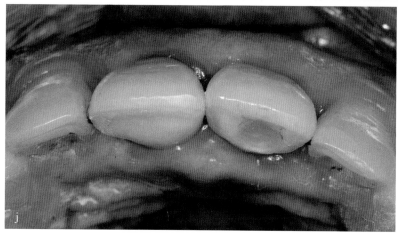

图8-2- 7i 永久修复后正面观，可见部分龈乳头低平
图8-2- 7j 永久修复后殆面观

第3节　总结

　　并发症是每一种临床治疗不可避免的一部分，临床医生应当熟练掌握其发生的原因和应对策略。在本章中我们讨论了即刻种植中可能会遇到的早期并发症和美学并发症。早期骨结合失败是最为常见的早期并发症，而预防性的

抗生素使用是避免即刻种植后早期骨结合失败的有效方法。虽然现代即刻种植通过种植体三维位置的改良和间隙植骨，很大程度上拓展了即刻种植的适应证并提升了美学效果的可预期性，但是临床医生仍然需要了解唇侧黏膜退缩和龈乳头缺失等美学并发症产生的常见原因和应对方法。造成唇侧黏膜退缩的常见原因有拔

牙时位点软硬组织的缺损、不恰当的切口设计和不理想的种植体三维位置，而术中龈乳头损伤和不理想的种植体三维位置则是导致龈乳头缺失的常见原因。因此，临床医生需要充分理解组织愈合的生物学原理，避免不合理的切口设计（如过窄的双侧垂直切口）；充分遵循组织关爱的治疗理念，避免对种植位点的软硬组织造成损伤；充分磨炼临床技术，熟练掌握将种植体植入预期三维位置的临床技巧。

参考文献

[1] Chen ST, Buser D. Clinical and esthetic outcomes of implants placed in postextraction sites[J]. Int J Oral Maxillofac Implants, 2009, 24(Suppl):186-217.

[2] Choquet V, Hermans M, Adriaenssens P, et al. Clinical and radiographic evaluation of the papilla level adjacent to single-tooth dental implants. A retrospective study in the maxillary anterior region[J]. J Periodontol, 2001, 72:1364-1371.

[3] Cosyn J, De Lat L, Seyssens L, et al. The effectiveness of immediate implant placement for single tooth replacement compared to delayed implant placement: A systematic review and meta-analysis[J]. J Clin Periodontol, 2019, 46(Suppl 21):224-241.

[4] Garcia-Sanchez R, Dopico J, Kalemaj Z, et al. Comparison of clinical outcomes of immediate versus delayed placement of dental implants: A systematic review and meta-analysis[J]. Clin Oral Implants Res, 2022, 33:231-277.

[5] Mareque S, Castelo-Baz P, Lopez-Malla J, et al. Clinical and esthetic outcomes of immediate implant placement compared to alveolar ridge preservation: a systematic review and meta-analysis[J]. Clin Oral Investig, 2021, 25:4735-4748.

[6] Ragucci GM, Elnayef B, Criado-Camara E, et al. Immediate implant placement in molar extraction sockets: a systematic review and meta-analysis[J]. Int J Implant Dent, 2020, 6:40.

[7] Ramanauskaite A, Sader R. Esthetic complications in implant dentistry[J]. Periodontol 2000, 2022, 88:73-85.

[8] Tarnow D, Elian N, Fletcher P, et al. Vertical distance from the crest of bone to the height of the interproximal papilla between adjacent implants[J]. J Periodontol, 2003, 74(12):1785-1788.

9

→

CHAPTER

第 9 章

总结与展望

SUMMARY
AND
PROSPECTS

在本书的前面8章中，笔者系统回顾了即刻种植技术的发展历史、生物学原理、临床分类及应对策略、常规治疗流程和并发症，以期为读者完整展示进行种植时机临床决策所需的知识体系和思维方式。正如开篇所提到的，临床医生对更快速、更高效的种植方案的追求从未停止，随着治疗理念和生物材料的不断更新，即刻种植技术必然会在接下来的10～20年继续高速发展，本章将基于本书的理论体系，探讨即刻种植的可能的发展方向。

第1节　软组织替代材料

回顾本书的第3章、第4章和第6章的内容，可以发现结缔组织移植（CTG）技术是美学区即刻种植同期常用的治疗手段。CTG技术的应用不仅可以减少薄龈生物型患者即刻种植术后软组织退缩的风险、补偿拔牙后骨吸收造成的牙槽嵴轮廓塌陷，而且可以帮助实现骨壁/软组织缺损下的美学风险纠正，可以大幅降低美学并发症发生的风险，提高手术的容错率。

然而，目前国内市场上仍然没有一款可预期的可以替代自体结缔组织移植物的生物材料，这导致了临床医生在进行CTG时仍然需要开辟第二术区以制取自体结缔组织，这也对本技术的开展造成了一定的限制。随着生物材料技术的不断更新，笔者相信软组织替代材料的问世必将推动即刻种植同期CTG技术的临床应用，帮助扩大即刻种植的适应证，减少术后的美学风险。

第2节　个性化骨替代材料

笔者团队提出的骨屏障技术有望实现颊侧骨板缺损位点的微创即刻种植，在本书第6章中详细介绍了骨屏障技术的细节。在本书中我们展示了使用同种异质皮质骨片重塑缺损的颊侧骨板的病例，然而该技术也存在一定的技术敏感性，如何将骨片正确地植入并稳定贴合于骨板缺损的区域是该技术成功的关键。理想情况下，使用符合牙槽嵴凸度的骨屏障材料，不仅将更有利于塑造理想的牙槽嵴凸度，而且将减少颊侧骨板修补的技术敏感性，这就对骨替代材料提出了新的要求。随着增材制造技术的不断成熟，通过3D打印技术制备个性化骨替代材料，以提高骨屏障技术的可预期性将成为未来技术发展的可能方向。

第3节　数字化外科引导

相比于完全愈合的牙槽嵴，要在新鲜牙槽窝中实现以修复为导向的精准种植体植入更为困难，尤其是在多根牙的位点要实现在牙槽间隔的精准植入具有极高的技术敏感性。而正确的种植体三维位置是确保种植修复长期可预期性的前提，因此，借助于数字化技术实现可预期的即刻种植成为重要的辅助手段。在第4章中我们介绍了应用数字化静态导板和动态导航辅助即刻种植的技术细节，同时近年来种植机器人技术也逐渐在临床应用。相比于自由手，导航和种植机器人的应用大幅提高了种植体植入精度，但是其配准和标定的流程都较为烦琐，如何在技术层面实现更快速、更高效的数字化流程，将决定其是否能在临床广泛应用。同时利用数字化技术将种植体植入、即刻修复和永久修复的临床需求整合成一个整体的解决方案也将推动即刻种植技术的进一步发展。

本书围绕即刻种植技术，系统介绍了循证医学理念下的临床证据，同时也基于生物学原理的分析和临床研究，提出了一系列的临床创新，在本书的最后，笔者希望传递一个重要的理念：优秀的临床技术需要有正确的临床决策的指导。虽然本书中介绍了诸多即刻种植相关的临床技术，但是临床医生不应只满足于临床技术本身的掌握，而是需要在临床实践中不断总结经验、反思教训，掌握进行正确临床决策的能力，学会什么时候应该放弃即刻种植。正所谓"道为体，术为用"，临床医生从治疗开始就要选择正确的方向。最后用Prof. Lang的一句话作为本书的结尾与各位读者互醒：Experience will only make you more confident about your mistakes!

参考文献

[1] Meloni SM, Tallarico M, Lolli FM, et al. Postextraction socket preservation using epithelial connective tissue graft vs porcine collagen matrix. 1-year results of a randomised controlled trial[J]. Eur J Oral Implantol, 2015, 8(1):39-48.

[2] Seyssens L, De Lat L, Cosyn J. Immediate implant placement with or without connective tissue graft: A systematic review and meta-analysis[J]. J Clin Periodontol, 2021, 48:284-301.

[3] Wei SM, Li Y, Deng K, et al. Does machine-vision-assisted dynamic navigation improve the accuracy of digitally planned prosthetically guided immediate implant placement? A randomized controlled trial[J]. Clin Oral Implants Res, 2022, 33(8):804-815.